Alexander Aloy und Eva Schragl

Jet-Ventilation

Technische Grundlagen
und klinische Anwendungen

Springer-Verlag Wien New York

OA Dr. Alexander Aloy
Dr. Eva Schragl
Klinik für Anaesthesie und Allgemeine Intensivmedizin
der Universität Wien, Österreich

Gedruckt auf säurefreiem, chlorfrei gebleichtem Papier – TCF

Mit 126 zum Teil farbigen Abbildungen

Die Deutsche Bibliothek – CIP-Einheitsaufnahme

Aloy, Alexander:
Jet-Ventilation : technische Grundlagen und klinische
Anwendungen / Alexander Aloy ; Eva Schragl. – Wien ; New
York : Springer, 1995
ISBN-13: 978-3-211-82551-8 e-ISBN-13: 978-3-7091-9355-6
DOI: 10.1007/ 978-3-7091-9355-6
NE: Schragl, Eva:

Geleitwort

Mit der Einführung der Jet-Ventilation wird eine jahrzehntelang praktizierte Ära der Intubationsnarkose in bedeutungsvollen Spezialgebieten abgelöst. Eine neue Epoche der Narkosetechnik in der Laryngologie, aber auch in anderen Fachdisziplinen, wie z. B. der Pulmologie, ermöglicht sowohl diagnostisch wie auch therapeutisch Indikationen zu stellen, die einem Meilenstein in der Geschichte der Medizin gleichkommen. War es bis vor wenigen Jahren noch unerläßlich, bei bestimmten Kehlkopferkrankungen in normaler Intubationsnarkose aufwendige Zugangswege der Operation von außen zu wählen, so verdankt nun die endoskopische Larynx-Chirurgie dieser neuen Anästhesietechnik ganz große Fortschritte; dies gerade zu einer Zeit, in der die Mikrochirurgie und die Einführung der Lasertherapie zunehmende Bedeutung erlangen.

Ich wünsche diesem Buch eine möglichst große Verbreitung, die nicht zuletzt dazu beitragen soll, eine gediegene Ausbildung unserer jungen Anästhesisten zu ermöglichen.

Wien, im Herbst 1994 *W. Cancura*

Danksagung

Wir danken allen, die uns in vielfältiger Weise beim Schreiben dieses Buches geholfen haben:

Herrn Fritz Buschacher danken wir die Anfertigung der Graphiken und Strichzeichnungen, den weiteren Mitgliedern der Arbeitsgruppe für Jet-Ventilation an der Klinik für Anästhesie und Allgemeine Intensivmedizin Wien, Herrn Dr. A. Kashanipour und Herrn Dr. A. Donner danken wir für die Zusammenarbeit bei der Entwicklung und klinischen Durchführung der Superponierten Hochfrequenz Jet-Ventilation, der Erhebung der Daten und für die Zeit, die sie sich genommen haben, um fachliche Fragestellungen mit uns zu diskutieren. Herrn Prof. Dr. W. Cancura danken wir für die Durchführung der mikrolaryngealen Eingriffe unter Superponierter Hochfrequenz Jet-Ventilation und seine Geduld bei Problemen in der Entwicklungsphase dieser Beatmungstechnik.

Bei unserem Klinikvorstand, Herrn Prof. Dr. M. Zimpfer, und unseren Kollegen wollen wir uns für die Bemühungen bedanken, uns von der täglichen Routine zu entlasten.

Unser besonderer Dank gilt aber unseren Familien und Freunden für ihre Geduld in den Monaten, da das Schreiben einen Großteil unserer Zeit in Anspruch nahm. Ohne ihr Verständnis und ihre Unterstützung wäre es uns nicht möglich gewesen, das Buch in so kurzer Zeit zu beenden.

Wien, im Herbst 1994 *A. Aloy* und *E. Schragl*

Inhaltsverzeichis

A. Allgemeines und technische Grundlagen

I. Begriffsdefinition

1. Der Begriff **Hochfrequenzbeatmung** ist durch folgende Charakteristka gekennzeichnet:

a) Kleine Einzelgasportionen mit einem Tidalvolumen von 1 bis 3 ml pro kg Körpergewicht werden verabreicht. Im Vergleich dazu betragen die Tidalvolumina bei der konventionellen Beatmung 6 bis 10 ml pro kg Körpergewicht.
b) Hohe variable Atemfrequenzbereiche zwischen 60 und 2400 Hüben pro Minute.
c) Kombination verschiedener Gasströmungsmechanismen

2. Unter dem Begriff **Jet** versteht man die gerichtete Verabreichung eines komprimierten Gasvolumens mit hoher Geschwindigkeit durch eine Düse.

3. **Venturi-Effekt**
Fließt ein Gas durch eine Röhre mit unterschiedlichem Querschnitt (F1), so findet sich an der Stelle des kleineren Querschnittes (F2) eine Verminderung des statischen Druckes (p stat). Wenn an dieser Stelle der statische Druck kleiner als der äußere Luftdruck (p bar) ist, so entsteht eine Sogwirkung (Abb. 1).

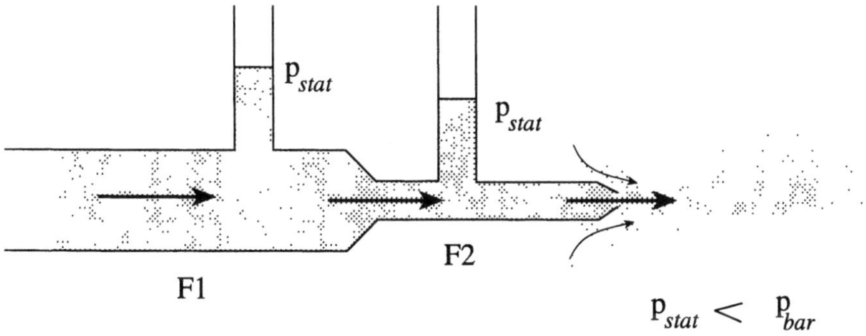

Abb. 1. Venturi-Effekt

4. Unter **Entrainment** versteht man das durch den Venturi-Effekt zugezogene Gasvolumen.

5. Eine **turbulente Strömung** ist charakterisiert durch eine geordnete Grundströmung, die von einer unregelmäßigen, zufallsbedingten Schwankungsbewegung überlagert ist. Diese bewirkt eine intensive Vermischung des Gases quer zur Strömungsrichtung (Abb. 2).

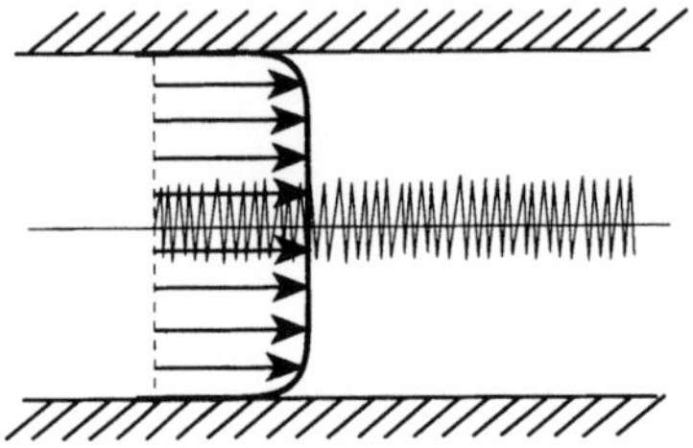

Abb. 2. Turbulente Strömung

6. Eine **laminare Strömung** ist eine Schichtenströmung (Abb. 3). Schichten unterschiedlicher Geschwindigkeit strömen nebeneinander, ohne wesentlichen Austausch von Fluidteilchen quer zur Strömungsrichtung.

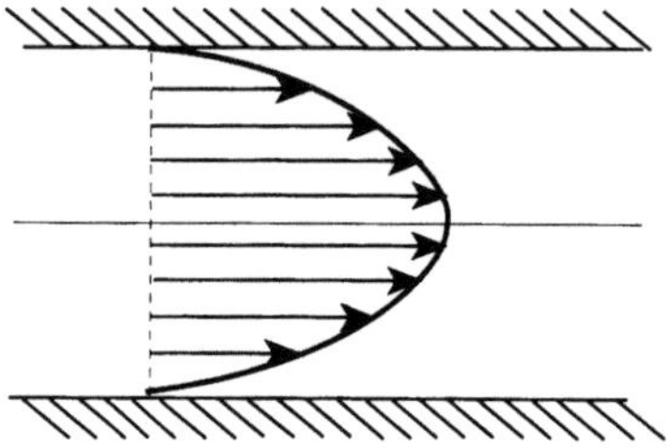

Abb. 3. Laminare Strömung

7. Unter **Konvektion** versteht man eine Gasbewegung aufgrund von Dichteunterschieden. Konvektion kann durch äußere Kräfte, wie Pumpen oder ein Jet-Gerät erzwungen werden (erzwungene Konvektion), oder sie kommt bei temperaturbedingten Dichteunterschieden ohne äußere Krafteinwirkung selbständig in Gang (freie Konvektion).

8. Unter **Superposition** versteht man die simultane Verabreichung eines hoch- und niederfrequenten Jet-Strahles (Abb. 4). Das bedeutet einerseits eine Vergrößerung des geförderten Gasstromes in die Lunge, andererseits, bedingt durch die Pulsation des hochfrequenten Strahles, eine permanente Belüftung der Alveolen.

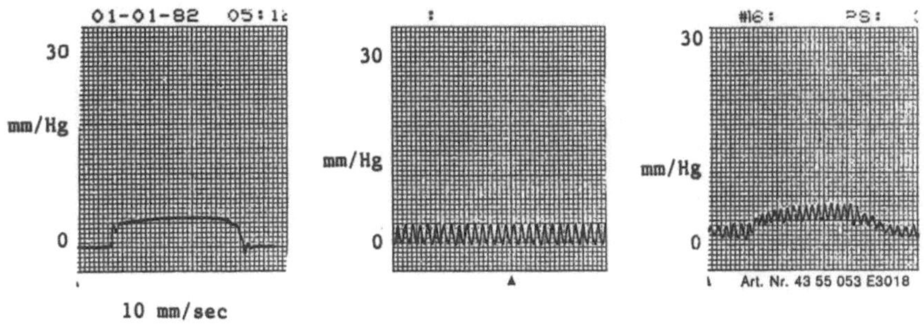

Abb. 4. Druckkurven bei alleiniger hochfrequenter (Mitte), alleiniger niederfrequenter (links) und superponierter (rechts) Beatmung

9. **„Intrinsic PEEP"**
Bei Verwendung hoher Frequenzen, sowohl bei konventioneller Beatmung als auch bei Hochfrequenzbeatmung, und einer kurzen Exspirationszeit bzw. hohen Tidalvolumina, kann nicht das gesamte applizierte Gasvolumen ausgeatmet werden, und es entsteht so durch diesen Restflow ein positiver alveolärer Druck. Es kommt zu einer Zunahme der funktionellen Residualkapazität. Der tatsächliche PEEP ergibt sich aus der Summe von eingestelltem PEEP und Intrinsic PEEP.

10. Unter **Pendelluft** (bulk convective mixing) versteht man die asynchron zu In- und Exspiration ablaufende Füllung und Entleerung von Lungenarealen mit unterschiedlicher Zeitkonstante, hervorgerufen durch die unterschiedliche Compliance und Resistance der Lungenabschnitte (Abb. 5).

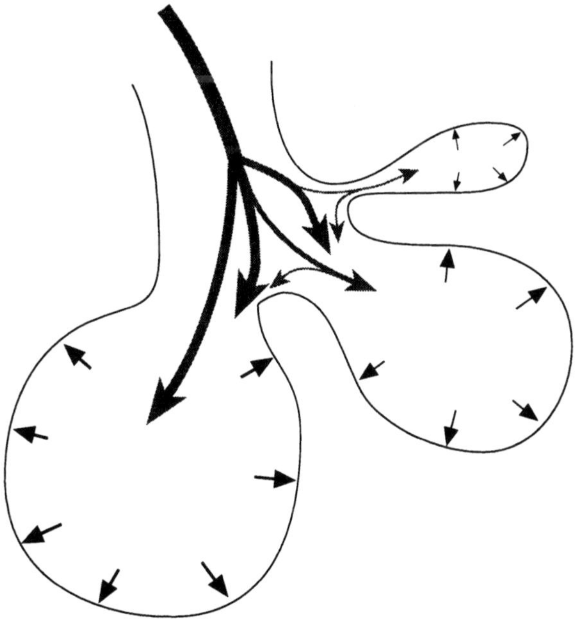

Abb. 5. Pendelluft

11. Unter **Taylor-Typ Dispersion** (augmented diffusion) versteht man die Interaktion zwischen einer longitudinalen (axialen) Konvektionsbewegung und einer lateralen Diffusion infolge eines bestehenden radialen Konzentrationsgradienden (Abb. 6).

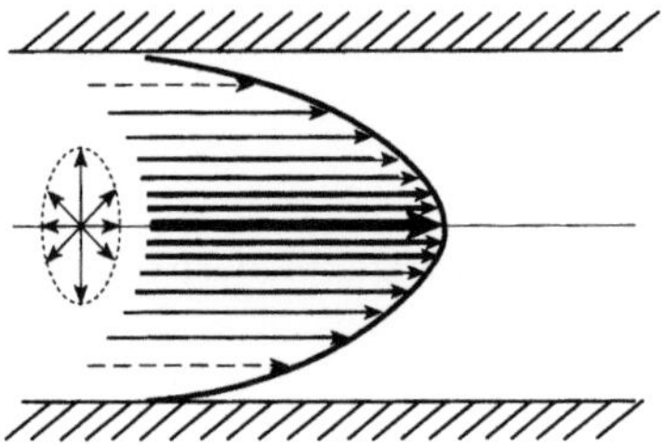

Abb. 6. Taylor-Typ Dispersion

12. **Bulk-Flow**
Bedingt durch Asymmetrien des Bronchialsystems wird ein Teil der Alveolen direkt vom Hauptgasstrom beatmet (direct alveolar ventilation by bulk-flow).

13. **Koaxialer Gasfluß**
Die zentral liegenden Gasmoleküle bewegen sich nach distal auf die Alveole zu, während sich die, an der Peripherie gelegenen, nach proximal bewegen (Abb. 7).

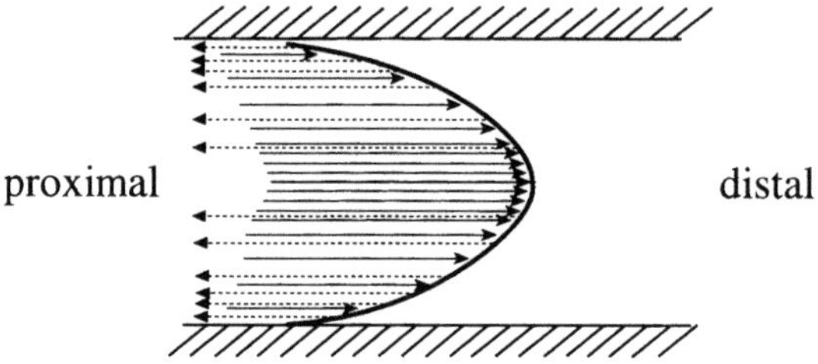

Abb. 7. Koaxialer Gasfluß

14. **Konvektive Dispersion** durch asymmetrische Geschwindigkeitsprofile (Abb. 8).
Der experimentelle Ablauf eines vollständigen Oszillationszyklus zeigt, daß mit einem asymmetrischen Geschwindigkeitsprofil nach Abschluß eines Pulsationszyklus eine nicht diffusible Aerosolsubstanz im Flowzentrum in größerem Ausmaß nach der Seite der Pulsationsrichtung wandert, hingegen wandnahes Material in die entgegengesetzte Richtung bewegt wird. Somit ist das Ergebnis dieser gerichteten Pulsation eine zentrale Vorwärtsbewegung und eine randständige Rückwärtsbewegung.

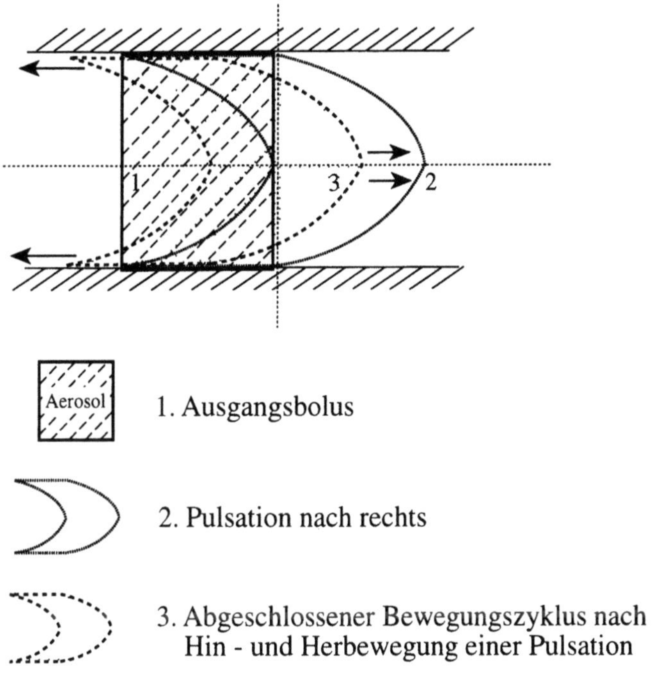

Abb. 8. Konvektive Dispersion

15. **Cardiogenic Oscillation**
Die Pumpaktion des Herzens erhöht die molekulare Diffusion in den distalen Bronchialabschnitten bis auf das Fünffache.

16. **Molekulare Diffusion**
Es handelt sich um eine durch Wärme bedingte Bewegung von Molekülen. Die Diffusionsgeschwindigkeit ist umso größer, je höher die Temperatur ist. Der Gasaustausch findet an der Alveolarmembran statt.

II. Entwicklung der Jet-Ventilation

Erste Ansätze, den pulmonalen Gasaustausch auch ohne periodischen Gasvolumenwechsel aufrecht zu erhalten, gehen auf das Jahr 1908 zurück. Volhard führte bei Hunden eine „künstliche Beatmung" durch Vorbeileiten von Sauerstoff an den oberen Luftwegen durch [24]. Diese Methode ermöglicht zwar eine ausreichende Oxygenierung, es kommt aber sehr rasch zur Ausbildung einer Hyperkapnie.

1909 verbesserten Meltzer und Auer die Methode dadurch, daß sie den Sauerstoffstrom mit hoher Geschwindigkeit in die Trachea einbrachten [18]. Durch diesen Insufflationsstrom war eine partielle CO_2 Elimination möglich. Die Methode wurde als „Diffusion Respiration" bezeichnet.

Klinisch angewendet wurde diese Technik erst etwa 35 Jahre später. Barth verwendete das Verfahren für Bronchoskopien und zur Überbrückung von kurzen Apnoephasen während der Durchführung von Lungenresektionen [2, 3]. Aufgrund der mangelhaften CO_2 Elimination war die Anwendung aber auf etwa 15 bis 20 Minuten begrenzt [19]. Eine weite Verbreitung fand dieses Verfahren aufgrund der mangelhaften Ventilation nicht. Es wurden lediglich vereinzelt tierexperimentelle Forschungen durchgeführt.

1967 entwickelte Sanders eine Methode, die eine durchgehende Beatmung während der Bronchoskopie ermöglicht [21]. Dabei werden über eine dünne Kanüle, die in das Endoskop eingelegt wird, 15 bis 20 Atemgasportionen während der Inspirationsphase periodisch mit erhöhtem Druck appliziert. Bedingt durch Injektoreffekte erfahren die primär sehr kleinen Tidalvolumina eine Augmentation, sodaß sie schließlich konventionellen Atemzugvolumina vergleichbar sind. Diese, als Injektormethode bezeichnete Technik, die eine Beatmung im völlig offenen System ermöglicht, wird heute noch in der Thoraxchirurgie verwendet [12, 15].

Eine Weiterentwicklung wurde von Lunkenheimer 1972 erreicht, indem er das den Atemwegen zugeleitete Gasgemisch über einen am kranialen Tubusende angebrachten Membranschwingungserreger in Vibration versetzte [17]. Solche Oszillationen des Atemgases in einem Frequenzbereich von 1200 bis 6000 pro Minute ermöglichen einen zufriedenstellenden Gasaustausch bei weitgehender Minimierung intrathorakaler Druckschwankungen. Durch zusätzliche Integration eines CO_2 Absorbers konnte die CO_2 Elimination weiter verbessert werden [16]. 1980 wurde von Bohn und Mitarbeitern erstmals eine erfolgreiche Beatmung mit dieser Technik beim Versuchstier veröffentlicht

[4]. Es wurden über eine Kolbenpumpe sinusoidale Schwingungen mit einer Frequenz von 900 bis 1500 auf das Atemgas übertragen, die Auswaschung des CO_2 erfolgte über einen Querstrom von Frischgas [10, 13, 20].

Bei dieser Form der HFO ist die Superposition einer Spontanatmung nicht möglich.

Die Überlagerung von Druckschwingungen auf ein konventionelles Atemmuster wurde erstmals von Emerson 1959 veröffentlicht [11]. Formen der Vibrationsbeatmung wurden über eine Kolbenpumpe oder ein rotierendes Blendenrad erzeugt [14]. Bei der High-Frequency Chest-Wall Compression werden Vibrationen mit einer Frequenz von 180 bis 660 pro Minute auf die Thoraxwand übertragen. Im Tierexperiment war es so möglich, ohne weitere adjuvante Atemhilfe einen Gasaustausch aufrecht zu erhalten.

Sjöstrand entwickelte die HFPPV [22, 23]. Dabei wurde ein konventionelles Beatmungsgerät durch eine spezielle Ventilanordnung so modifiziert, daß das kompressible Gasvolumen reduziert wurde. So wurde es möglich, Tidalvolumina von 200 bis 300 ml mit einer Frequenz von 60 bis 80 pro Minute zu applizieren.

Von Klain wurde die High-Frequency Jet-Ventilation entwickelt [5, 6, 9]. Dabei wird ein Hochdruckstrahl durch ein steuerbares Ventil in kleine Einzelgasportionen aufbereitet und über einen englumigen Katheter appliziert. Die Atemgasportionen verlassen den Katheter als getakteter Hochgeschwindigkeitsstrahl (Jet). Durch diesen Strahl werden wiederum Ansaugmechanismen ausgelöst (Entrainment) und so das Tidalvolumen augmentiert. In einem Frequenzbereich von 100 bis 200 pro Minute ist es möglich, in einem gegen die Atmosphäre vollständig offenen System einen zufriedenstellenden Gasaustausch aufrecht zu erhalten [1, 7, 8].

Diese High-Frequency Jet-Ventilation gilt als Ausgangspunkt für alle weiteren Entwicklungen, welche das Prinzip des Hochgeschwindigkeitsgasstrahles als charakteristisches Merkmal aufweisen.

Da mit dieser Technik die Beatmung mit deutlich niedrigeren Drucken als mit konventioneller Beatmung möglich ist, werden verschiedene Formen der Hochfrequenzventilation beim Lungenversagen additiv zu einer normofrequenten Beatmung eingesetzt.

Literatur

1. Babinski MF, Bunegin BS, Smith RB, Hoff BH (1981) Application of double lumen tracheal tubes for HFV. Anesthesiology 55: 370
2. Barth L (1954) Anwendung der Diffusionsatmung bei der Bronchoskopie. Anaesthesist 3: 227
3. Barth L (1954) Überbrückung kurzer Apnoeperioden durch „Diffusionsatmung". Anaesthesist 3: 219
4. Bohn DJ, Mijasaka K, Marchak BE, Thomson WK, Froese AB, Bryan AC (1980) Ventilation by high-frequency oscillation. J Appl Physiol Respirat Environ Exercise Physiol 48: 710–716
5. Carlon GC, Kahn RC, Howland W, Ray C, Turnbull AD (1981) Clinical experience with high-frequency jet-ventilation. Crit Care Med 9: 1

6. Carlon GC, Miodownik S, Ray C, Kahn RC (1980) Technical aspects and clinical implications of high-frequency jet-ventilation with a solenoid valve. Crit Care Med 8: 47
7. Carlon GC, Miodownik S, Ray C, Parker S (1980) Technical aspects of high-frequency positive pressure ventilation (HFPPV) controlled by a solenoid valve. Crit Care Med 8: 231
8. Carlon GC, Ray C, Klain M, McCormack PM (1980) High-frequency positive pressure ventilation in management of a patient with bronchopleural fistula. Anesthesiology 52: 160
9. Carlon GC, Ray C, Pierri MK, Groeger J, Howland WS (1982) High-frequency jet-ventilation – theoretical considerations and clinical observations. Chest 81: 350
10. Crawford MR, Rehder K (1983) High-frequency small volume ventilation (HFV) in anesthetized man. Anesthesiology 59: 503
11. Emerson JH (1959) Apparatus for vibrating portions of a patients airway. United States Patent Office 2: 917, 918
12. Gebert E, Deilman M, Pedersen P (1979) Die Injektorbeatmung. Anaesthesist 28: 378
13. Goldstein D, Slutsky AS, Ingram RH, Westerman P, Venegas J, Drazen J (1981) CO_2–elimination by high-frequency ventilation (4 to 10 Hz) in normal subjects. Am Rev Resp Dis 123: 251
14. Kroesen G (1974) Beatmung unter Vibration. Anaesthesist 23: 229
15. Lee ST (1972) A ventilating laryngoscope for inhalation anaesthesia and augmented ventilation during laryngoscopic procedures. Br J Anaesth 44: 874
16. Lunkenheimer PP, Frank I, Ising H, Keller H, Dickhut HH (1973) Intrapulmonaler Gaswechsel unter simulierter Apnoe durch transtrachealen, periodischen intrathorakalen Druckwechsel. Anaesthesist 22: 232
17. Lunkenheimer PP, Rafflenbeul W, Keller H, Frank I, Dickhut HH, Fuhrmann C (1972) Application of transtracheal pressure oscillations as a modification of „diffusion respiration“. Br Anaesth 44: 627
18. Meltzer SJ, Auer J (1909) Continuous respiration without respiratory movements. J Exp Med 11: 622
19. Opderbecke HW, Maassen W, Müller WD (1956) Über die Kohlensäureausscheidung und das Verhalten des Kreislaufs bei Narkosebronchoskopien mit aufgehobener Spontanatmung. Anaesthesist 5: 82
20. Rossing TH, Slutsky AS, Lehr JL, Drinker PA, Kamm R, Drazen JM (1981) Tidal volume and frequency dependence of carbon dioxide elimination by high-frequency ventilation. N Engl J Med 305: 1375
21. Sanders RD (1976) Two ventilatory attachments for bronchoskopes. Delaware St Med J 39: 170
22. Sjöstrand U (1977) Review of the physiologic rationale for and development of high-frequency positive pressure ventilation. Acta Anaesth Scand [Suppl] 64: 4
23. Sjöstrand U (1980) High-frequency positive pressure ventilation (HFPPV): a review. Crit Care Med 8: 345
24. Volhard F (1908) Über künstliche Atmung durch Ventilation der Trachea und eine einfache Vorrichtung zur rhythmischen künstlichen Atmung. Münch Med Wschr 55: 209

III. Wirkungsmechanismus

Theorien über Mechanismen des Gasaustausches, die eine zufriedenstellende Erklärung für die Funktionsweise der konventionellen Beatmung bieten, können nicht auf die Hochfrequenzbeatmung übertragen werden. So läßt sich etwa die Annahme, daß der Gasaustausch per Diffusion in der Lunge proportional dem Zugvolumen minus dem Totraumvolumen ist, nicht für die Hochfrequenzbeatmung anwenden, da hier die Tidalvolumina nur minimal größer oder sogar kleiner als der Totraum sind.

Die Mechanismen des Gasaustausches und der Gasbewegung bei den verschiedenen Formen der Hochfrequenzbeatmung ließen sich daher lange Zeit nur modellhaft und unvollständig erklären. Erst durch die Anwendung der „Liquid Flow Visualisationstechniken“ wurde es möglich, Mechanismen der Gasbewegung und des Gastransportes sichtbar zu machen.

Die Ergebnisse zahlreicher experimenteller Studien [1, 3, 5] deuten darauf hin, daß vor allem turbulent-konvektive Gasbewegungen in Verbindung mit forcierten Diffusionsmechanismen ursächlich für den Mechanismus des Gastransportes unter verschiedenen Formen der Hochfrequenzbeatmung verantwortlich sind [2, 4].

Bei der isolierten Hochfrequenzbeatmung kommen in den großen Atemwegen vor allem turbulent-konvektive Massengastransportmechanismen zum Tragen.

In den kleineren Atemwegen spielen konvektive Strömungsbewegungen und deren Interaktionen mit dem Lungenparenchym eine entscheidende Rolle.

In den distalen Bronchialabschnitten prägen vor allem forcierte Diffusionsmechanismen das Bild des Gasaustausches (Abb. 9).

Mechanismus des Gastransportes unter superponierter Jet-Ventilation

Sowohl die niederfrequente als auch die hochfrequente Jet-Ventilationsform stellen in ihrem Strömungsverhalten turbulente Strömungen dar. Jede für sich weist in typischer Form eine geordnete Grundströmung mit überlagerter, zufallsbedingter Schwankungsbreite auf. Die Superposition führt zu einer neuen Grundströmung und einer Modulation der überlagerten Schwingungsbewegungen. Bei der Überlagerung einer normofrequenten mit einer hochfrequen-

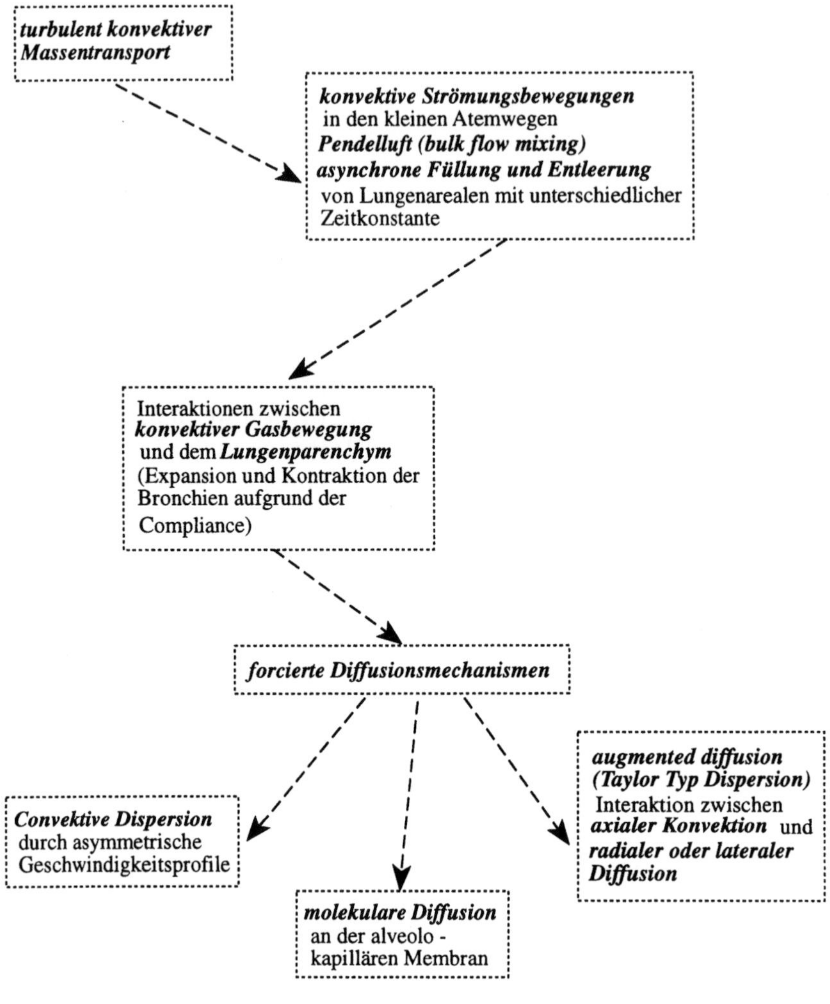

Abb. 9. Gastransport und möglicher Wirkungsmechanismus des Gasaustausches unter Jet-Ventilation (experimentelle Ergebnisse)

ten Jet-Ventilation ergeben sich in der Inspiration, bedingt durch den Beitrag des zusätzlichen hochfrequenten Strahles, höhere Gasgeschwindigkeiten, und daraus resultieren auch höhere Werte für die Füllung der Lunge, die mit einem alleinigen nieder- oder hochfrequenten Gasstrahl nicht erreicht werden können. In der Exspiration wird durch die Wirkung des hochfrequent pulsierenden Strahles, der der Ausatemluft entgegengesetzt gerichtet ist, die Exspirationsgeschwindigkeit verringert. Dadurch ist es möglich, auch in einem nach außen hin völlig offenen System einen positiv endexspiratorischen Druck aufzubauen.

Aus dem Strömungsverhalten des Jet-Gases lassen sich Rückschlüsse auf den Wirkungsmechanismus der superponierten Jet-Ventilation ziehen. Im proximalen Trachealabschnitt herrschen sowohl in der Inspirationsphase, als auch in der Exspirationsphase vorwiegend turbulent konvektive Massenbewegungen vor, die sich in die distale Trachea und in die Bronchien fortsetzen. Dieses turbulente Strömungsverhalten wird dadurch verstärkt, daß das aus den Bronchien rückströmende Gas, bedingt durch die Anatomie des Bronchialbaumes, in variablen Einstrahlwinkeln aufeinander trifft. Im distalen Bronchialsystem und im Bereich der Alveolen führen die hochfrequenten Druckschwankungen des Atemgases dazu, daß das Füllvolumen der Alveolen im gleichen Rhythmus schwankt und so eine bessere Durchmischung des Atemgases erreicht wird. Diese permanente Belüftung der Alveolen unterstützt an der Alveolarmembran die Diffusion durch die konvektive Strömung.

Dieses Strömungsverhalten ist auch beim Einsatz der superponierten Jet-Ventilation beim Lungenversagen von Bedeutung, da durch die Pulsation des hochfrequenten Strahles kollabierte Alveolen eröffnet und offengehalten werden können, ohne daß eine extreme Erhöhung des Beatmungsdruckes mit allen negativen Begleiterscheinungen erforderlich ist. Durch diese Erhöhung der funktionellen Residualkapazität wird die Gasaustauschoberfläche vergrößert und die Oxygenierung verbessert.

Literatur

1. Chang HK (1984) Mechanisms of gas transport during ventilation by high-frequency oscillation. J Appl Physiol 56: 553–563
2. Klocke RA, Saltzman AR, Grant BJ, Aquilina AT, Zhang S (1990) Role of molecular diffusion in conventional and high-frequency ventilation. Am Rev Respir Dis 142: 802–806
3. Permutt S, Mitzner W, Weinmann G (1985) Model of gas transport during high-frequency ventilation. J Appl Physiol 58: 1956–1970
4. Scherer PW, Muller WJ, Raub JB, Haselton FR (1989) Convective mixing mechanisms in high-frequency intermittent jet-ventilation. Acta Anaesthesiol Scand 33: 58–64
5. Standiford TJ, Morganroth ML (1989) High-frequency ventilation. Chest 96: 1380–1389

IV. Respiratoren, Gerätesicherheit

1. Geräte für alleinige niederfrequente Beatmung

1.1 Injektion-Timer (Fa. Carl Storz, Tuttlingen) (Abb. 10, 11)

Es handelt sich dabei um ein elektronisch gesteuertes Jet-Gerät, bei dem folgende Parameter variabel einstellbar sind:

- der Kanülenabstrahldruck (stufenlos 0–2,5 bar),
- die Atemfrequenz (6–29/Minute),
- das I: E-Verhältnis (1 : 1 bis 1 : 4).

Das Gerät verfügt über einen Dauerflow und die bietet Möglichkeit einer Handbetätigung. Eine automatische Druckbegrenzung ist nicht integriert.

Das Haupteinsatzgebiet für dieses Beatmungsgerät sind mikrolaryngeale Eingriffe.

Der Jet-Strahl wird vorwiegend über einen modifizierten Cardentubus (Injektoflex) oder über im Jet-Laryngoskop plazierte Jet-Sonden verabreicht.

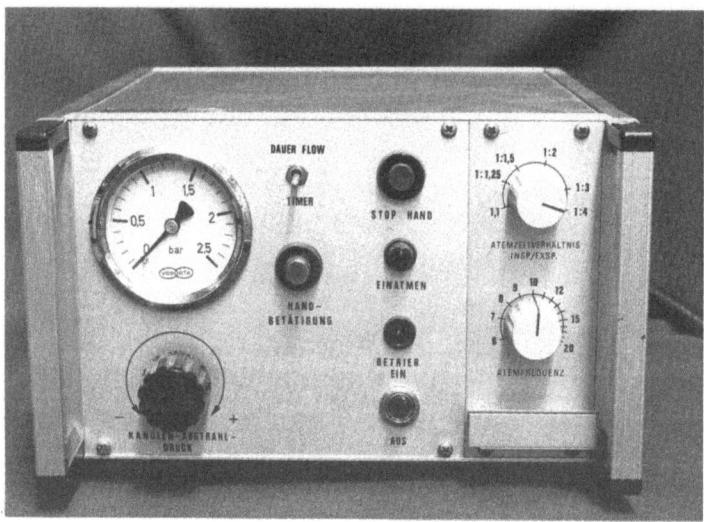

Abb. 10. Injektion-Timer

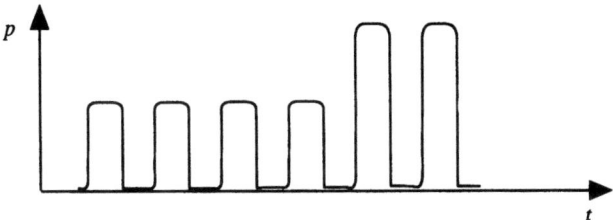

Abb. 11. Injektion-Timer Flowmuster

2. Geräte für alleinige hochfrequente Beatmung

2.1 VDR 1–2 (Volumetric Diffusive Respiration) (Fa. Percussionaire Corp., Idaho, USA) (Abb. 12, 13)

VDR 1 und 2 sind idente Geräte, die sich nur durch die äußere Anordnung der Einstellknöpfe unterscheiden.

Es handelt sich um ein pneumatisch betriebenes, zeitgesteuertes, flowvariables Gerät, das über folgende variable Einstellparameter verfügt:

- Konventionell: Flow,
  Inspirationszeit (max. 3 Sekunden),
  Exspirationszeit (max. 90 Sekunden),
  Flow (0,1 bis 120 Liter/Minute),
  PEEP (Demand Flow bis 60 Liter/Minute).
- Hochfrequent: Frequenz (1 bis 19 Hz),
  Amplitude,
  Phasenrate (Inspirationszeit hochfrequent-oszillatorisch).
- Zusätzlich kann ein variabler PEEP eingestellt werden.

Alarme: Diskonnektions- und Apnoe Alarm,
Überdruckalarm,
Mangelalarm für Sauerstoff und Druckluft,
pneumatischer Gerätefehleralarm.

Das Gerät verfügt über keine patientengesteuerte Druckbegrenzung, es können jedoch obere und untere Alarmgrenzen gewählt werden. Die applizierten Beatmungsdrucke und die hoch- und normofrequente Beatmungsfrequenz werden gemessen und auf einem Oszilloskop digital angezeigt.

Die Grundbeatmung erfolgt in einem IMV-Beatmungsmodus, dem in der IMV-Exspirationsphase ein Oszillationsmodus hinzugefügt werden kann. Die Amplitude der Oszillation kann unabhängig von der Höhe des endinspiratorischen Druckplateaus eingestellt werden.

Da der Betriebsdruck zwischen 1 und 4 bar variiert werden kann, kann das Gerät sowohl in der Neonatologie als auch bei Erwachsenen eingesetzt werden.

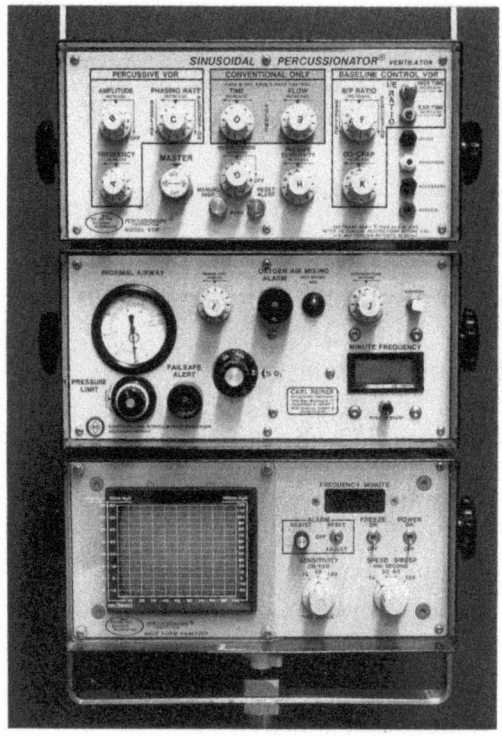

Abb. 12. VDR 1–2

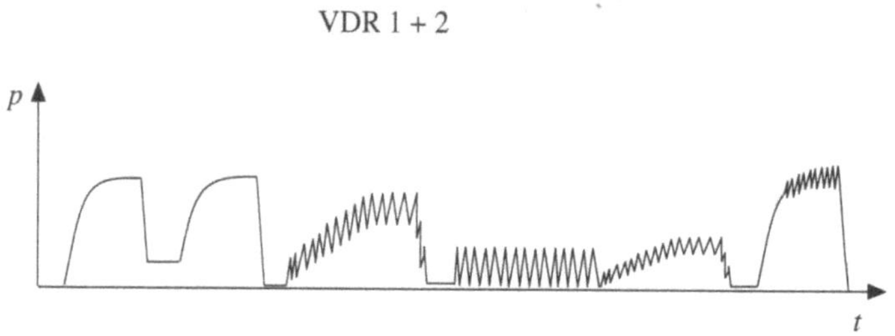

Abb. 13. VDR 1–2 Flowmuster

Bei allen Respiratoren der Fa. Percussionaire mit Ausnahme des Bronchotrons (VDR 1–4, IPV 2, Oszillatron) erfolgt die Applikation des vom Gerät gelieferten Gases nicht über Jet-Düsen, sondern über ein von Bird entwickeltes „Phasitron“ (Abb. 14a–c). Es handelt sich dabei um eine spezielle Vorrichtung zur Applikation des Jet-Gases.

Der vom Gerät abgegebene Jet-Gasimpuls wird nicht direkt von einer Jet-Kanüle in den Tubus abgegeben, sondern über einen dem Tubus vorgeschalteten „Jet-Käfig“ appliziert (Abb. 14). Durch den beim Gasdurchtritt entstehenden Sog wird der bewegliche Venturikörper im Phasitron in Tubusrichtung vorgeschoben. Dadurch wird die Ausatmungsöffnung geschlossen und

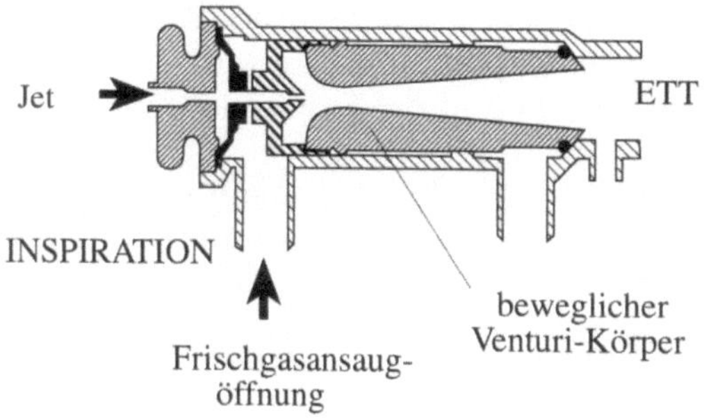

Abb. 14a. Phasitron schematisch: in Inspiration

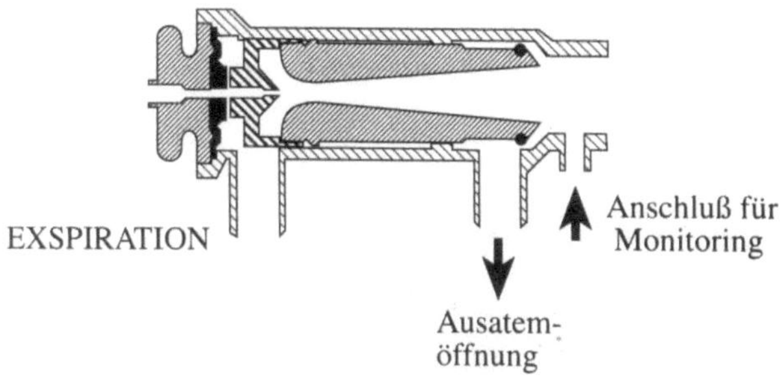

Abb. 14b. Phasitron schematisch: in Exspiration

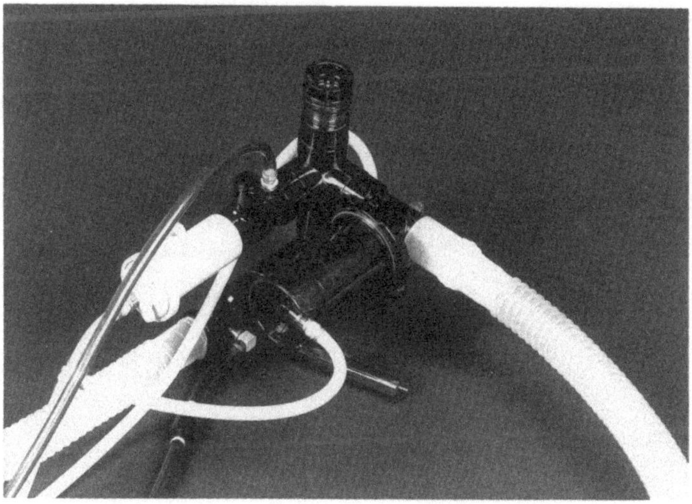

Abb. 14c. Phasitron

das Jet-Gas strömt in den Tubus. Durch den Venturi-Effekt wird befeuchtetes und erwärmtes Frischgas angesaugt. In der Exspirationsphase wird der Venturikörper durch eine Feder zurückgeschoben und die Exspirationsöffnung wird für den Gasabstrom freigegeben.

Weiters verfügen die Bird-Respiratoren VDR 1–4 über einen integrierten pneumatischen Alarm, der den Druck in der Jet-Leitung mißt und bei Überschreitung eines vorgewählten Grenzwertes die Gaszufuhr bis auf ein Minimum zu einer Alarmkappe umleitet.

2.2 *VDR 3 (Fa. Percussionaire Corp., Idaho, USA)* (Abb. 15, 16)

Das Gerät ist gleich aufgebaut wie der VDR 1, besitzt aber die Möglichkeit einer Hochfrequenzüberlagerung auf den vorhandenen IMV-Modus in der Inspirationsphase. In der Exspirationsphase ist eine CPAP Unterstützung mit oder ohne Hochfrequenzüberlagerung möglich (oszillatorischer PEEP). Das Gerät besitzt Alarme für die obere und untere Druckgrenze, Diskonnektion, Gasausfall und Apnoe, schaltet sich bei einem kurzfristigen Überschreiten der oberen Druckgrenze jedoch nicht ab.

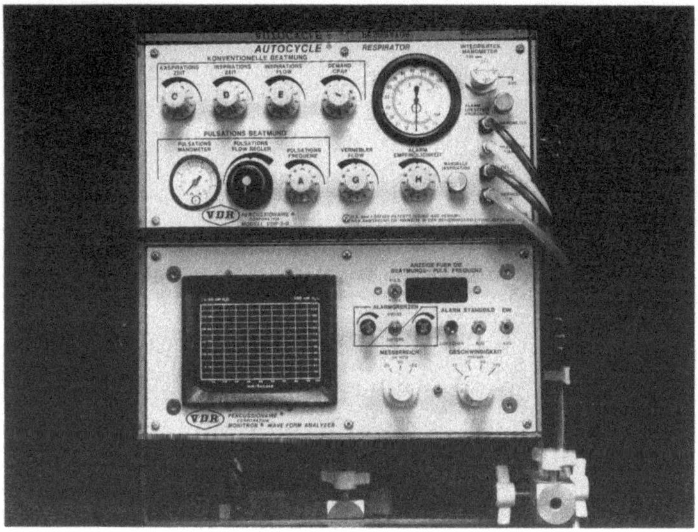

Abb. 15. VDR 3

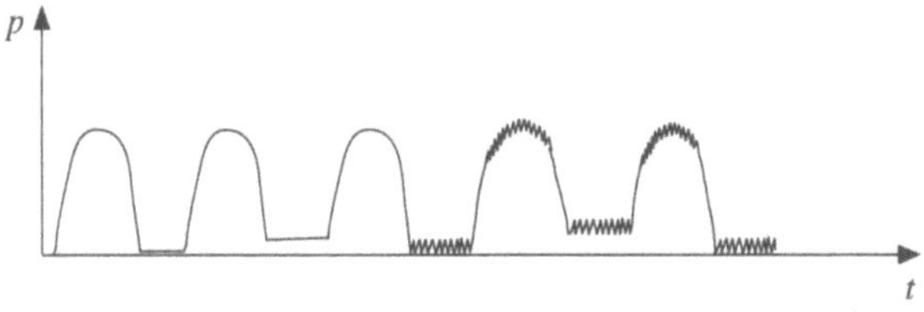

Abb. 16. VDR 3 Flowmuster

Variable Einstellparameter:

- Konventionell: Inspirationszeit (0,5 bis max. 5 Sekunden), Exspirationszeit (0,5 bis max. 90 Sekunden), Flow (0,1 bis 120 Liter/Minute), CPAP, PEEP (Demand Flow bis max. 60 Liter/Minute).
- Hochfrequent: Pulsationsfrequenz (1 bis 19 Hz), Pulsationsflow (0,1 bis 120 Liter/Minute).
- Alarme: Diskonnektions- und Apnoe Alarm, Überdruckalarm, Mangelalarm für Sauerstoff und Druckluft, pneumatischer Gerätefehleralarm.

2.3 AMS 1000 (Fa. Acutronic, Jona-Rappersweil, Schweiz) (Abb. 17, 18)

Der AMS 1000 ist ein elektronisch-mikroprozessorgesteuertes, pneumatisch betriebenes Beatmungsgerät. Er besitzt folgende variable Einstellungsparameter:

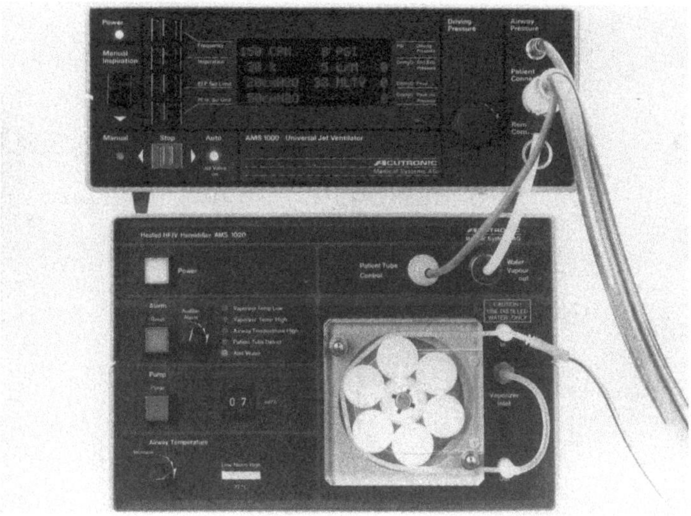

Abb. 17. AMS 1000

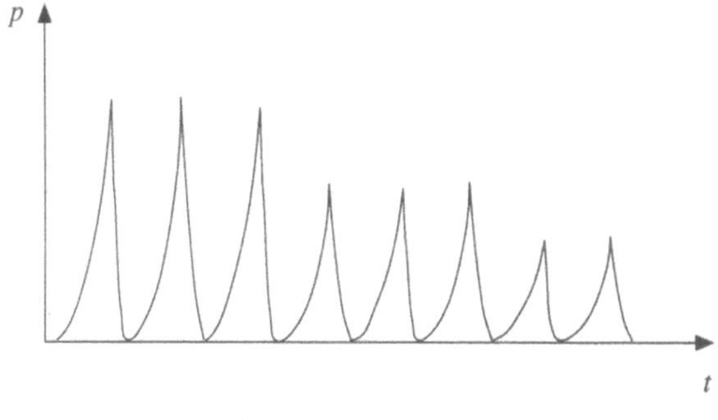

Abb. 18. AMS 1000 Flowmuster

- Beatmungsfrequenz 10 bis 600/Minute,
- Inspirationszeit 20% bis 60% der Atemphase,
- Variabler Betriebsdruck 0 bis 5 bar,
- Anzeige der abgegebenen Flowmenge 0 bis 60 Liter/Minute.

Zusätzlich besitzt dieses Gerät eine Druckbegrenzung (sowohl für den Spitzendruck als auch für den endexspiratorischen Druck), deren Höhe variabel eingestellt werden kann, und eine beheizbare Jet-Gasbefeuchtung.

2.4 Klinijet (Fa. Logic Air, Wien) (Abb. 19, 20)

Es handelt sich dabei um ein elektronisch gesteuertes Gerät, das in erster Linie für die intermittierende Anwendung zur Sekretolyse und Öffnung von Atelektasen entwickelt wurde.

Einstellbare Parameter sind die digital angezeigte inspiratorische Sauerstoffkonzentration, der Arbeitsdruck (bis 2,5 bar) und die Beatmungsfrequenz. Der Klinijet verfügt über keine Druckbegrenzung und über keine eigenen Alarmeinheiten. Es ist mit diesem Gerät allein auch keine Beatmung

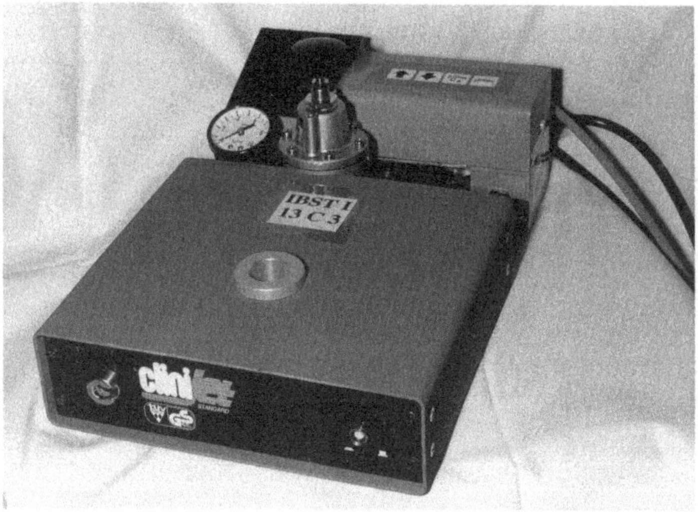

Abb. 19. Klinijet

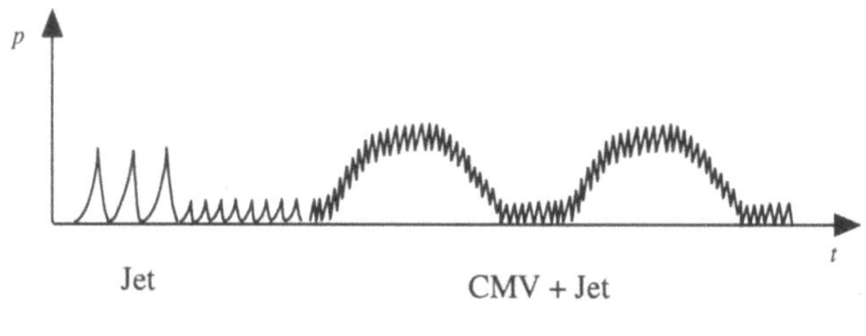

Abb. 20. Klinijet Flowmuster

möglich, der Klinijet kann nur in Kombination mit einem konventionellen Respirator verwendet werden. Die Alarme werden ebenfalls über den konventionellen Respirator eingestellt.

Der Klinijet ist ein sehr kleines Gerät, extrem einfach in der Anwendung und mit den herkömmlichen Respiratoren gut kompartibel. Da es bezüglich der Alarmeinheiten aber auf den konventionellen Respirator angewiesen ist, besteht vor allem bei hohem PEEP die Gefahr eines Barotraumas.

2.5 Oszillatron-Amplifier (Fa. Percussionaire Corp., Idaho, USA) (Abb. 21)

Es handelt sich um ein pneumatisch betriebenes Gerät, dessen Anwendung

a. in Kombination mit einem konventionellen Respirator, oder
b. als eigenständiges Beatmungsgerät in der Neonatologie möglich ist.

a. Das Gerät bringt den konventionell verabreichten Gasflow in Schwingungen (200–1000 Oszillationen/Minute) ohne zusätzliche Verabreichung eines Gasvolumens (Abb. 22a). Die Alarmeinstellung erfolgt über den konventionellen Respirator.

Einstellparameter:

- Arbeitsdruck 1,4–4,0 bar,
- Frequenz 1 bis 19 Hz,
- I : E-Ratio und Amplitudenhöhe der Oszillation,
- Flow 0,1 bis 15 Liter/Minute.

Bei diesem Gerät steuert ein Jet-Strahl mit vorgeschaltetem Phasitron eine Membran an, die um zwei Federn in einer dichten Kammer gelagert ist. Diese

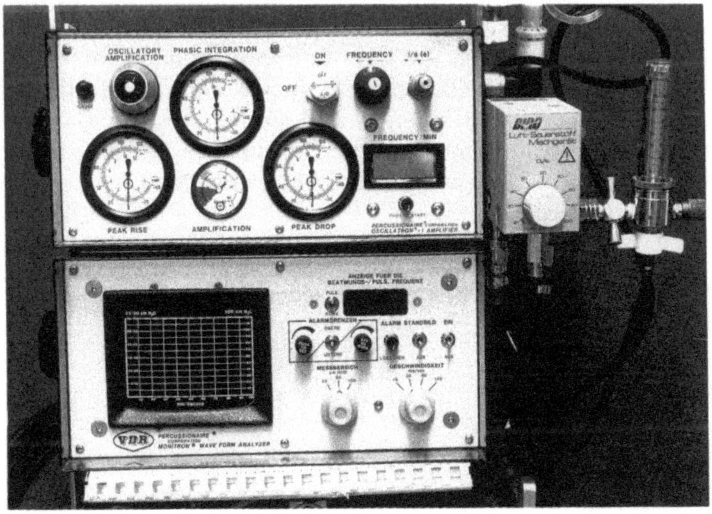

Abb. 21. Oszillatron-Amplifier

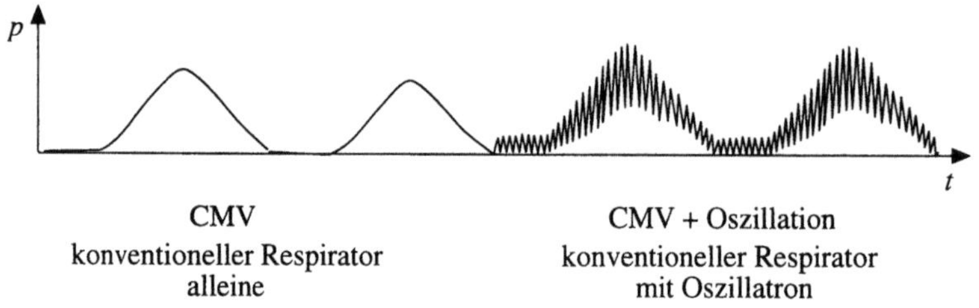

Abb. 22a. Oszillatron-Amplifier für Erwachsene Flowmuster

Kammer ist über einen 15 mm im Durchmesser haltenden Schlauch mit einem speziellen Tubusadapter mit dem Patienten verbunden. Bei dem Membranhub in Richtung Patient wird das vom konventionellen Respirator bereitgestellte Atemgas für einige Millisekunden in den Patienten gedrückt, bei dem Membranhub in Richtung Gerät durch die Federkraft der Kammer das Exspirationsgas für einige Millisekunden aus dem Patienten gesaugt (aktive Exspiration). Es werden bei diesem Vorgang Volumina in der Größenordnung von etwa 20 ml mit einer Frequenz von bis zu 19 Hz verschoben. Da kein zusätzliches Jet-Gas in das Schlauchsystem eingebracht wird, ist die Gefahr eines Barotraumas bei dieser kombinierten Beatmungsform gegenüber einer alleinigen konventionellen Beatmung nicht erhöht. Befeuchtung und Erwärmung des Atemgases werden vom konventionellen Respirator übernommen.

Wirkungsmechanismus: Zusätzlich zur konventionellen intrapulmonalen Konvektion wird durch die Oszillationen eine verstärkte Diffusion bewirkt, die die Oxygenation verbessert.

b. Mit Hilfe eines Sauerstoff-Druckluft-Mischers und eines Flowmeters wird ein kontinuierlicher Flow von 10 Litern pro Minute über eine Heizung und ein spezielles Y- Stück zu einem PEEP-Ventil gebracht. An das Y-Stück sind der Patient und der Schlauch konnektiert, der zur Membrankammer führt.

Durch die aktive Inspiration (Jet-Gas zur Membrankammer) und die aktive Exspiration (Federkraft auf die Membran) und das relativ kleine Lungenvolumen werden bei dieser Beatmungsform die Compliance und Resistance des Tubus überwunden und es kann zu einer Verbesserung von Oxygenation und CO_2 Elimination kommen.

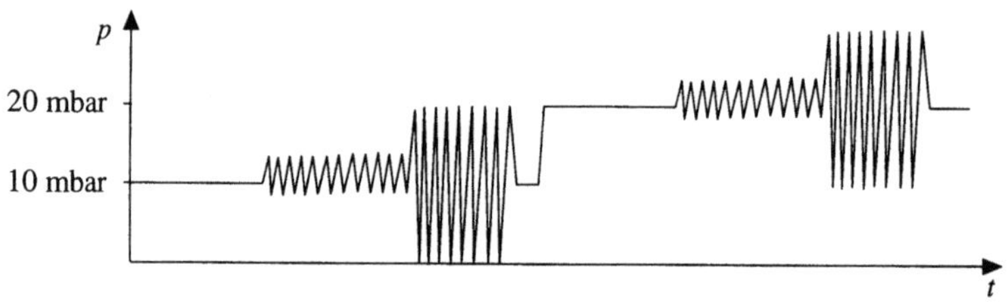

Abb. 22b. Oszillatron-Amplifier für Neugeborene Flowmuster

2.6 Sensor Medics 3100 A (Fa. Sensor Medics, Wien) (Abb. 23, 24)

Bei diesem Gerät handelt es sich um ein elektronisch betriebenes und kontrolliertes Beatmungsgerät. Eine membranverschlossene Kolbenpumpe erzeugt Oszillationen, die Rückwärtsbewegung der Membran bewirkt eine aktive Exspiration.

Folgende Parameter können variabel eingestellt werden:

- Frequenz: 3–15 Hz,
- Inspirationszeit: 30–50% des gesamten Atmungszyklus,
- Abstrahldruck,
- Höhe der Amplitude der Oszillation.

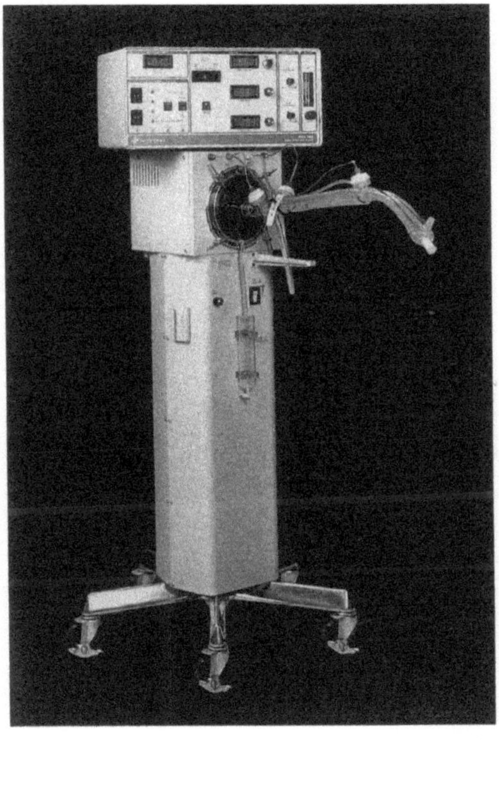

Abb. 23. Sensor Medics 3100A

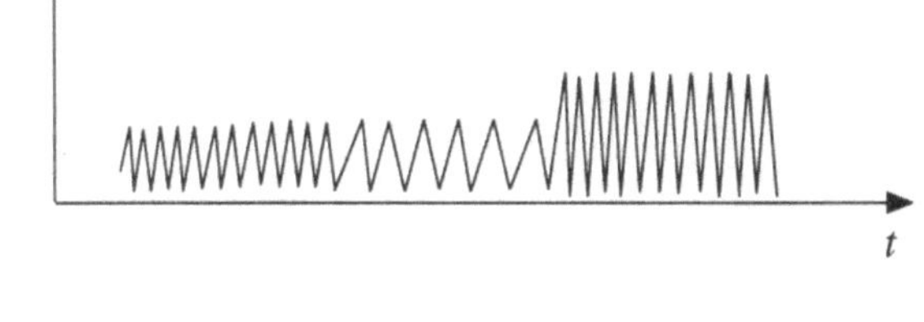

Abb. 24. Sensor Medics 3100A Flowmuster

Das Gerät besitzt eine digitale Anzeige für die Oszillationsfrequenz und die Druckamplitude der Oszillationen, sowie für den mittleren Atemwegsdruck und die Dauer der Inspiration.

Das Gerät arbeitet mit einem Bias-Flow, der eine Erwärmung und Befeuchtung des Atemgases ermöglicht und verfügt über ein integriertes Alarmsystem für Druckabfall und Druckanstieg.

2.7 Hayek Oszillator (Fa. Flexco Medical Instruments A.G. Schweiz) (Abb. 25)

Dieses Gerät ermöglicht eine extern durchgeführte Hochfrequenzbeatmung.

Ein spezieller, aus Plastik gefertigter Brustpanzer (Kürass) wird möglichst dicht über dem Thorax des Patienten befestigt. Unter diesem Brustpanzer wird in der Exspirationsphase ein positiver Druck bis zu maximal 10 cm H_2O erzeugt, in der Inspirationsphase ein negativer Druck von bis zu maximal minus 30 cm H_2O (Abb. 26). Der eigentliche Respirator, der das Druckniveau reguliert, ist ein mikroprozessorgesteuertes Gerät.

Variabel einstellbare Parameter sind:

- Oszillationsfrequenz (bis zu 600/Minute),
- I : E-Verhältnis (1 : 6 bis 6 : 1),
- Inspirations- und Exspirationsdruck (–30 bis +10 cm H_2O).

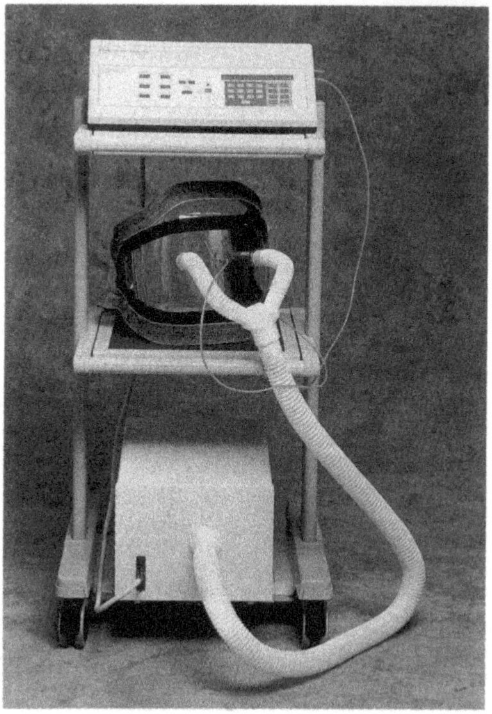

Abb. 25. Hayek-Oszillator

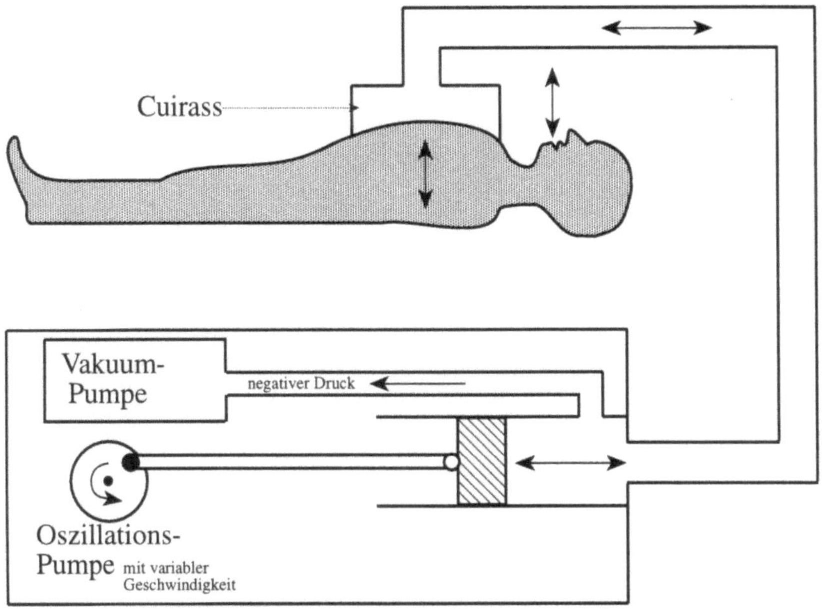

Abb. 26. Schematische Darstellung des Arbeitsprinzipes des Hayek-Oszillators

Die Oxygenation ist vom mittleren negativen Kammerdruck abhängig, die CO_2 Elimination von der gewählten Frequenz und der Druckdifferenz zwischen Inspiration und Exspiration.

Erste klinische Anwendung fand dieses neue Beatmungskonzept in der Larynxchirurgie. Die Erfahrungen sind aber noch nicht ausreichend, um Aussagen über die Grenzen dieser Beatmungsform machen zu können. Insbesondere bei Risikopatienten (Vorliegen laryngealer Stenosen, adipöse Patienten) ist der Einsatz dieses Respirators derzeit noch nicht zu empfehlen.

Im Einsatz dieser Beatmungsform bei Patienten mit Lungenversagen zeigten sich erste positive Ergebnisse, der Stellenwert kann aber vorerst noch nicht definitiv festgelegt werden.

Ein weiterer Anwendungsbereich könnte sich in der Entwöhnungsphase vom konventionellen Respirator erschließen. Auch hier gilt es, noch weitere klinische Ergebnisse abzuwarten.

2.8 IPV 1,2 (Intrapulmonary Percussive Ventilation) (Fa. Percussionaire Corp., Idaho, USA) (Abb. 27, 28)

Dieser Respirator wird pneumatisch mit Sauerstoff, Druckluft oder mit einem Gasgemisch über einen Blender betrieben. Er kann sowohl zur Atemtherapie (auch als Heimgerät) (IPV 1) als auch in der Intensivpflege (IPV 2) eingesetzt werden.

Im Einsatz beim beatmeten Patienten wird dieses Gerät mit einem konventionellen Respirator kombiniert.

Variable Einstellparameter:

- Inspirationszeit (0,1 bis 3 Sekunden),
- Exspirationszeit (0,1 bis 3 Sekunden),
- Flow (0,1 bis 120 Liter/Minute),
- PEEP Demand Flow bis 60 Liter/Minute,
- Pulsationsfrequenz 0,2 bis 6 Hz.

Die Einstellung der Pulsationsfrequenz erfolgt über die In- und Exspirationszeit (je kürzer die Zeiten, desto höher die Frequenz).

Das Gerät kann zur Sekretolyse oder, mit zusätzlichem Demand CPAP, zur Entwöhnung vom Respirator eingesetzt werden. Weiters beinhaltet das Schlauchsystem einen Medikamentenvernebler mit einer Leistung von 80 ml/Stunde, um während der Therapie Flüssigkeit oder Medikamente (Bereich von 1 bis 4 Mikron) zu applizieren. Die Befeuchtung des Jet-Gases erfolgt über das Phasitron.

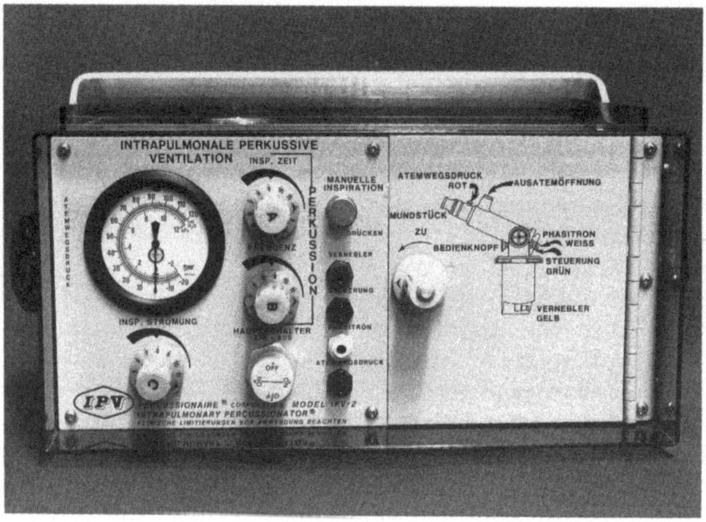

Abb. 27. IPV 1, 2

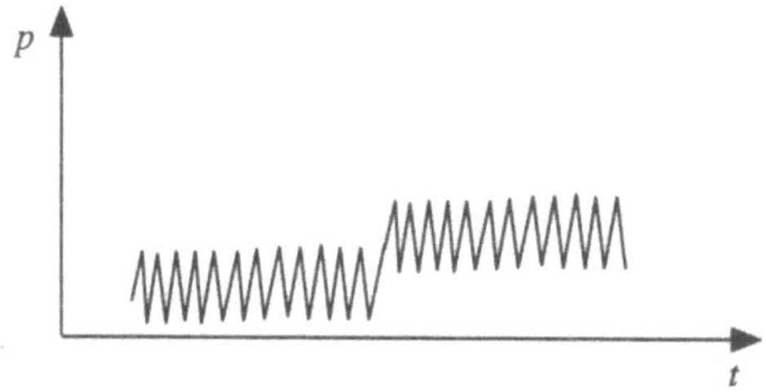

Abb. 28. IPV 1, 2 Flowmuster

3. Geräte für synchrone hoch- und niederfrequente Beatmung

3.1 Bronchtron (Fa. Percussionaire Corp., Idaho, USA) (Abb. 29, 30)

Der von Aloy et al. in Wien entwickelte Respirator ist ein rein pneumatisch betriebenes Beatmungsgerät mit einem konventionellen (normofrequenten) Beatmungsteil und einer hochfrequenten Beatmungseinheit. Als Atemgas wird ein Luft- Sauerstoffgemisch verwendet.
Im oberen Geräteteil wurde die eigentliche Arbeitseinheit plaziert:

1. Die konventionelle = niederfrequente Beatmungseinheit. Sie umfaßt folgende variable Parameter:

- Inspirationszeit (0,5 bis 6 Sekunden),
- Exspirationszeit (0,5 bis 10 Sekunden),
- Abstrahlflow (0,1 bis 15 Liter/Minute),
- Arbeitsdruck (0,1 bis 2,2 bar).

Weiters befinden sich in diesem Geräteteil das Manometer zur Anzeige des Arbeitsdruckes und der Hauptschalter für die normofrequente Einheit.

2. Pulsations- (hochfrequente) Beatmungseinheit mit folgenden variablen Einstellungen:

- Frequenz der Pulsation (1 bis 13 Hz),
- I : E Verhalten der Pulsation (1 : 3 bis 3 : 1),
- Abstrahlflow (0,1 bis 15 Liter pro Minute),
- Arbeitsdruck (0,1 bis 2,2 bar).

Hier finden sich weiters das Manometer zur Anzeige des hochfrequenten Arbeitsdruckes und der Hauptschalter für die hochfrequente Einheit.

3. Manometer zur Druckregistrierung.

4. Schlauchsystem zum Jet-Laryngoskop bzw. Tubus, von links nach rechts: niederfrequente, hochfrequente Leitung, Druckmeßleitung.

Die untere Geräteeinheit, die vor allem der Überwachung dient, besteht aus:

5. Pulsationsfrequenzanzeige,

6. O_2 Mischer,

7. Regler für den Zusatzflow (bis maximal 2,8 bar),

8. pneumatische Alarmeinheit (Druckanstieg),

9. batteriebetriebene Alarmeinheit (Druckabfall bzw. Diskonnektion und Druckanstieg).

Der Patienten-Überdruckalarm bewirkt, daß bei Überschreiten des festgelegten Beatmungsdruckes der zum Patienten fließende Flow abgesperrt und zugleich ein Alarmsignal hörbar wird. Wird der festgelegte Beatmungsdruck wieder unterschritten und der Alarm quittiert, kann die Beatmung fortgesetzt werden.

Zusätzlich weist das Gerät eine batteriebetriebene Alarmeinheit mit oberer und unterer (Apnoe) Druckgrenze auf.

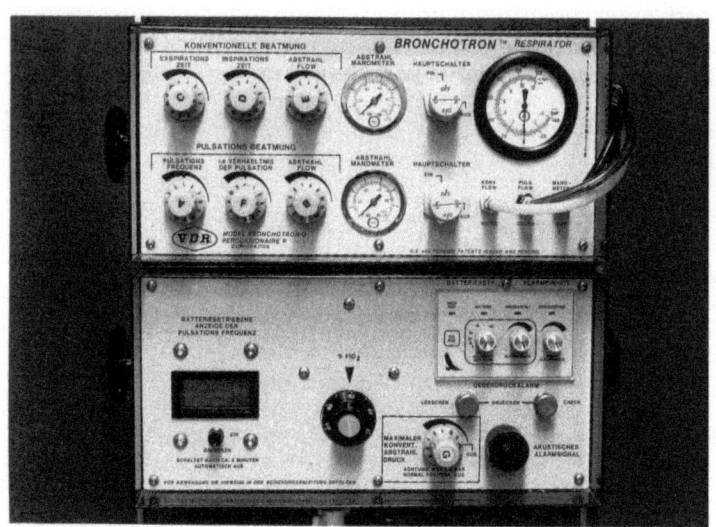

Abb. 29. Bronchotron

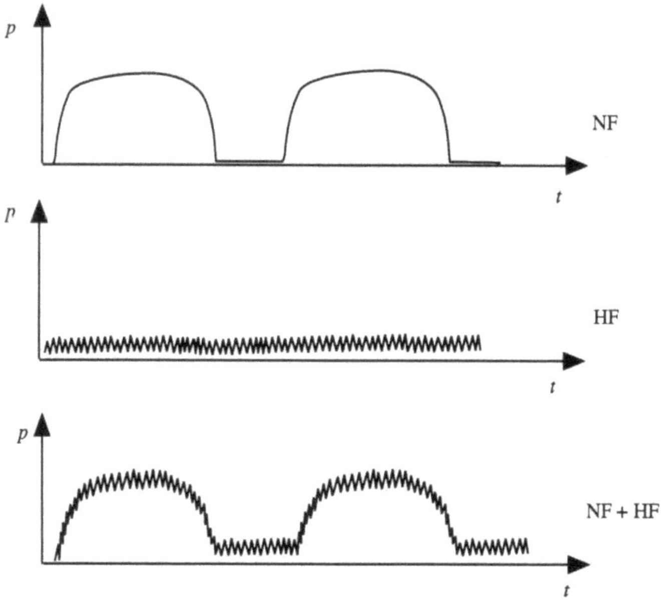

Abb. 30. Bronchotron Flowmuster

3.2 LJ 4000 (Laryngojet) (Fa. Acutronic, Jona-Rappersweil, Schweiz) (Abb. 31, 32)

Der Laryngojet stellt ein pneumatisches System dar, welches elektronisch von einem Mikroprozessor gesteuert und überwacht wird. Die Gasversorgung erfolgt mit Luft und Sauerstoff. Der LJ 4000 gestattet die simultane hoch- und niederfrequente Jet-Ventilation. In die obere Hälfte des Gerätes wurde neben dem Gasmischer auch die eigentliche Überwachungseinheit plaziert. Zur Kontrolle der vom Mischer abgegebenen FiO_2 wurde an der Seite des Jet-Gerätes ein Flowmeter plaziert, welches über einen Bypass eine definierbare Gasmenge erhält. Über einen angeschlossenen Sauerstoffmonitor (Oxychek; Fa. Chitiron) wird die FiO_2 gemessen und angezeigt. Weiters enthält die Beatmungseinheit ein Manometer, das der kontinuierlichen Druckmessung im Jet-Rohr bzw. Tubus dient. Daneben befindet sich eine Anzeige, die es erlaubt, die Höhe des Beatmungsdruckes selbst zu wählen und festzulegen. Wird der gewählte und eingestellte Beatmungsdruck überschritten, leuchtet die Alarmanzeige auf und der Respirator wird abgeschaltet, bis der Druck unter den gewählten Grenzwert abgefallen ist.

Unterhalb der Überwachungseinheit sind die Arbeitseinheiten der nieder- und hochfrequenten Beatmung untergebracht.

Zur niederfrequenten Jet-Einheit gehört ein Hauptschalter, der das Ein- und Abschalten dieser Jet-Einheit ermöglicht. Daneben befindet sich ein Manometer, welches den Gasbetriebsdruck anzeigt. Die Höhe wird mit einem darunterliegenden Drehknopf eingestellt. Der Druck kann variabel um jeweils 0,2 bar geändert werden. Weiters gehören zur niederfrequenten Jet-Einheit eine variable Frequenzeinstellung (bis 60/Minute) und die Einstellung der Inspirationszeit (20% bis 70%). In der selben optischen Form wurden die Einstellgrößen für die hochfrequente Beatmungseinheit ange-

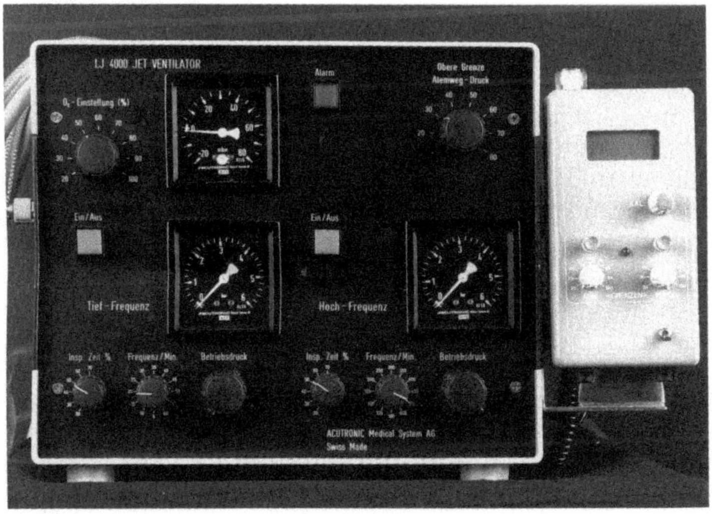

Abb. 31. Laryngojet

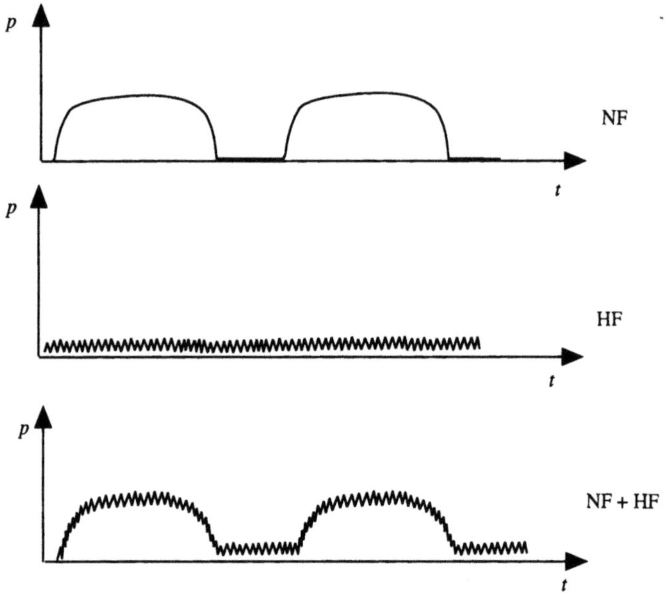

Abb. 32. Laryngojet Flowmuster

ordnet. Der Frequenzbereich umfaßt hier 100–600/Minute, Die Inspirationszeit des Jet-Impulses kann von 20% bis 70% variiert werden. An der seitlichen Wand des Gerätes sind die Anschlüsse für die zwei Jet-Schläuche, die nieder- und hochfrequente Jet-Ventilation und ein Anschluß für die Druckmessung untergebracht.

3.3 VDR 4 (Fa. Percussionaire Corp., Idaho, USA) (Abb. 33, 34)

Bei diesem Respirator handelt es sich um ein zeitgesteuertes, pneumatisch betriebenes Hochfrequenzbeatmungsgerät, bei dem über die Pulsationen zusätzlich ein Beatmungsmodus mit einer Frequenz von 0 bis 40 Atemzügen pro Minute eingestellt werden kann. Der Aufbau eines inspiratorischen Druckplateaus wird durch Pulsationen erzeugt (scheinbar konventionelle Beatmungsfrequenz, siehe Abb. 34). In der Exspirationsphase läßt sich ein PEEP-Niveau mit (oszillatorischer PEEP) oder ohne Oszillationen (statischer PEEP) erzeugen.

Es besteht auch die Möglichkeit der Einstellung einer unendlichen Inspiration (Dauerpulsation mit einem Frequenzbereich von 70–900/Minute). Die Ventilation erfolgt in diesem Fall durch die Spontanatmung des Patienten.

Das Gerät verfügt über einen integrierten pneumatischen Alarm, der den Druck in der Jet-Leitung mißt und bei Überschreitung die Gaszufuhr bis auf ein Minimum zu einer Alarmkappe umleitet. Die Alarmempfindlichkeit kann individuell eingestellt werden.

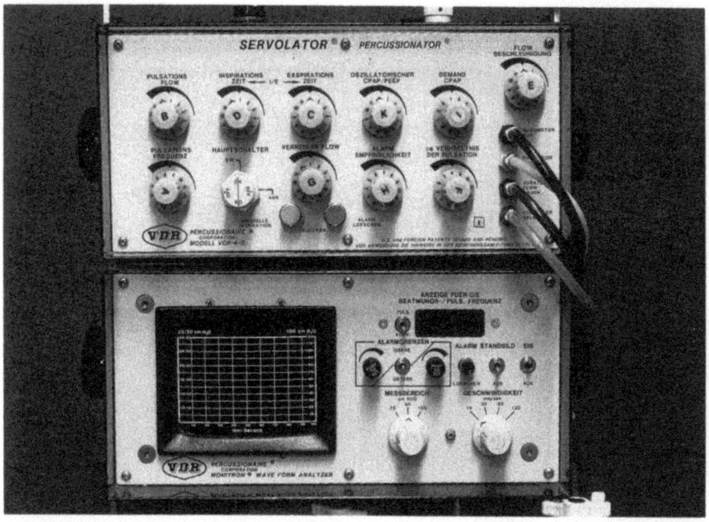

Abb. 33. VDR 4

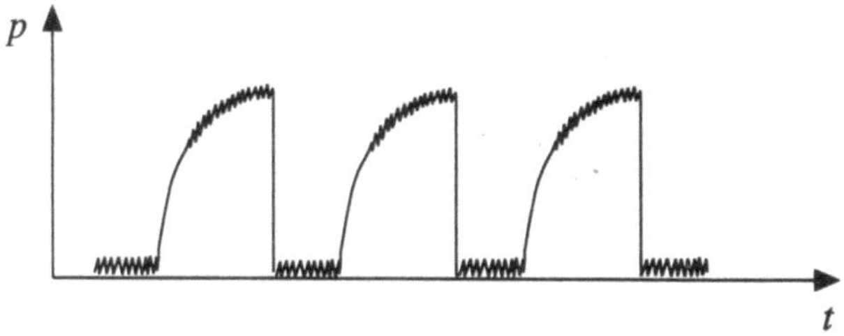

Abb. 34. VDR 4 Flowmuster

Weitere variable Einstellparameter:

- Pulsationsfrequenz 1–19 Hz,
- Pulsationsflow 0,1–120 Liter/Minute,
- Inspirationszeit (I) 0,5–90 Sekunden,
- Exspirationszeit (E) 0,5 bis 90 Sekunden,
- I : E-Verhältnis des niederfrequenten Beatmungsanteils,
- I : E-Verhältnis des hochfrequenten Beatmungsanteils,
- Demand CPAP bis zu 60 Litern/Minute,
- OD CPAP bis zu 60 Litern/Minute,
- Verneblerleistung bis zu 150 ml/Stunde.

3.4 Duotron (Fa. Percussionaire Corp., Idaho, USA) (Abb. 35, 36)

Bei diesem Gerät handelt es sich um einen extrem kleinen und leichten Transport- und Notfallsrespirator. Das Duotron ist durch ein Plexiglasgehäuse

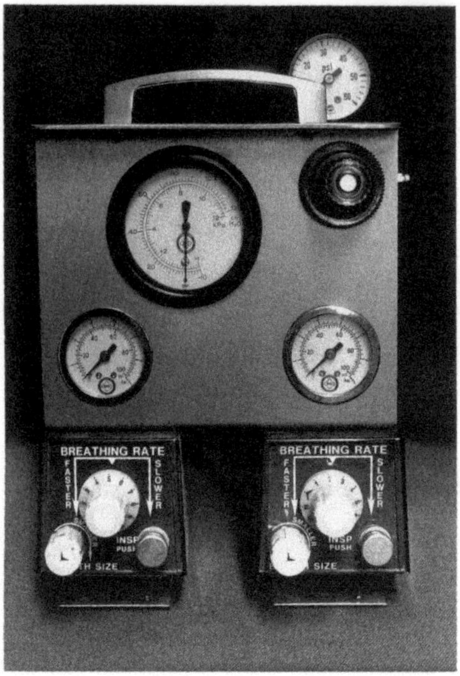

Abb. 35. Duotron

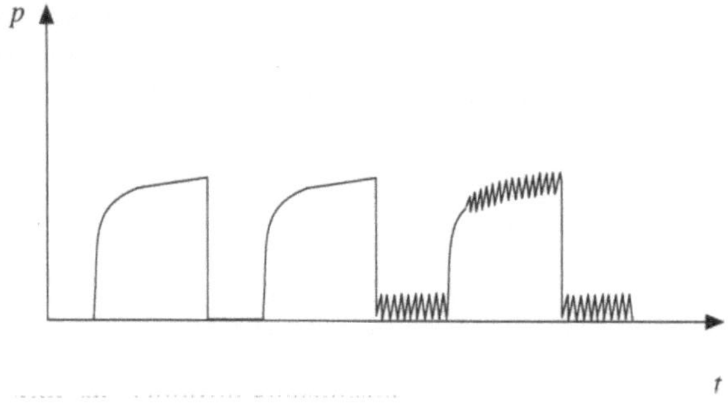

Abb. 36. Duotron Flowmuster

gut gegen Feuchtigkeit geschützt und bis zu einer Temperatur von minus 20°C einsetzbar.

Er besteht aus zwei Steuereinheiten, einer normofrequent-konvektiven Beatmung und einer hochfrequenten Pulsationsbeatmung. Diese beiden Beatmungsformen können entweder getrennt oder kombiniert angewendet werden. Die Vorschaltung eines Mischers erlaubt eine genaue Einstellung der FiO_2.

Die Applikation des Jet-Gases erfolgt wie bei allen von Bird entwickelten Respiratoren über das Phasitron.

Das Gerät besitzt ein Manometer zur Beatmungsdruckanzeige, jedoch keine Druckbegrenzung. Da der Arbeitsdruck von 1,2 bis 4 bar variabel einstellbar ist, können mit diesem Gerät sowohl Kinder als auch Erwachsene beatmet werden.

Weitere variable Einstellparameter:

- Frequenz konventionell: 6 bis 150 Atemzüge/Minute (je langsamer die Frequenz, umso länger ist die Exspirationszeit),
- Frequenz pulsatil: 300 bis 900 Atemzüge/Minute,
- Verneblerleistung: 80 ml/Stunde.

3.5 Oszillatron 1 (Fa. Percussionaire Corp., Idaho, USA) (Abb. 37)

Es handelt sich dabei um ein pneumatisch betriebenes, zeitgesteuertes, flowvariables Beatmungsgerät speziell für Kinder.

Der vom Gerät verabreichte Gasflow wird in Schwingungen versetzt (Oszillationsbereich 200–1000 pro Minute). Die Flowkurven werden über das Oszilloskop dargestellt. Der Arbeitsdruck des Gerätes beträgt 3 bar.

Es bietet die Möglichkeit einer konventionellen Beatmung (Abb. 38a) mit oder ohne PEEP. Die Oszillation kann sekundär zugeschaltet werden (Abb. 38b) oder nach Abschalten des konventionellen Respiratoranteiles mit Hilfe eines „continuous flow“ allein eingesetzt werden (Abb. 38c).

Trotz spezieller Indikation für Kinder kann das Gerät jedoch auch für Ewachsene verwendet werden (Abb. 38d).

Das Gerät besitzt einen elektronischen Apnoe- und Überdruckalarm, schaltet bei Überschreiten des vorgewählten Grenzwertes jedoch nicht ab.

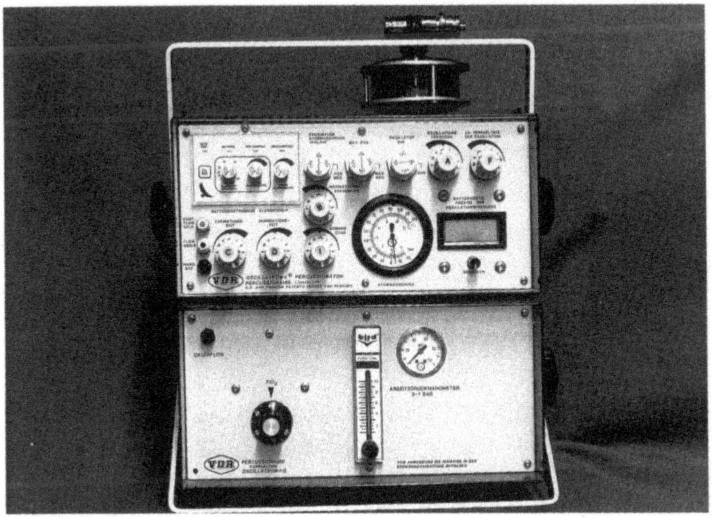

Abb. 37. Oszillatron 1

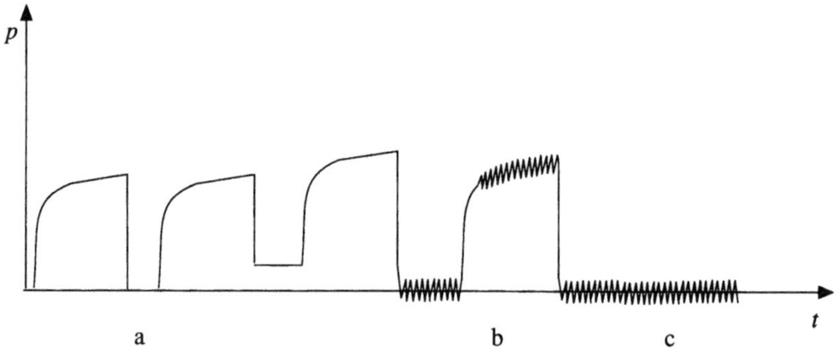

Abb. 38a–c. Oszillatron 1 Flowmuster (Kinder)

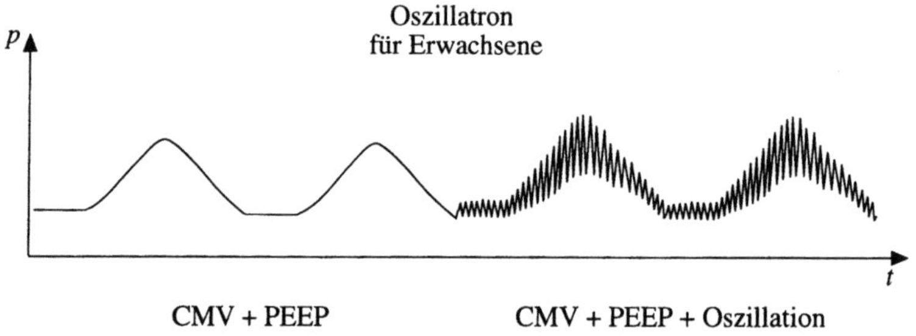

Abb. 38d. Oszillatron 1 Flowmuster (Überlagerung mit CMV-Modus, Erwachsene)

Variable Einstellparameter sind weiters:

- I : E-Verhältnis der Oszillation,
- I : E-Verhältnis der konventionellen Beatmung,
- Inspirationszeit (0,5 bis 5 Sekunden),
- Exspirationszeit (0,5 bis max. 90 Sekunden),
- Flow (0,1 bis 90 Liter pro Minute),
- PEEP (Demand Flow bis 60 Liter pro Minute).

3.6 Babylog 8000 (Fa. Dräger, Lübeck) (Abb. 39, 40)

Mikroprozessorgesteuertes Beatmungsgerät, das sowohl für konventionelle, als auch für kombinierte Hochfrequenzoszillation mit IMV-Modus geeignet ist. Die HFO erfolgt über eine mikroprozessorgesteuerte oszillierende Membran (Membran des Exspirationsventils).

Variable Einstellparameter:

- Frequenzbereich (5–20 Hz),
- Flow/Abstrahldruck,
- Inspirationszeit und Exspirationszeit,
- inspiratorische Sauerstoffkonzentration.

Das Gerät läßt eine Kombination der Hochfrequenzbeatmung mit verschiedenen konventionellen Beatmungsformen zu:

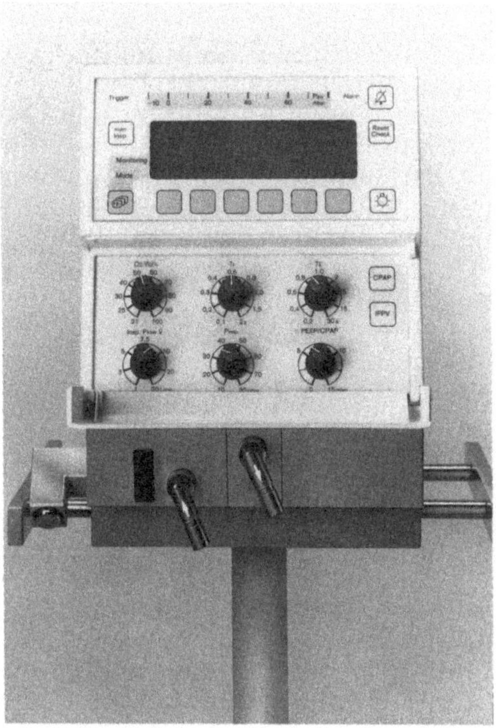

Abb. 39. Babylog 8000

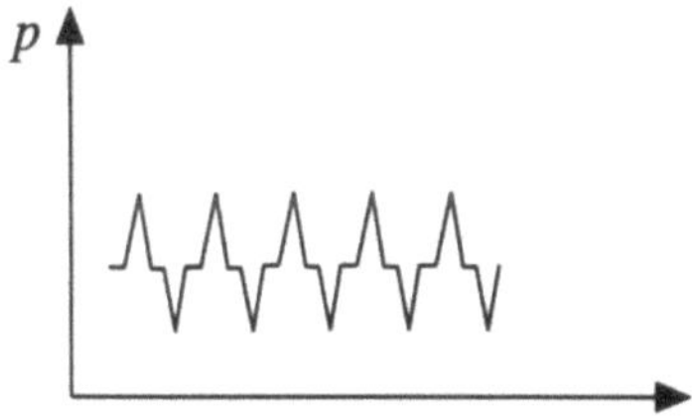

Abb. 40. Babylog 8000 Flowmuster

a. Kombination mit IPPV, IMV, SIMV Modus
Bei diesen Kombinationen werden die Hochfrequenz-Pulsationen zwischen den mandatorischen Beatmungshüben plaziert. Zur Vermeidung eines Air-Trappings wird nach jedem Beatmungshub vom Gerät eine festgelegte Pause eingehalten, um genügend Zeit für die Exspiration zur Verfügung zu haben.

b. Kombination mit einer CPAP Beatmung
Dabei werden die hochfrequenten Pulsationen dem CPAP-Druckniveau überlagert.

Das Gerät verfügt über eine Flow-, Volums- und Drucküberwachung, eine Messung des Hochfrequenzvolumens und einen Alarm bei Über- bzw. Unterschreiten der eingestellten Grenzwerte. Spitzendruck, PEEP und mittlerer Atemwegsdruck werden kontinuierlich registriert. Die Berechnung und Anzeige des Gastransportes erfolgt mittels eines Transportkoeffizienten $DCO_2 = V_{THf}{}^2 \times \int$, wobei das Tidalvolumen V_{THf} über mehrere Hochfrequenzzyklen inspiratorisch gemessen und gemittelt wird. $\int$ steht für die Frequenz der Hochfrequenzschwingung.

3.7 Kombination eines konventionellen Respirators mit einem Hochfrequenz-Jet-Gerät (Abb. 41)

In der Intensivmedizin werden vielfach konventionelle Respiratoren mit Hochfrequenz-Jet-Geräten kombiniert (zum Beispiel UV1 mit Klinijet oder Servo 300 mit AMS 1000).

Auf diese Weise kann eine simultane Applikation von hoch- und niederfrequenter Beatmung durchgeführt werden. Es müssen dazu im konventionellen Beatmungssystem entsprechend Atemhubvolumen und PEEP reduziert werden, da der hochfrequente Flow additiv dazukommt und so eine Drucksteigerung ausgelöst wird, was wiederum die Gefahr eines Barotraumas erhöht. Von verschiedenen Geräteherstellern ist diese Kombination mit einer hochfrequenten Beatmung nicht vorgesehen. Deshalb kann es vor allem bei der Kombination mit hochfrequenten Beatmungsgeräten, die auf das Alarmsystem des konventionellen Respirators angewiesen sind, zu Fehlmeldungen kommen. Außerdem ist das häufig über den konventionellen Respirator durchgeführte Monitoring nicht ganz zuverlässig.

Ein Vorteil dieser Kombination liegt darin, daß über den konventionellen Respirator die Befeuchtung des niederfrequenten Gasanteils durchgeführt werden kann, nachteilig ist der hohe Geräteaufwand.

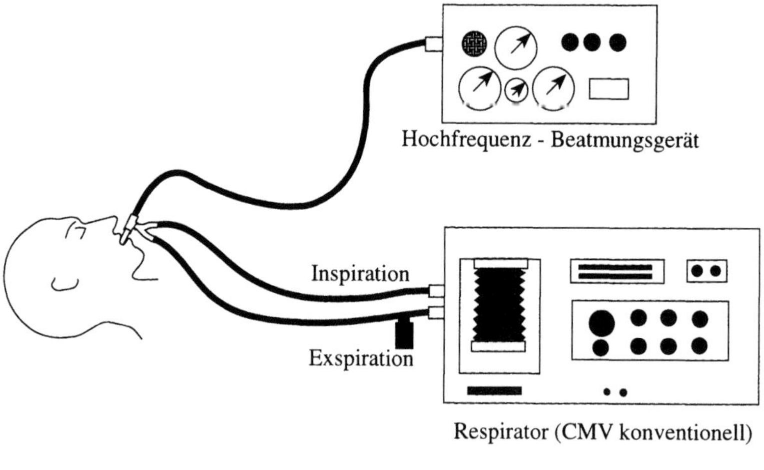

Abb. 41. Kombination eines konventionellen Respirators mit einem Hochfrequenz-Jet-Gerät

V. Applikationsformen

1. Perkutan-transtracheal

Indikation
Indikationen für diese Applikationsform sind ausgedehnte Tumoren im Larynxbereich, Trismus, Läsionen im Bereich der Halswirbelsäule, Operationen im Bereich der Stimmbänder und Notfallbehandlungen bei Intubationsunmöglichkeit (zum Beispiel bei massiven Gesichtsschädelverletzungen).

Technik
Für diese Technik wurde von Ravussin und Freeman [7] eine spezielle Nadel entworfen. Es handelt sich dabei um einen Teflonkatheter mit einem Innendurchmesser von 1,8 mm auf einer Stahlnadel. Am distalen Ende finden sich außer der zentralen Öffnung zwei weitere 0,8 mm im Durchmesser haltende Öffnungen, die den Venturieffekt vermindern. Das Entrainment ist bei dieser Applikationsform der Jet-Ventilation deshalb nicht erwünscht, weil das Tidalvolumen dadurch nur mehr unzureichend zu beurteilen ist. Da es sich hier nicht um ein völlig offenes System handelt, wird durch das Entrainment die Gefahr eines Barotraumas erheblich erhöht. Der Luer-Lock-Konnektor des Teflonkatheters ermöglicht einerseits einen festen Anschluß an den Hochfrequenzrespirator, andererseits kann der Katheter über sein breites Ende an einen konventionellen Respirator oder einen Ambubeutel konnektiert werden. Die beiden Seitenflügel werden mittels Velcroband um den Hals des Patienten befestigt (Abb. 42).

Die Punktion kann in Lokal- oder Allgemeinanästhesie durchgeführt werden. Der Katheter wird an eine, mit Luft gefüllte 10 ml Spritze angeschlossen und durch die Krikoidmembran einführt. Sobald die Spitze in der Trachea liegt, kann ohne Resistenz Luft aus der Spritze injiziert werden. Der Teflonkatheter wird weiter vorgeschoben, die Nadel wird entfernt. Anschließend wird der Katheter an den Respirator angeschlossen und die Lunge zur nochmaligen Kontrolle der Katheterlage auskultiert [8]. Nach Beendigung der Beatmung kann bei suffizienter Spontanatmung des Patienten der Katheter problemlos entfernt werden, eine chirurgische Versorgung der Punktionsstelle ist nicht erforderlich.

Besonders sicher kann diese Technik angewendet werden, wenn die Punktion nicht blind erfolgt, sondern der Chirurg die Punktionsstelle mit

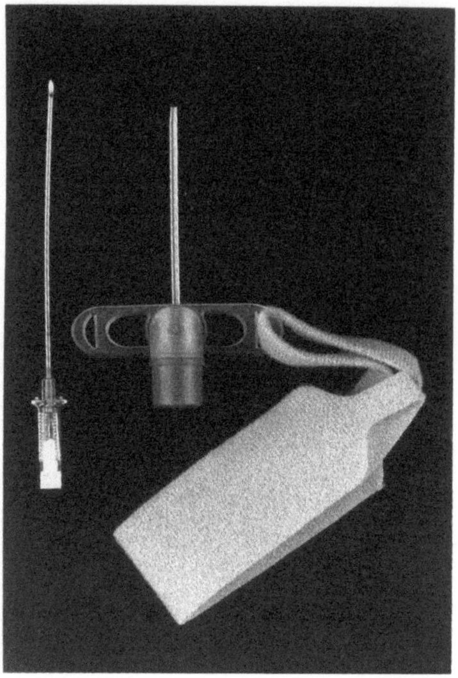

Abb. 42. Nadel, entworfen von Ravussin und Freeman

dem starren Bronchoskop einstellt und dem Anästhesisten genaue Information über die Lage der Nadelspitze und des Katheters gibt. Diese zusätzliche Kontrolle ist vor allem bei Neugeborenen und Kleinkindern empfehlenswert und sollte besonders auch dann in Anspruch genommen werden, wenn der Verdacht besteht, daß gefäßreiches Gewebe, wie etwa ein Tumor, im Bereich der Punktionsstelle vorhanden ist.

Bei Patienten, bei denen eine schwierige Intubation zu erwarten ist, kann der Katheter vor Narkosebeginn gelegt werden. Es ist dann auf diesem Wege eine ausreichende Oxygenierung des Patienten während eines eventuell prolongierten Intubationsmanövers möglich.

Wenn eine Obstruktion der Luftwege vorliegt, und eine Tracheotomie vermieden werden soll, können über den perkutanen, transtrachealen Zugang 200 bis 300 ml Sauerstoff pro Minute appliziert werden. Damit ist es in der Regel möglich, die periphere Sauerstoffsättigung des Patienten über 90% zu halten. Ein Anstieg des $PaCO_2$ um 1 bis 2 mmHg pro Minute wird in Kauf genommen und von den Patienten in der Regel gut toleriert. Da vorerst kein ausreichender Abstrom des insufflierten Atemgases möglich ist, besteht eine beträchtliche Gefahr für die Entstehung eines Barotraumas, und es ist entscheidend, daß der Chirurg die Obstruktion möglichst rasch zumindest soweit behebt, daß eine suffiziente Öffnung für den Gasabstrom besteht. Da eine Tracheotomie für die Patienten einen belastenden Eingriff darstellt, der stets Folgeoperationen nach sich zieht, ist diese Anwendung trotz des erheblichen Risikos in ausgewählten Fällen sicherlich indiziert.

Komplikationen
Da bei dieser Applikationsform die Beatmung unterhalb der Stenose oder Obstruktion erfolgt und dadurch bisweilen keine ausreichende Öffnung für den Abstrom des eingebrachten Atemgases besteht, ist, wie erwähnt, die Gefahr eines Barotraumas beträchtlich. Weiters kann es durch die Punktion zu Hämorrhagien, einem subkutanen oder mediastinalen Emphysem oder einer Punktion des Ösophagus kommen. In einzelnen Fällen kann die Punktion der Trachea, zum Beispiel aufgrund eines ausgedehnten Tumors oder Ödems, unmöglich sein, und es muß dann eine Koniotomie oder Tracheotomie vorgenommen werden [8].

2. Translaryngeal tubuslos

a. Mit Katheter oder Sonde

Sonden mit einem Innendurchmesser von 1 mm (für Neugeborene) bis 2,5 mm können orotracheal oder nasotracheal plaziert werden und ermöglichen so die tubuslose Applikation der hochfrequenten Beatmung. Es gibt bereits laserresistente Sonden (z.B. laserresistente Jet-Sonde Fa. Rüsch Ch. 10, Abb. 43). Die distalen 17 cm dieser Jet-Sonde sind mit einem laserresistenten Belag versehen. Da der Gesamtdurchmesser der Sonde mit Belag 6 mm beträgt, ist sie bei hochgradigen Stenosen nicht anwendbar, da der Abstrom des Atemgases nicht gesichert ist (Gefahr eines Barotraumas).

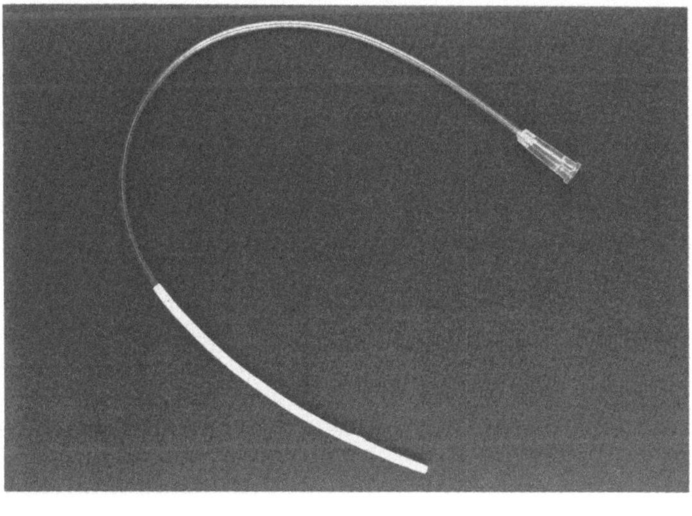

Abb. 43. Laserresistente Jet-Sonde

b. Ins Laryngoskop eingehängte Düse

Indikation
Diese Beatmungsform kann für alle Operationen verwendet werden, bei denen ein Laryngoskopierohr zum Einsatz kommt, soferne keine Kontraindikation besteht.

Es wird bei dieser Technik eine Metalldüse, über die das Jet-Gas appliziert werden kann, in das vom HNO-Chirurgen verwendete Endoskopierohr eingehängt. Der Innendurchmesser dieser Düsen beträgt 1 bis 1,5 mm, sie enden 3 bis 4 cm vor der Rohrspitze.

Nachteile
Da die Düse bei dieser Methode nicht fix in das Rohr integriert ist, ist der Abstrahlwinkel variabel und entspricht nicht den günstigsten strömungsdynamischen Verhältnissen. Weiters ist nur eine alleinige hoch- oder niederfrequente Beatmung möglich, eine Superposition zweier Jet-Gasströme kann nicht durchgeführt werden. Deshalb ist eine suffiziente Beatmung mit der ins Laryngoskop eingehängten Düse bei adipösen Patienten und Patienten mit pathologischen Lungenveränderungen oft nicht durchführbar. Außerdem wird die Manipulationsfreiheit des Chirurgen durch die Düse, die sich im Lumen des Rohres befindet, eingeengt.

c. Jet-Laryngoskop (Fa. Reiner, Wien)

Indikation
Der Einsatz dieses Jet-Laryngoskops ist für alle mikrolaryngealen Eingriffe indiziert, für die der Chirurg ein Endoskopierohr benötigt und für die keine Kontraindikation für diese Beatmungsform besteht.

Aufbau des Laryngoskops
Es handelt sich bei diesem Laryngoskop um ein modifiziertes Kleinsasser-Rohr, in das die Jet-Düsen bereits fix eingebaut sind (Abb. 44). Für die Konstruktion dieses Jet-Laryngoskops wurden die strömungsdynamischen Erkenntnisse, die über Messungen am Lungensimulator gewonnen wurden, und die Erfahrungen aus dem Einsatz der in normale Laryngoskope eingehängten Düsen angewendet. Es zeigte sich bei den entsprechenden Untersuchungen, daß zur Erzielung eines ausreichenden Hubvolumens unter Ausnutzung des Venturi-Effektes sowohl der Größe des eigentlichen Düsendurchmessers, als auch der Lokalisation und Ausrichtung der Jet-Düsen eine entscheidende Rolle zukommt. So darf der, in das Rohr eintretende Gasstrahl nicht auf die Gegenseite des Rohres ausgerichtet sein, sondern soll nach kaudal gerichtet sein, auf den gedachten Mittelpunkt des distalen Rohrendes zu, sodaß er median seine Fortsetzung in die Trachea findet. Der günstigste Einstrahlwinkel liegt bei 18 Grad. Als Düsendurchmesser, der die Effektivität des Jet-Strahls ebenfalls beeinflußt, wurden 1,5 mm gewählt.

Da es sich bei diesem Beatmungssystem um ein völlig offenes System handelt, stellt die Applikation eines ausreichenden Tidalvolumens, vor allem für adipöse Patienten, ein entscheidendes Problem dar. Wie in Kapitel III be-

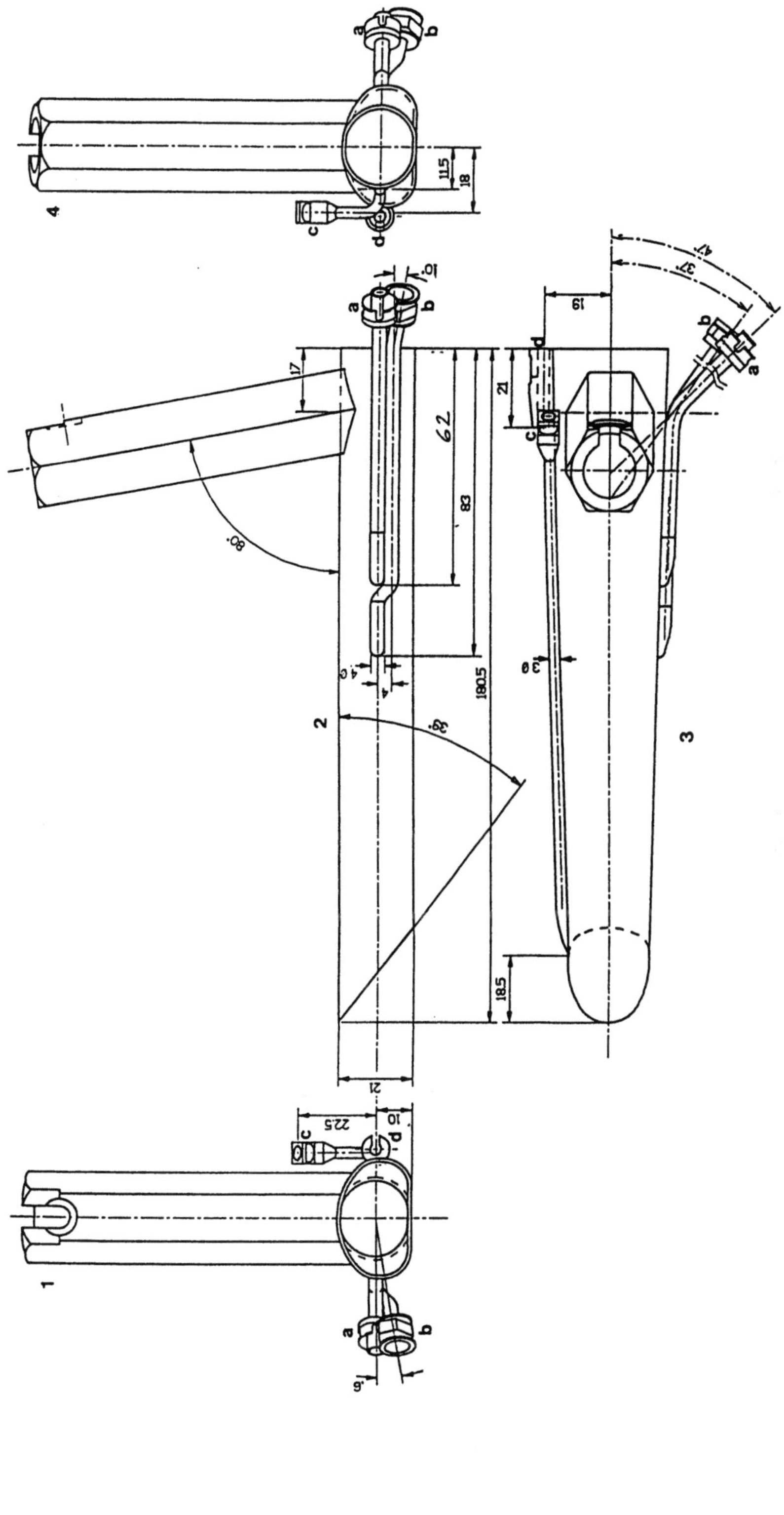

Abb. 44. Konstruktionszeichnung des Jet-Laryngoskops (siehe Seite 40)

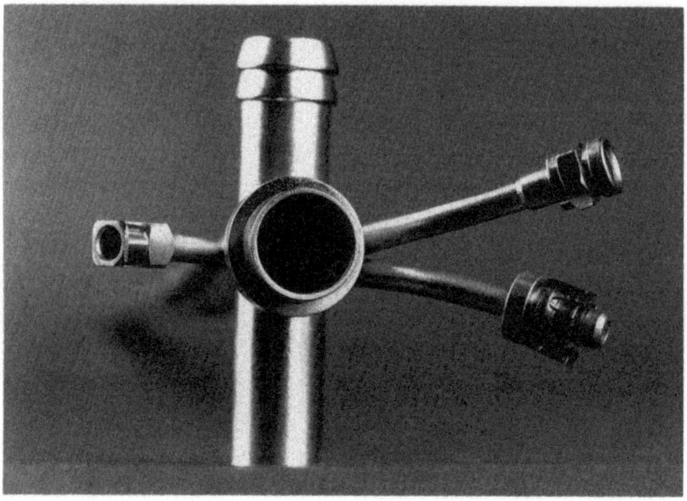

Abb. 45. Unverwechselbare Steckkupplungen für die Konnektion der Jet-Schläuche und die Druckmessung

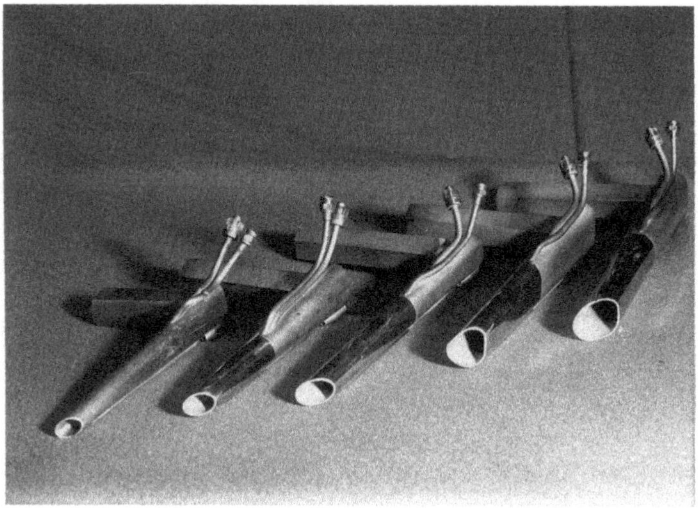

Abb. 46. Jet-Laryngoskope in verschiedenen Größen

schrieben, bietet die Superposition zweier Jet-Gasströme unterschiedlicher Geschwindigkeit die Möglichkeit, die applizierten Tidalvolumina deutlich zu erhöhen. Der Effekt der Gassuperposition kommt dann maximal zum Tragen, wenn zwei Jet-Düsen bezüglich ihrer Austrittsöffnung nach distal gegeneinander versetzt angebracht sind und die niederfrequente Jet-Ventilation über die kaudale und die hochfrequente Jet-Ventilation über die kraniale Düse erfolgt. Die Düsen sind aus Metall und sind so an der lateralen Seite des Jet-Laryngo-

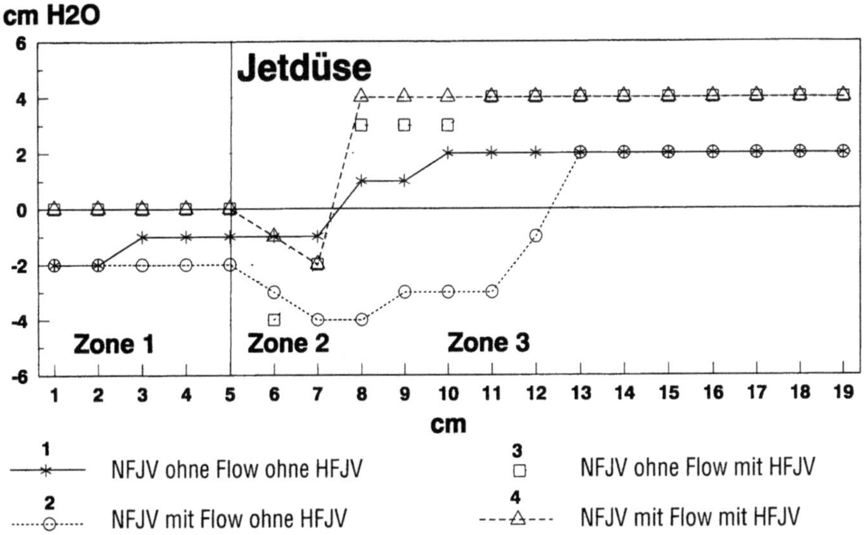

Abb. 47. Zone 1 weist einen negativen Druck auf. In Zone 2, im unmittelbaren Bereich der Düsen, ist der Druck am niedrigsten. In Zone 3 kommt es zum allmählichen Aufbau eines positiven Druckplateaus

skops angeschweißt, daß sie mit einer Durchtrittsöffnung, die selbst nicht in das Rohrlumen hineinragt, glatt an der Innenwand des Jet-Rohres enden. Zur Verbesserung des Monitorings ist an der rechten Rohrseite eine zusätzliche Leitung angebracht, die, ebenfalls ohne in das Lumen hineinzuragen, knapp vor der Rohrspitze endet und nur der Druckmessung dient [2]. Um Verwechslungen beim Anschließen der beiden Jet-Schläuche und der Druckmeßline auszuschließen, sind die Anschlüsse der Jet-Düsen mit nicht verwechselbaren Steckkupplungen versehen (Abb. 45).

Jet-Laryngoskope gibt es in drei Größen für Erwachsene und in zwei Größen für Kinder, sodaß sie sowohl für Säuglinge als auch für adipöse Erwachsene eingesetzt werden können (Abb. 46).

Die beschriebene Anordnung der Düsen führt zu dem in Abb. 47 dargestellten Druckverhalten im Rohr.

Da die Düsen im proximalen Rohrdrittel enden, ist der, im Bereich der Düsenöffnungen vorhandene Venturi-Effekt ausreichend weit vom Operationsgebiet entfernt, um die Versprühung von Blut und Sekret in die Trachea zu verhindern [1]. Weiters sind die Beatmungsdrucke im Operationsgebiet nicht mehr erhöht, sodaß keine Schädigung der Schleimhaut zu erwarten ist.

Vorteile

Über dieses Jet-Laryngoskop kann sowohl eine alleinige hochfrequente, als auch eine simultane nieder- und hochfrequente Beatmung durchgeführt werden. Aufgrund dieser Möglichkeiten, sowie aufgrund der Tatsache, daß in dem Jet-Laryngoskop günstige strömungsdynamische Verhältnisse herrschen, können unter Anwendung der Superposition über dieses Rohr auch

Patienten beatmet werden, für die andere tubuslose Formen der Jet-Ventilation kontraindiziert sind. So stellen etwa mäßiggradige obstruktive Lungenerkrankungen keine Kontraindikation dar, und es können Patienten mit hochgradigen Stenosen im Larynxbereich von proximal der Stenose beatmet werden. Dadurch besteht keinerlei Gefahr für die Entstehung eines Barotraumas [3].

Da eine Punktion der Trachea nicht erforderlich ist, entfallen alle daraus resultierenden Komplikationen, wie zum Beispiel Blutungen, Perforationen oder Katheterfehllagen.

Durch den PEEP, der durch die Superposition der beiden Jet-Gasströme erzeugt wird, wird die Versprengung von Blut, Schleim oder Gewebsteilchen in die Trachea verhindert [6].

Eine Verbesserung für den Chirurgen stellt die Tatsache dar, daß die Düsen nicht in das Lumen des Rohres hineinragen und er dadurch völlig ungehinderten Zugang zum Operationsgebiet hat. Da keinerlei Tuben oder Katheter verwendet werden, ist für laserchirurgische Eingriffe die größtmögliche Sicherheit gegenüber Bränden und Explosionen gegeben.

Nachteile
Da die Beatmung von proximal der Stenose erfolgt, kann sie bei völliger Obstruktion des Larynx nicht durchgeführt werden. Eine Beatmung ist auch dann unmöglich, wenn der Kopf nicht überstreckt und das Jet-Rohr daher nicht entsprechend vor dem Larynx positioniert werden kann.

Komplikationen
Wie bei allen anderen tubuslosen Beatmungsformen besteht auch hier kein absoluter Aspirationsschutz. Da die Beatmung über dieses Jet-Laryngoskop aber in der Regel bei Elektiveingriffen an nüchternen Patienten zur Anwendung kommt, und überdies durch den bestehenden positiv endexspiratorischen Druck ungünstige Verhältnisse für eine Aspiration bestehen, kann diese Gefahr als gering bezeichnet werden [5].

3. Translaryngeal mit Tubus

Diese Beatmungstechniken kommen vor allem in der Intensivmedizin zum Einsatz.

a. Mit Adapter

Es handelt sich dabei um ein, aus drei unterschiedlich langen Injektorkanülen bestehendes Adapterstück, das über ein T-Stück auf einen normalen Endotrachealtubus aufgesetzt werden kann. Jeweils eine Düse dient der nieder- und hochfrequenten Jet-Ventilation, die dritte Düse dient der Druckmessung und kann durch einen Katheter verlängert werden. Der Innendurchmesser der Düsen beträgt 2 mm.

Da dieser Adapter auf einen herkömmlichen Endotrachealtubus aufgesetzt werden kann, ist eine Umintubation vor Beginn der Jet-Beatmung nicht

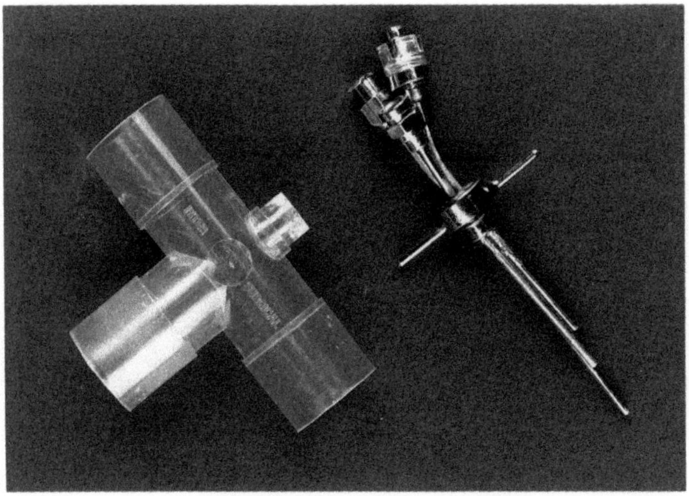

Abb. 48. Zeigt das T-Stück und die Metalldüsen

notwendig. Außerdem kann über den Adapter eine simultane nieder- und hochfrequente Jet-Beatmung durchgeführt werden.

Über das T-Stück fließt ein Biasflow von 10 bis 15 Litern pro Minute mit gleicher FiO_2 wie das Jet-Gas. Über diesen Flow ist eine zusätzliche Befeuchtung und Erwärmung des Atemgases möglich (Abb. 48).

Der beschriebene Adapter ist sowohl aus Metall, als auch als Einmalartikel aus Kunststoff (Fa. Rüsch) erhältlich.

b. Mit speziellem Tubus

Cardentubus [5]
Der Cardentubus ist ein, durch die Glottis eingeführtes Spiraltubusstück mit Cuff, in dessen innere Wand eine Sonde (= Injektkanüle) integriert ist, die 2 cm vor der Tubusspitze endet und einen Innendurchmesser von 2 mm aufweist.

Der modifizierte Cardentubus (Injektoflex-Rüsch) (Abb. 49) unterscheidet sich von der beschriebenen Form durch einen zusätzlich integrierten biegsamen Führungsdraht, der neben der Injektorkanüle verläuft.

Hi-Lo-Jet-Tubus (Fa. Mallingkrodt) [4]
Bei diesem Tubus (Abb. 50) sind in das Hauptlumen zwei zusätzliche Lumina integriert. Das eine Lumen ist transparent, hat einen Innendurchmesser von 2,5 mm und endet 7 cm vor der Tubusspitze.

Über dieses Lumen ist eine, der konventionellen Beatmung überlagerte Hochfrequenzbeatmung möglich. Das zweite Lumen hat einen Durchmesser von 2 mm und endet 2 cm vor der Tubusspitze. Es kann zur Atemwegsdruckmessung, zur Medikamentenapplikation oder zur Befeuchtung des Atemgases verwendet werden.

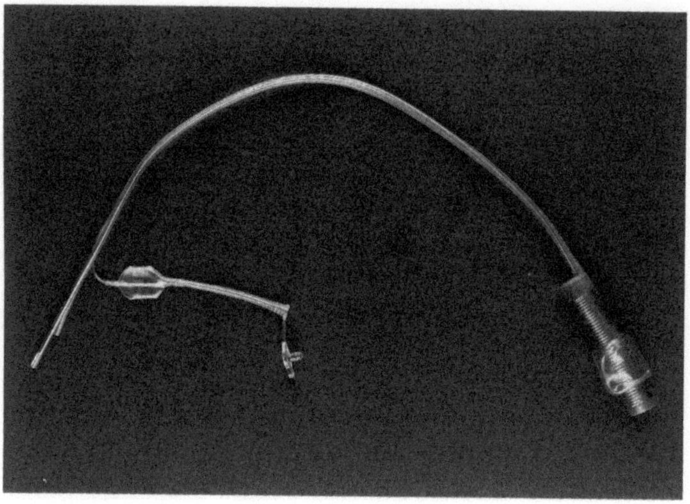

Abb. 49. Injektoflex

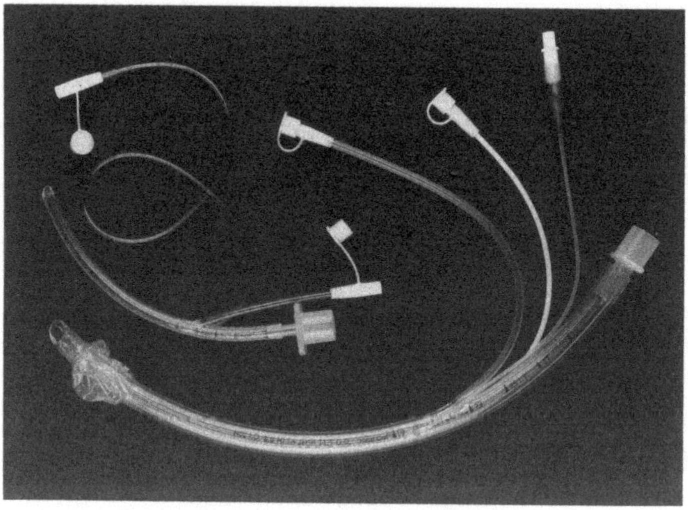

Abb. 50. Hi-Lo-Jet-Tuben für Kinder und Erwachsene

Der Tubus ist in den Größen 2,5 bis 6,0 ohne Cuff und in den Größen 6,0 bis 9,0 mit Cuff erhältlich.

Über diesen speziellen Jet-Tubus kann einerseits die hochfrequente Beatmung einer konventionellen Beatmung überlagert werden, andererseits bietet er auch die Möglichkeit, die hochfrequente Beatmung während einer Bronchoskopie oder während des Absaugens fortzuführen.

Ein Nachteil liegt darin, daß Patienten mit Lungenversagen, bei denen eine Hochfrequenzbeatmung begonnen werden soll, in der Regel hohe Beatmungsdrucke und eine hohe FiO_2 benötigen und eine Umintubation auf diesen Spezialtubus und den damit verbundenen PEEP Abfall nur schlecht tolerieren.

Literatur

1. Aloy A, Schachner M, Cancura W (1991) Tubeless translaryngeal superimposed jet-ventilation. Eur Arch Otorhinollaryngol 248: 475–478
2. Aloy A, Schachner M, Spiss Ch, Cancura W (1990) Tubuslose translaryngeale superponierte Jet-Ventilation. Anaesthesist 39: 493–498
3. Aloy A, Kimla T, Schragl E, Donner A, Grasl M (1994) Superponierte Hochfrequenz-Jet-Ventilation bei hochgradigen laryngealen Stenosen. Laryngorhinootologie, im Druck
4. Brichant JF, Rouby JJ, Viars P (1986) Intermittent positive pressure ventilation with either positive end-expiratory pressure or high-frequency jet-ventilation (HFJV), or HFJV alone in human acute respiratory failure. Anesth Analg 65: 1135–1142
5. Carden E, Crutchfield W (1973) Anaesthesia for microsurgery of the larynx. Canad Anaesth Soc J 20: 378–389
6. Klain M, Keszler H, Stool S (1983) Transtracheal high-frequency jet-ventilation prevents aspiration. Crit Care Med 11: 170–172
7. Ravussin P, Freeman J (1985) A new transtracheal catheter for ventilation and resuscitation. Can Anaesth Soc J 32: 60
8. Scheck PA, Mallios C (1989) Intraoperative Anwendung der Hochfrequenzbeatmung in der Chirurgie der oberen Atemwege (einschließlich broncho-pleuraler Fistel). In: Suter PM, Baum M, Luger TJ (Hrsg) Beatmungsformen. Springer, Berlin Heidelberg New York

VI. Beatmungskatheter

Da es kaum industriell speziell für die Jet-Beatmung gefertigte Katheter gibt, werden in vielen Zentren individuelle Einzelanfertigungen verwendet, oder es werden Katheter eingesetzt, die eigentlich zu einem anderen Zweck gefertigt wurden, so zum Beispiel doppelläufige Magensonden, zweilumige oder dreilumige Cavakatheter, Leadercath oder Arterienlines [1].

Um sich für den Einsatz im Zusammenhang mit der hochfrequenten Jet-Ventilation zu eignen, sollte ein Beatmungskatheter folgende Eigenschaften aufweisen:

1. Die Katheter sollen eine möglichst geringe Compliance aufweisen, um eine Veränderung der Dynamik des Jet-Gases (Druck, Geschwindigkeit) zu vermeiden.

2. Der Innendurchmesser des Katheters sollte möglichst gleich groß sein wie der Durchmesser des elektromagnetischen oder pneumatischen Ventils. Generell kommen Katheter mit einem Durchmesser von 15 G (1,8 mm) bis 13 G (2,2 mm) zur Anwendung. Wenn der Durchmesser zu klein ist, resultiert daraus eine Abnahme des applizierten Gasflusses. Ist der Durchmesser zu groß, so nimmt die Geschwindigkeit des Jet-Strahles am Ende des Katheters ab. Das wiederum hat eine Abnahme des Entrainments zufolge. Besonders bei alleiniger hochfrequenter Beatmung kann es infolge dessen zu einer Hypoventilation kommen [2].

3. Die Katheter sollten eine ausreichend große Rigidität besitzen, und diese auch intraoperativ und bei Erwärmung beibehalten, damit Flatterbewegungen des Katheters vermieden werden. Dies ist besonders für den Einsatz in der Thoraxchirurgie entscheidend.

4. Katheter, die in der Thoraxchirurgie verwendet und in den Bronchialbereich vorgeschoben werden, müssen einen geringen Außendurchmesser (2–3 mm) aufweisen, um einen ausreichenden Abstrom des Atemgases zu gewährleisten und so die Gefahr eines Barotraumas gering zu halten.

5. Sind laserchirurgische Eingriffe geplant, so wäre ein lasersicherer Beatmungskatheter wünschenswert. Es sind spezielle laserresistente Jet-Sonden im Handel erhältlich (Innendurchmesser 3 mm, Abb. 43 siehe Seite 39). Eine weitere Möglichkeit stellt das Umwickeln des Jet-Katheters mit einer nicht

reflektierenden Metallfolie dar. Diese Vorgangsweise hat den günstigen Nebeneffekt, daß der Katheter dadurch steifer wird und Flatterbewegungen so vermieden werden.

Es ist stets individuell abzuwägen, welcher Katheter für die spezielle Indikation am besten geeignet ist. Vor allem bei Anwendung von Sonden, die eigentlich für andere Zwecke erzeugt wurden, empfiehlt es sich, vor der klinischen Anwendung die Eignung der jeweiligen Katheter am Lungensimulator zu überprüfen.

Literatur

1. Berner ME, Rouge JC, Suter PM (1991) Combined high-frequency ventilation in children with severe adult respiratory distress syndrome. Intensive Care Med 17: 209–214
2. Cros AM (1993) Monitoring for HFJV: Tracheal pressures lung volume and CO_2. In: Course on high-frequency jet-ventilation, Bordeaux

VII. Monitoring

Ein Vorwurf, der häufig gegen alle Formen der Jet-Beatmung erhoben wird, ist das mangelnde Monitoring. Die ersten Jet-Respiratoren verfügten über kein eigenes Alarmsystem und über keine eigene Druckbegrenzung. Deshalb war vor allem die Gefahr für das Auftreten von Barotraumen beträchtlich. Werden hochfrequente Beatmungsgeräte, wie zum Beispiel der Klinijet, mit einem konventionellen Respirator kombiniert, so wird die Überwachung vom konventionellen Respirator übernommen. Da diese Beatmungsgeräte aber nicht für die Kombination mit Hochfrequenzrespiratoren konzipiert sind, kann es zu Interaktionen zwischen den beiden Beatmungsgeräten kommen, sodaß keine absolute Sicherheit gegeben ist.

1. Kontrolle des Beatmungsdruckes

Um den Beatmungsdruck in der Trachea zu messen, wird ein zweiter Katheter in der Trachea plaziert. Um exakte Werte zu erhalten, muß die Messung auf folgende Weise durchgeführt werden:

Die Beatmungsdruckmessung muß mindestens 10 cm distal der Düsenöffnungen erfolgen.

Der Innendurchmesser des Katheters zur Druckmessung muß mindestens 0,5 mm betragen, um eine Dämpfung der Druckkurve zu vermeiden.

Der Außendurchmesser des Katheters darf höchstens 2 mm betragen, da ansonsten die exspiratorische Resistance erhöht und die Entstehung eines Intrinsic PEEP gefördert wird.

Der Katheter muß steif sein, um Vibrationen zu vermeiden, und er darf höchstens 30 cm lang sein.

Spezielle Tuben für die Jet-Beatmung verfügen über einen eigenen Kanal für die Beatmungsdruckmessung. Im Hi-Lo-Tubus wird die Druckmessung auf dem selben Niveau durchgeführt, auf dem auch die Düsenöffnungen liegen. Es zeigt sich deshalb endexspiratorisch kein PEEP, und aufgrund des Entrainments werden negative Drucke gemessen.

Wird die Druckmessung in Höhe der Stimmlippen und 10 cm distal der Düsenöffnung durchgeführt, so kann aus der Druckdifferenz das Entrainment abgeschätzt werden.

Wird die Beatmung über das Jet-Laryngoskop durchgeführt, so ist kein zusätzlicher Katheter für die Druckmessung erforderlich, da eine eigene Kanüle zur Druckmessung, deren Öffnung etwa 10 cm distal der Düsenöffnungen liegt, in das Laryngoskop integriert ist.

Jet-Respiratoren der neueren Generation verfügen über ein eigenes Alarmsystem mit Drucküberwachung (siehe Kapitel IV). Der endexspiratorische Druck wird an der Spitze des Beatmungskatheters registriert und ermöglicht so bei Überschreiten eines gewählten Grenzwertes die Aktivierung eines Überdruckalarms, Geräte mit patientengesteuerter Druckbegrenzung schalten sich bei Überschreiten des Grenzwertes ab.

2. Messung des Tidalvolumens

Aufgrund des Entrainments ist es schwierig, das Tidalvolumen und das Atemminutenvolumen genau zu bestimmen. Wird die Jet-Ventilation bei offenem Beatmungssystem durchgeführt, wie das beispielsweise bei Bronchoskopien oder unter Verwendung des Jet-Laryngoskops bei laryngealen Eingriffen der Fall ist, so ist eine Bestimmung des Tidalvolumens überhaupt nicht möglich. Eine genaue Errechnung dieses Parameters kann nur bei endotracheal intubierten Patienten durchgeführt werden, indem der Gasflow im Exspirationsschenkel registriert und aus diesen Messungen das Atemminutenvolumen errechnet wird.

Experimentell kann das Lungenvolumen durch Registrierung der atemsynchronen Thoraxbewegungen über einen Thoraxgurt bestimmt werden. Im klinischen Einsatz zeigt diese Methode bei Erwachsenen eine gute Korrelation zwischen den registrierten Bewegungen und dem gleichzeitig gemessenen intratrachealen Druck, dieses Monitoring ist aber aufwendig und aufgrund der Störungsanfälligkeit im klinischen Einsatz wenig aussagekräftig und wird deshalb nur selten eingesetzt.

3. Monitoring des Gasaustausches

Die Oxygenierung der Patienten kann mittels Pulsoxymeter problemlos überwacht werden. Die Überwachung der Ventilation stellt ein weitaus größeres Problem dar. Die Bestimmung des endexspiratorischen CO_2 liefert nur bei intubierten Patienten reproduzierbare Werte. Wird die Beatmung über ein Jet-Laryngoskop oder einen Beatmungskatheter durchgeführt, so ist dieses Monitoring nicht aussagekräftig. Die Kapnometrie benötigt etwa 100 ms zur Messung des CO_2 Wertes. Bei den hochfrequenten Beatmungsformen ist die Exspirationsphase zu kurz, um eine Messung zu ermöglichen.

Bei Kindern kann das CO_2 transkutan gemessen werden. Bei Erwachsenen ist eine engmaschige Kontrolle der arteriellen $paCO_2$ Werte erforderlich, vor allem in der ersten Phase der Beatmung, bis ein zufriedenstellender, stabiler Gasaustausch erreicht ist.

Eine weitere, gut praktikable Möglichkeit, das CO_2 zu monitieren, ist das Einfügen einer längeren Exspirationsphase in regelmäßigen Abständen. So wird eine kapnographische Bestimmung des CO_2 ermöglicht.

Trotz aller technischen Möglichkeiten, den Patienten zu monitieren, ist bei den Formen der Hochfrequenzbeatmung die klinische Überwachung des Patienten durch den Anästhesisten mittels Auskultation der Lungen und Beobachtung der Thoraxexkursionen von entscheidender Bedeutung.

Literatur

1. Cros AM (1993) Monitoring for HFJV: Tracheal pressures lung volume and CO_2. In: Course on high-frequency jet-ventilation, Bordeaux

VIII. Befeuchtung

Die Befeuchtung und Erwärmung des Jet-Gases stellt ein spezielles Problem dar, da konventionelle Befeuchter nicht eingesetzt werden können, weil sie ein zu großes kompressibles Volumen darstellen, das sich stark dämpfend auf den Jet-Strahl auswirkt. Weiters können die Befeuchter dem hohen Betriebsdruck der Jet-Line nicht standhalten. Da bei der Jet-Ventilation ein sehr hoher Gasflow appliziert wird, und aufgrund der Tatsache, daß es durch die Expansion des Gases distal der Jet-Düse durch den Joule-Thomsen-Effekt zu einer starken Abkühlung des Atemgases kommt, wodurch wiederum die Aufnahmefähigkeit für Wasserdampf sehr stark reduziert ist und es zur Kondensation der Feuchtigkeit kommt, werden sehr hohe Anforderungen an einen Befeuchter und Erwärmer gestellt.

Von einem idealen Befeuchter wird gefordert:

1. physiologische Werte für das verabreichte Atemgas (Temperatur von konstant 37°C und relative Feuchtigkeit von konstant 91%),
2. frei regulierbare Parameter (Tröpfchengröße, Temperatur),
3. Sicherheit in der Anwendung,
4. keine Interferenz mit dem Jet-Impuls,
5. einfache Handhabung,
6. geringe Anforderungen an die Wartung,
7. gute Haltbarkeit des Befeuchters.

Für einen kurzzeitigen intraoperativen Einsatz der Jet-Beatmung ist eine adäquate Befeuchtung des Atemgases von untergeordneter Bedeutung. Bei einer über mehrere Stunden bis Tage durchgeführten Jet-Ventilation, etwa im Rahmen einer Intensivtherapie beim ARDS, kann es aber zu einer Austrocknung der Trachealschleimhaut, zu Arrosionen und einer Behinderung des mukoziliären Transportes, bis hin zu schwersten pathologischen Veränderungen, wie einer nekrotisierenden Tracheobronchitis, kommen.

Da das Problem einer suffizienten Befeuchtung und Erwärmung des Jet-Gases bis heute nicht generell gelöst ist, kommen in den einzelnen intensivmedizinischen Zentren individuelle Techniken zur Anwendung, deren Effektivität klinisch durch engmaschige Bronchoskopien überprüft wird. Parallel dazu werden experimentelle Messungen und Tierversuche durchgeführt, um eine geeignete Befeuchtungstechnik zu finden.

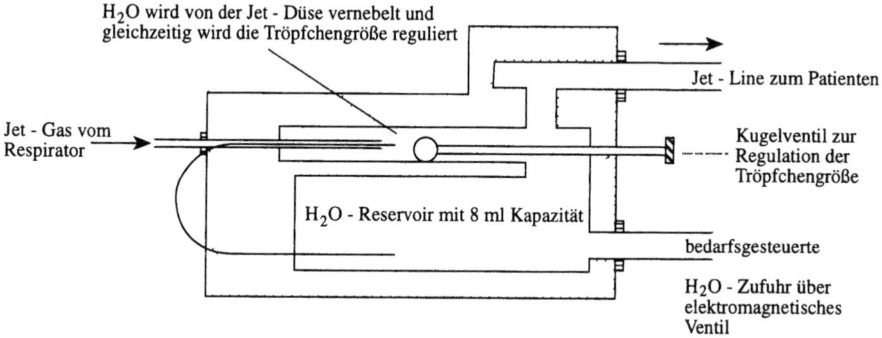

Abb. 51. Bernoulli-Vernebler

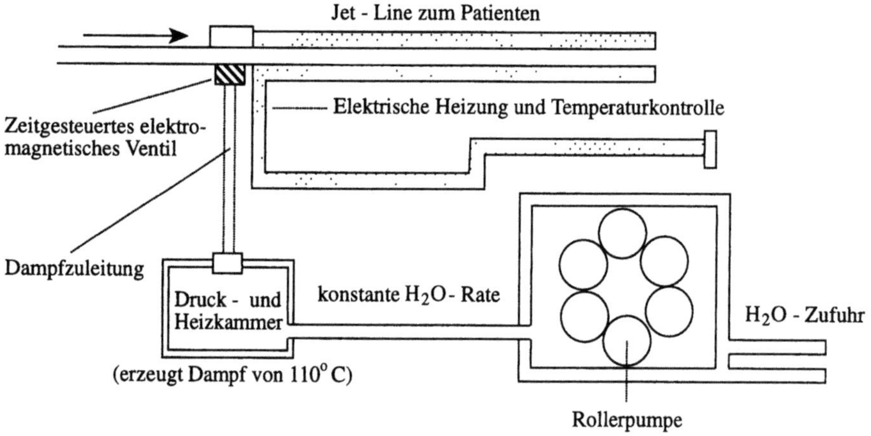

Abb. 52. Befeuchter der Fa. Acutronic

Eine endgültige Evaluierung ist noch ausständig, da zahleiche unterschiedliche Geräte und Vorrichtungen zum klinischen Einsatz kommen, und neben der mangelnden Befeuchtung und Erwärmung auch andere pathogenetische Mechanismen (Dauer der Beatmung, Frequenz, Abstrahldruck, hohe FiO_2) für die Entstehung der beschriebenen Veränderungen der Trachealschleimhaut in Betracht gezogen werden müssen [6, 11–14].

Es gibt prinzipiell die Möglichkeit, das, über den Biasflow rekrutierte Gas zu befeuchten, oder das, über die Jet-Düsen verabreichte.

Eine ausreichende Befeuchtung und Erwärmung des Biasflows ist mit konventionellen Befeuchtern problemlos möglich, aber nicht ausreichend, um die durch die Expansion des Jet-Gases auftretende Abkühlung zu kompensieren. Durch die Abkühlung kommt es zu einer Abnahme der Wasserdampfspannung und zur Kondensation. Experimentell wurde ein Temperaturabfall durch den Joule-Thomsen-Effekt von 37°C auf bis zu 17°C gemessen.

Deshalb ist es erforderlich, auch das über die Düsen verabreichte Jet-Gas zu erwärmen, oder die Befeuchtung mit einer Lösung durchzuführen, deren

Temperatur so hoch ist, daß nach der Verneblung noch Körpertemperatur besteht.

Die einfachste Möglichkeit, das Atemgas zu befeuchten, ist es, Flüssigkeit proximal der hochfrequenten Düse in die Jet-Line zu infundieren und so zu vernebeln. Solche Vorrichtungen wurden sowohl klinisch als auch experimentell eingesetzt und zeigten vergleichbare Resultate. Die Kontrolle der Effektivität dieser Form der Befeuchtung erfolgte klinisch durch Bronchoskopiekontrollen und histologisch-morphologisch und zeigte zufriedenstellende Ergebnisse [1, 3, 4, 10, 15]. Bei dieser Methode wird die Erwärmung des Atemgases völlig außer Acht gelassen.

Im Bestreben, physiologischere Verhältnisse herbeizuführen, wurde einerseits versucht, die zugeführte Flüssigkeit und/oder den Jet-Strahl mit einfachen Vorrichtungen zu erwärmen [7–9].

Gleichzeitig wurden kompliziertere Geräte entwickelt, die wiederum individuelle Vor- und Nachteile aufweisen. So verwenden Smith et al. einen in den Penlon-Bromsgrove Ventilator integrierten kommerziellen Bernoulli-Vernebler (Abb. 51), der in der Lage ist, die Tropfengröße zu regulieren und auch eine adäquate Befeuchtung ermöglicht, jedoch keine Möglichkeit einer Erwärmung bietet [16].

Der von der Fa. Acutronic entwickelte Befeuchter (Abb. 52) führt in der Niederdruckphase der Jet-Pulsation Dampf (110°C) in die Jet-Line, der in der Hochdruckphase als Teil des Tidalvolumens mitbefördert wird.

Diese Vorrichtung ermöglicht eine ausreichende Befeuchtung und Erwärmung, weist aber eine massive Interferenz mit dem Respirator auf und erfordert eine so hohe Wartungsfrequenz, daß der Einsatz auf Intensivstationen deutlich behindert ist [2].

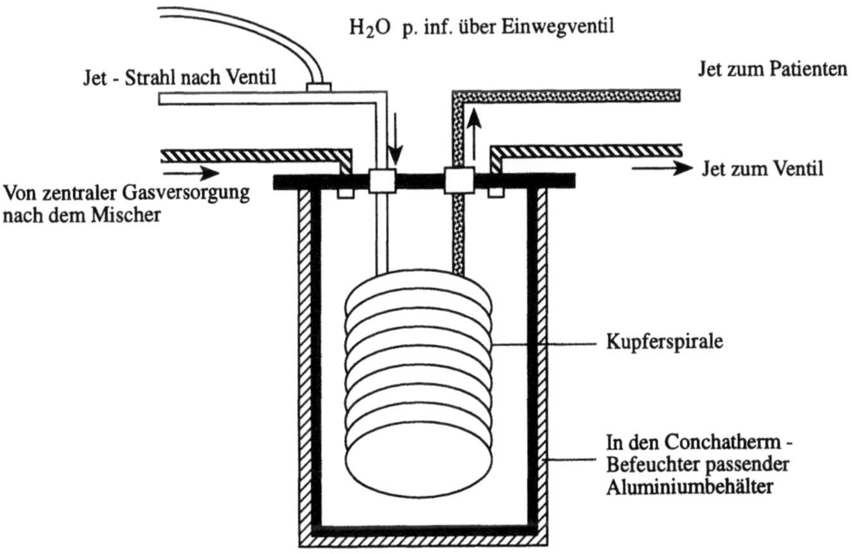

Abb. 53. Befeuchter von Chatburn und McClellan

Chatburn und McClellan entwickelten einen zweikammerigen Wärmeaustauscher, der in einen kommerziellen Conchatherm paßte und das Jet-Gas vor und nach der Passage des elektromagnetischen Ventils erwärmte (Abb. 53).

Mit diesem Gerät war es möglich, physiologische Verhältnisse (91% Feuchtigkeit, 37°C Temperatur distal der Jet-Düse gemessen) zu erzeugen [5], es hat jedoch bislang kaum Verbreitung gefunden.

Das Problem der Befeuchtung und Erwärmung muß bis jetzt als ungelöst betrachtet werden. Hier sind weitere experimentelle Untersuchungen erforderlich, um möglichst physiologische Bedingungen für die Beatmung zu schaffen.

Nach unseren Erfahrungen können schwerwiegende Schäden der Trachealschleimhaut vermieden werden, wenn bei ersten Anzeichen für eine Austrocknung die Jet-Ventilation für einige Stunden unterbrochen wird und mit einem konventionellen Beatmungsgerät eine ausreichende Befeuchtung durchgeführt wird. Wenn es die pulmonale Situation erlaubt, führen wir bei Patienten mit einer Langzeit-Jet-Beatmung bereits vorbeugend für zwei bis drei Stunden täglich eine konventionelle Beatmung durch.

Literatur

1. Boros SJ, Mammel MC, Lewallen PK, Coleman JM, Gordon MJ, Ophoven J (1986) Necrotizing tracheobronchitis: a complication of high-frequency jet-ventilation. J Pediatr 109: 95
2. Brichant JF, Rouby JJ, Viars P (1986) Intermittent positive pressure ventilation with either positive end expiratory pressure or high-frequency jet-ventilation, or HFJV alone in human acute respiratory failure. Anesth Analg 65: 1135
3. Carlon GC, Miodownik S, Ray C, Kahn RC (1981) Technical aspects and clinical implications of high-frequency jet-ventilation with a solenoid valve. Crit Care Med 9: 47–50
4. Carlon GC, Howland WS, Ray C, Miodownik S (1982) High-frequency jet-ventilation. A randomized evaluation. Chest 84: 551
5. Chatburn RL, McClellan LD (1982) A heat and humidification system for high-frequency jet-ventilation. Respir Care 27: 1386
6. Delafosse C, Chevrolet JC, Suter P, Cox JN (1988) Necrotizing tracheobronchitis: a complication of high-frequency jet-ventilation. Virchows Arch Pathol Anat 413: 257
7. Doyle HJ, Napolitano AE, Lippmann HR, Cooper KR, Duncan JS, Eakins K, Glauser FL (1984) Different humidification systems for high-frequency jet-ventilation. Crit Care Med 12: 815–819
8. Fechner R, Racenberg E (1983) Befeuchtung der Luftwege bei Beatmung mit hohen Frequenzen. Anästh Intensivmed 24: 203
9. Fuchs W, Fechner R, Racenberg E (1983) Humidification of the respiratory tract in HFJV. In: Scheck PA, Sjöstrand UH, Smith RB (eds) Perspectives in high-frequency jet-ventilation. Martinus Nijhoff, Boston, pp 146
10. Klain M (1983) High-frequency jet-ventilation. Anästh Intensivmed 24: 176
11. Mammel MC, Ophoven JP, Lewallen PK, Gordon MJ, Boros SJ (1991) Acute airway injury during high-frequency jet-ventilation and high-frequency oscillatory ventilation. Crit Care Med 19: 394–398
12. McEvoy RD, Davies NJH, Hedenstierna G (1982) Lung mucociliary transport during high-frequency jet-ventilation. Am Rev Respir Dis 126: 452

13. Nordin U, Keszler H, Klain M (1981) How does high-frequency jet-ventilation effect the mucociliary transport? Crit Care Med 9: 160
14. Ophoven JB, Mammel MC, Gordon MJ (1984) Tracheobronchial histopathology associated with high-frequency jet-ventilation. Crit Care Med 12: 829
15. Sladen A, Guntupalli K, Marquez J, Klain M (1984) High-frequency jet-ventilation in the postoperative period: a review of 100 patients. Crit Care Med 12: 782
16. Smith BE (1985) The Penlon Bromsgrove high-frequency jet ventilator for adult and pediatric use. Anaesthesia 40: 790

IX. Wartung der Respiratoren, Sonden und Adapter

Wie alle Beatmungsgeräte sind auch die Jet-Respiratoren einmal jährlich warten zu lassen.

Das zum Patienten führende Schlauchsystem ist nach Gebrauch zu wechseln, es kann gassterilisiert werden. Autoklavieren führt zur Zerstörung der Steuerschläuche.

Um einen störungsfreien Betrieb zu gewährleisten, sollten vom Anwender nach der Sterilisation die Konnektoren und Steckverbindungen überprüft werden.

Die Oberfläche der Respiratoren kann mit einem Flächendesinfektionsmittel gereinigt werden.

Die Jet-Laryngoskope und Metalldüsen können autoklaviert werden.

Es sind jedoch auch spezielle Adapter mit integrierten Düsen aus Kunststoff für den Einsatz in der Intensivmedizin als Einmalartikel erhältlich.

Alle Jet-Katheter und -Sonden aus Kunststoff für die monofrequente Jet-Beatmung sind Einmalartikel.

X. Klassifikation verschiedener HFV-Techniken

1. High-Frequency Positive-Pressure Ventilation (HFPPV) [12, 13]

Am proximalen Tubusende befindet sich ein Y-Stück, über dessen einen Schenkel in der Inspirationsphase das Jet-Gas mit einem Tidalvolumen von 2–4 ml pro kg Körpergewicht und einer Beatmungsfrequenz von 1–2 Hz verabreicht wird. Die Exspiration erfolgt passiv über den anderen Schenkel des Y-Stückes, der ein pneumatisches Ventil enthält, das während der Inspiration geschlossen, während der Exspiration aber geöffnet ist und den freien Gasabstrom ermöglicht. Aufgrund des während der Inspiration geschlossenen Ventils gibt es bei dieser Jet Technik kein Entrainment (Abb. 54).

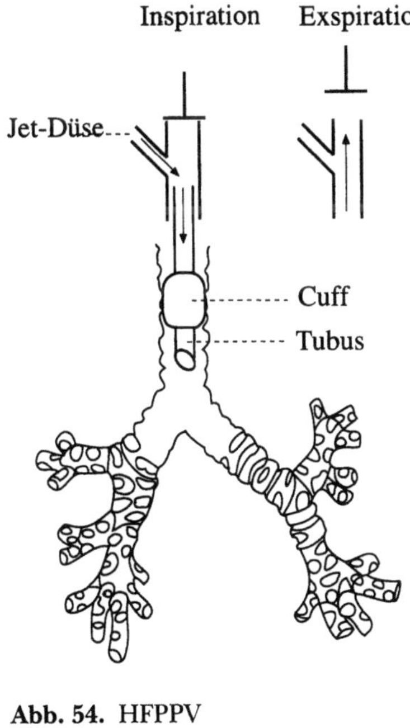

Abb. 54. HFPPV

2. High-Frequency Jet-Ventilation (HFJV) [7]

Über eine Injektorkanüle wird das Jet-Gas in den offenen Endotrachealtubus eingebracht. Das Tidalvolumen beträgt ebenfalls 2–4 ml pro kg Körpergewicht, die Beatmungsfrequenz bewegt sich zwischen 1 und 5 Hz.

Da der Tubus bei dieser Jet-Technik nicht mit einem Ventil versehen ist, tritt während der Inspiration ein Entrainment auf. Die Exspiration erfolgt in diesem völlig offenen System passiv (Abb. 55).

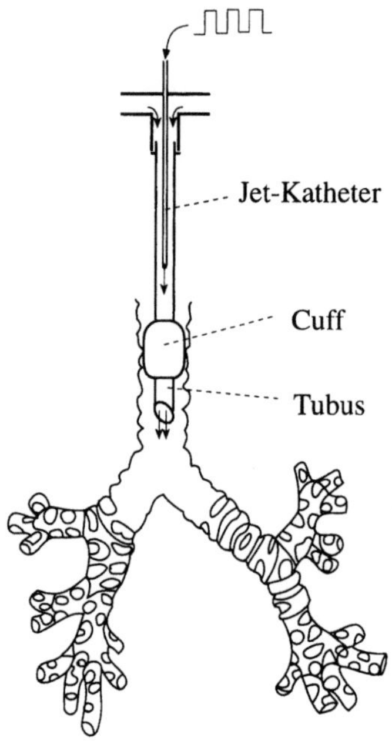

Abb. 55. HFJV

3. High-Frequency Pulsation (HFP) [4, 5]

Die Jet-Impulse werden bei dieser Technik über eine Düse appliziert, welche in der Mitte des horizontalen Schenkels eines T-Stückes eingepaßt ist, das an den Endotrachealtubus konnektiert ist. Das Tidalvolumen beträgt 1–2 ml pro kg Körpergewicht, die Beatmungsfrequenz 4–10 Hz. Über das T-Stück wird ein Querflow geleitet, dessen FiO_2 gleich der FiO_2 des Jet-Gases ist und aus dem das Gas für das Entrainment bezogen wird (Abb. 56).

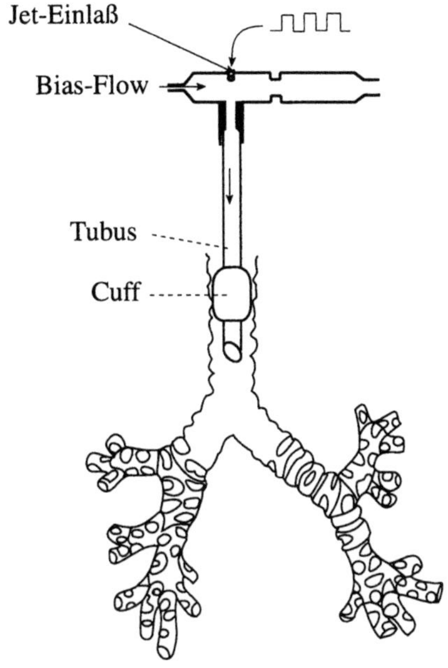

Abb. 56. HFP

4. Forced Diffusion Ventilation (FDV) [3, 5, 11]

Bei dieser Technik wird das Jet-Gas über zwei, in die Wand eines eigenen Jet-Tubus integrierte Leitungen appliziert. Diese Jet-Düsen enden an der Tubusspitze. Auch bei dieser Beatmungsform liegt ein völlig offenes System vor, sodaß es während der Inspiration zu einem Entrainment kommt und die Exspiration passiv erfolgen kann. Das Tidalvolumen beträgt 0,2–0,4 ml pro kg Körpergewicht, die Beatmungsfrequenz 2,5–33 Hz (Abb. 57).

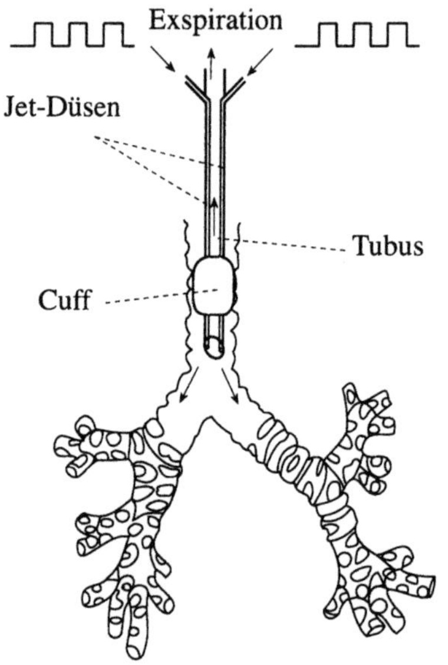

Abb. 57. FDV

5. High-Frequency Jet-Oscillation (HFJO) [5]

In den vertikalen Anteil eines T-Stückes, das zusätzlich noch eine Venturi Taille aufweist, und das an den Endotrachealtubus konnektiert wird, sind zwei Düsen integriert: Die Injektordüse liegt am distalen Tubusende und weist in Richtung Carina, die Ejektordüse liegt näher der Tubusspitze und weist in die entgegengesetzte Richtung. Mit einer Frequenz von 5–12 Hz wird ein Tidalvolumen von 1–2 ml pro kg Körpergewicht verabreicht. Wie bei der HFP wird über das T-Sück ein Querstrom mit gleicher FiO_2 wie in dem über die Injektordüse verabreichten Jet-Gas geleitet, aus dem das Entrainment bezogen wird. Die Exspiration wird durch den Gasfluß aus der Ejektordüse unterstützt (Abb. 58).

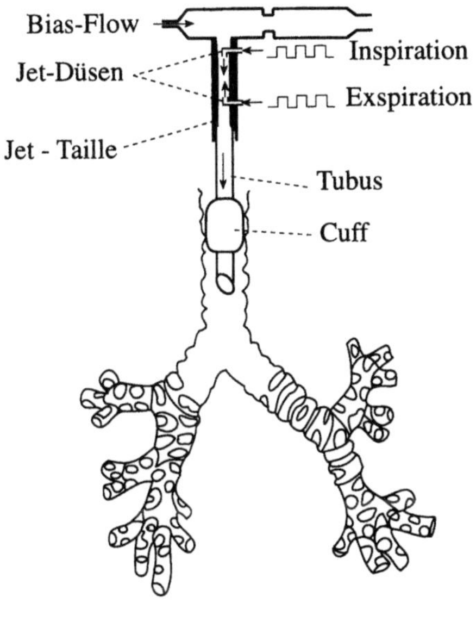

Abb. 58. HFJO

6. High-Frequency Oscillation (HFO) [4, 9, 10, 14]

Mittels einer Kolbenpumpe, die über einen Adapter und ein T-Stück mit dem Endotrachealtubus verbunden ist, werden sinusoidale Schwingungen mit einer Frequenz von 2–100 Hz erzeugt. Die verabreichten Tidalvolumina sind bei dieser Technik kleiner als der anatomische Totraum. Die Frischgaszufuhr erfolgt über einen Biasflow, der abführende Schenkel dieses Querflows ist mit einem Widerstandssystem (impedance tube) ausgerüstet (Abb. 59).

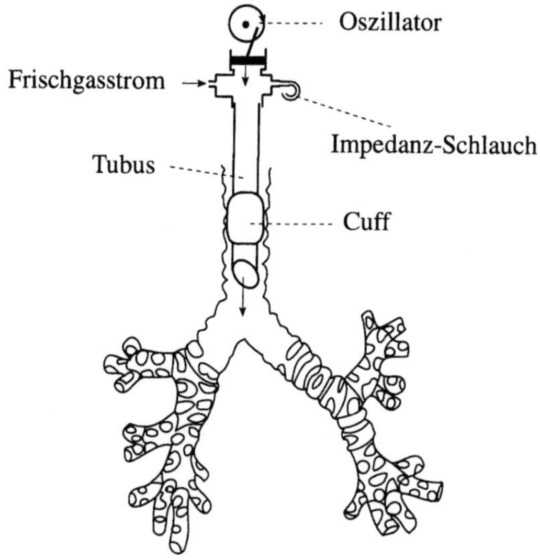

Abb. 59. HFO

7. Combined High-Frequency Ventilation (CHFV) [6, 8]

Diese Technik stellt eine Kombination einer High-Frequency Jet-Ventilation mit einer konventionellen Beatmungsform (IPPV oder IMV) mit niedrigen Tidalvolumina dar. Die Frequenz der langsamen Komponente beträgt 1–60 pro Minute, die Frequenz des hochfrequenten Anteils beträgt 100–3000 pro Minute.

Es sind verschiedene Formen der CHFV bekannt (Abb. 60).

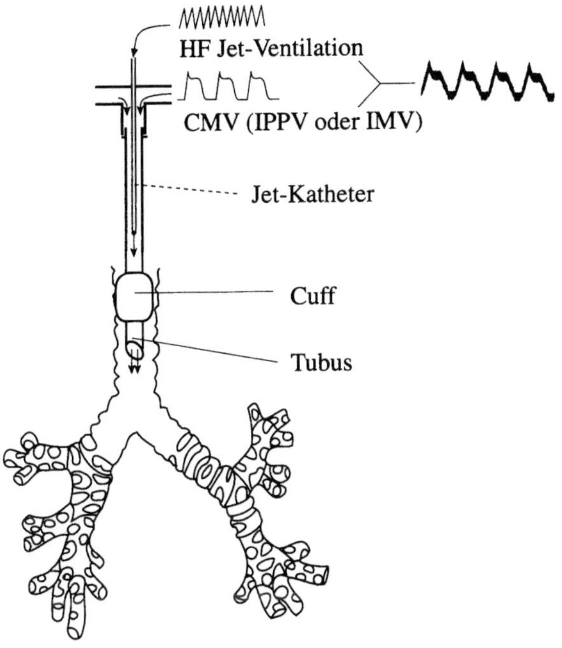

Abb. 60. CHFV

8. Superimposed High-Frequency Jet-Ventilation (SHFJV) [1, 2]

Bei dieser Technik werden zwei Jet-Ventilationsformen unterschiedlicher Frequenz miteinander kombiniert (Abb. 61). Der niederfrequente Jet-Anteil hat eine Frequenz von 1–40 pro Minute, der überlagerte hochfrequente Anteil wird mit einer Frequenz von 100–900 pro Minute verabreicht.

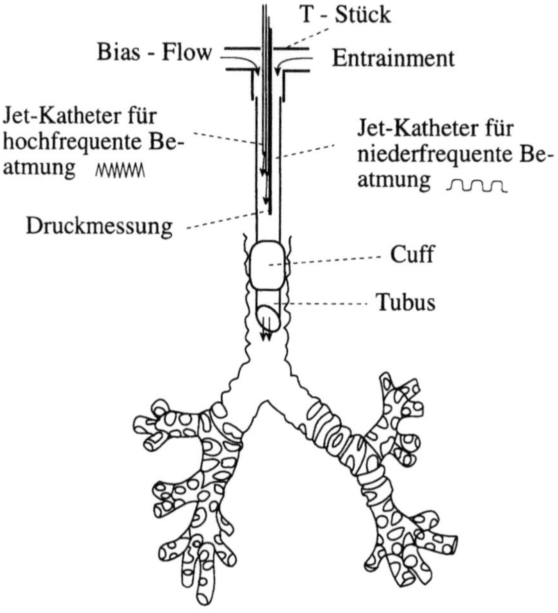

Abb. 61. SHFJV

9. High-Frequency Flow Interrupter (HFFI)

Das Jet-Gas wird bei dieser Technik von einem rotierenden Kugelventil in Einzelimpulse zerhackt, bevor es über den Endotrachealtubus appliziert wird. Die Frequenz beträgt für Erwachsene 100–200 pro Minute, für Kinder und Säuglinge 300–1200 (Abb. 62).

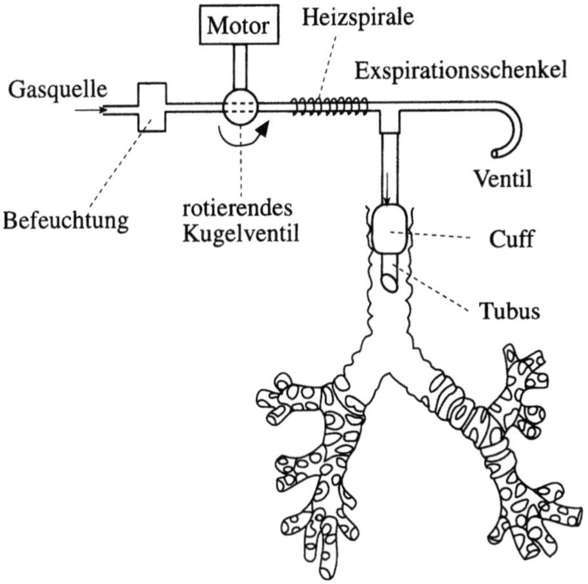

Abb. 62. HFFI

10. Sonderform: Injektbeatmung

Bei der Injektbeatmung erfolgt die Abgabe des Jet-Gases mit einer niedrigen Frequenz (8–20 pro Minute) und höheren Tidalvolumina (5 ml pro kg Körpergewicht).

Es handelt sich dabei um eine der ersten klinischen Anwendungen der Jet-Beatmung (Abb. 63).

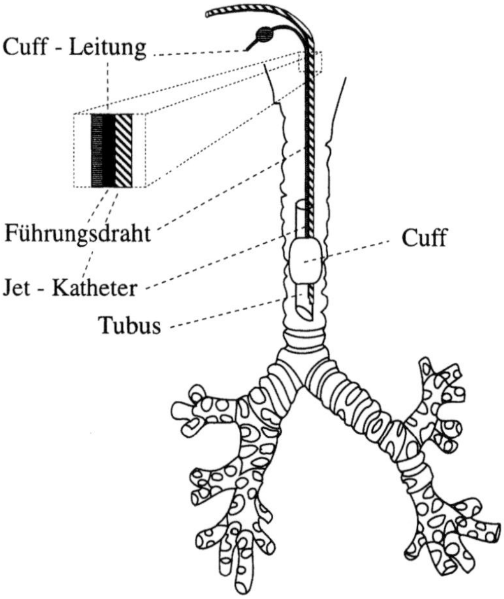

Abb. 63. Injektbeatmung

Literatur

1. Aloy A, Schachner M, Cancura W(1991) Tubeless translaryngeal superimposed jet-ventilation. Eur Arch Otorhinollaryngol 248: 475–478
2. Aloy A, Schachner M, Spiss Ch, Cancura W (1990) Tubuslose translaryngeale superponierte Jet-Ventilation. Anaesthesist 39: 493–498
3. Baum M, Benzer H, Geyer A, Haider W, Mutz N (1980) Forcierte Diffusionsventilation (FDV). Anaesthesist 29: 586
4. Baum M, Benzer H, Goldschmied W, Mutz N Pressure flow pattern and gas transport using various types of high-frequency ventilation. In: Scheck PA, Sjöstrand UH, Smith RB (eds) Perspectives in high-frequency ventilation. Nijhoff, Boston, p 51
5. Baum ML, Benzer HR, Geyer AM, Mutz NJ (1985) Characteristics of gas flow and factors influencing CO_2-elimination. In: Carlon GC, Howland WS (eds) High-frequency ventilation in intensive care and during surgery. Dekker, New York, p 85
6. Berner ME, Rouge JC, Suter PM (1991) Combined high-frequency ventilation in children with severe adult respiratory distress syndrome. Intensive Care Med 17: 209–214
7. Calkins JM, Waterson CK, Hameroff SR, Kanel J (1982) Jet pulse characteristics for high-frequency jet-ventilation in dogs. Anesth Analg 61: 293
8. El Baz N, Faber P, Doolas A (1983) Combined high-frequency ventilation for management of terminal respiratory failure: a new technique. Anesth Analg 62: 39–49
9. Lunkenheimer PP, Frank I, Ising H, Keller H, Dickhut HH (1972) Intrapulmonaler Gaswechsel unter simulierter Apnoe durch transtrachealen, periodisch intrathorakalen Druckwechsel. Anaesthesist 22: 232
10. McEvoy RD (1985) High-frequency oscillatory ventilation. Technical development and experimental evaluation. In: Carlon GC, Howland WS (eds) High-frequency ventilation in intensive care and during surgery. Dekker, New York, p 85
11. Mutz N (1984) Hochfrequenzbeatmung. Entwicklung neuer Beatmungssysteme – experimentelle und klinische Ergebnisse. Wien Klin Wschr 96: 144
12. Sjöstrand U (1977) Review of the physiological rationale for and development of high-frequency positive-pressure ventilation-HFPPV. Acta Anaesthesiol Scand 64/7
13. Sjöstrand U (1980) High-frequency positive-pressure ventilation (HFPPV). A review. Crit Care Med 8: 345
14. Slutsky AS, Drazen JM, Ingram RH, Kamm RD, Shapiro AH, Fredberg JJ, Loring SH, Lehr J (1980) Effective pulmonary ventilation with small volume oscillations at high-frequency. Science 209: 609

B. Klinische Anwendung

I. Indikationen und Anwendungsgebiete

1. Intraoperative Anwendung

1.1 Mikrolaryngeale Chirurgie

1.1.1 Normale Glottisweite

Bei diagnostischen und therapeutischen laryngealen Eingriffen kommt es zu einer Konkurrenz zwischen Chirurgen und Anästhesisten, da beide weitgehend ungehinderten Zugang zum Larynx benötigen [1, 2].

Die Hauptforderungen des Operateurs sind:

- optimale Sicht,
- uneingeschränkte Platzverhältnisse,
- keine Limitierung der Operationszeit,
- Möglichkeit zu laserchirurgischem Arbeiten.

Der Anästhesist muß Ventilation und Oxygenierung des Patienten sicherstellen.

Das sicherste Beatmungsverfahren stellt die endotracheale Intubation dar. Um dem Operateur eine akzeptable Manipulationsfreiheit zu ermöglichen, werden dünne Tuben verwendet, über die eine noch ausreichende Beatmung durchgeführt werden kann [10].

Beatmungstuben sind besonders bei Prozessen subglottisch und im hinteren Anteil des Kehlkopfes störend (Farbabb. 1, 2) und können das Operationsergebnis negativ beeinflussen [3].

Für laserchirurgische Eingriffe stellt der Tubus aufgrund seiner Brennbarkeit eine spezielle Gefahrenquelle dar[(5, 8, 11, 20]. Zwar stehen bereits weitgehend lasersichere Tuben, die schwer entflammbar sind, zur Verfügung, unter Einwirkung des CO_2-Laserstrahles bieten sie aber keine absolute Sicherheit [15]. Weiters unterscheiden sich die verschiedenen lasersicheren Tuben untereinander bezüglich der Reflexion des auftretenden Laserstrahles und bezüglich ihrer Erwärmung unter Bestrahlung.

Aus diesen Gründen werden bereits seit Jahren verschiedene Formen der Jet-Beatmung bei mikrolaryngealen Eingriffen eingesetzt [4, 15].

a. Niederfrequente Jet-Ventilation (Injektbeatmung)

Das Atemgas kann bei dieser Form der Beatmung infraglottisch oder supraglottisch appliziert werden.

Bei der infraglottischen Beatmung wird der Patient mit einem nach Rüsch modifizierten Carden-Tubus intubiert (siehe Abb. 63, Seite 68) [7].

Dieser Jet-Tubus wird mit der Magillzange positioniert und gecufft. Anschließend wird vom Chirurgen das Endoskop, durch welches operiert wird, eingebracht. Dann kann mit der Injektbeatmung begonnen werden. Als Respirator ist zum Beispiel der Injektomat (Fa. Wolf) geeignet (siehe Seite 14). Als Beatmungsgas kann ein Luft-Sauerstoff-Gemisch oder ein Lachgas-Sauerstoff-Gemisch verwendet werden. Es können I : E-Verhältnis, die Beatmungsfrequenz und der Abstrahldruck variabel eingestellt werden.

Ein wesentlicher Nachteil dieser infraglottischen Jet-Ventilation ist die Tatsache, daß bei Vorliegen einer glottischen oder subglottischen Stenose die Intubation mit dem Carden-Tubus aufgrund seiner Größe (CH 8) nicht möglich und die Injektbeatmung in diesen Fällen deshalb nicht durchführbar ist.

Eine Möglichkeit, eine niederfrequente Jet-Beatmung supraglottisch durchzuführen, ist die Applikation des Jet-Gases über einen Injektor durch den Arbeitskanal des Endoskopierohres. Die Spitze der Jet-Kanüle liegt in diesem Fall tracheanahe im Inneren des Laryngoskops. Aufgrund der Plazierung der Düsenöffnung am distalen Rohrende muß mit verstärkten Vibrationen der Stimmlippen gerechnet werden.

Prinzipiell kann auch über einen Lichtleiter, der distal im Endoskopierohr endet, eine niederfrequente supraglottische Jet-Ventilation durchgeführt werden.

b. Beatmung über einen Jet-Katheter (Abb. 64)

Die Jet-Beatmungskatheter können translaryngeal oder transtracheal eingebracht werden. Es eignen sich hierfür Katheter mit einer Länge von 20 cm, einer niedrigen Compliance, um den Gasflow nicht zu dämpfen (siehe Kapitel VI), und einem Innendurchmesser von 2,5 mm [7, 9, 14, 19].

Translaryngeal

Vor der Durchführung einer alleinigen hochfrequenten Jet-Beatmung über einen Katheter müssen folgende Besonderheiten in Betracht gezogen werden:

- Um eine suffiziente Ventilation zu gewährleisten, muß das Tidalvolumen 1,2 mal so groß wie der anatomische Totraum sein [6].
- Die Compliance der Lunge beeinflußt sowohl den intrapulmonalen Druckaufbau als auch den Gasreflux während der In- und Exspiration.
- Eine Behinderung der Exspiration kann zu einem deutlichen Ansteigen des Atemwegs- und Alveolardruckes führen.
- Durch das Entrainment von Raumluft ist die tatsächlich verabreichte FiO_2 niedriger als die am Beatmungsgerät eingestellte [18].

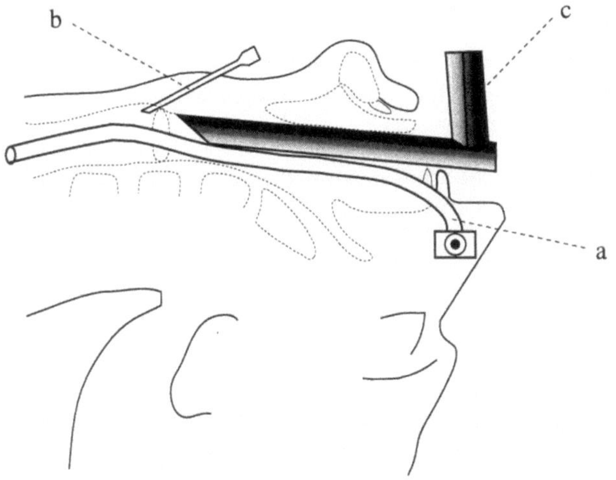

Abb. 64. Translaryngeal (*a*) und transtracheal (*b*) plazierter Katheter und Jet-Laryngoskop (*c*)

- Bei Verwendung eines CO_2 Lasers muß der Katheter mit einer Metallfolie umwickelt werden. Um das Risiko einer Brandentwicklung zu minimieren, wird eine FiO_2 von unter 35% verwendet.
- Bei Kindern und Patienten mit einer laryngealen Obstruktion sollte die Inspirationszeit weniger als 50% des gesamten Atemzyklus betragen.

Transtracheal
Bei dieser Beatmungstechnik wird eine 13 G-Kanüle durch die Crico-Thyroid-Membran in die Trachea plaziert (siehe Seite 38). Über diese Kanüle kann eine HFPPV durchgeführt werden. Mit diese Technik können sowohl Erwachsene als auch Kinder beatmet werden. Bei Patienten, bei denen eine bekannte Intubationsunmöglichkeit besteht, kann durch Anwendung dieser Technik einer lebensbedrohlichen Situation vorgebeugt werden. Nach der Plazierung des Jet-Katheters kann der Gasaustausch aufrechterhalten werden und ohne Eile eine konventionelle oder fiberoptische Intubation durchgeführt werden. Dieses Vorgehen ist vor allem bei Vorliegen von ankylosierenden Veränderungen des Unterkiefers zu erwägen.

Bei dieser Beatmungstechnik ist auch bei fehlendem translaryngealen Entrainment ein zufriedenstellender Gasaustausch zu erzielen. Je tiefer der Katheter in der Trachea plaziert ist, umso geringer ist das Gas-Entrainment [12, 17]. Das Entrainment ist auch dann vermindert, wenn der Katheter nicht frei in der Trachea, sondern an der vorderen oder hinteren Trachealwand liegt. Wenn das Entrainment stark reduziert ist, stimmt die, am Respirator eingestellte FiO_2 nahezu mit der tatsächlich verabreichten überein. Wird diese Beatmungstechnik bei Vorliegen einer hochgradigen laryngealen Stenose angewendet, so ist ein Entrainment unerwünscht, da dadurch die Abschätzung der applizierten Atemgasmenge erschwert wird und bei eingeschränktem Exspirationslumen das Risiko für das Auftreten eines Barotraumas dadurch erhöht wird.

Respiratoreinstellung

1. Arbeitsdruck: Die Höhe des Arbeitsdruckes korreliert direkt linear mit dem Tidalvolumen. Eine Erhöhung des Arbeitsdruckes bewirkt weiters in der Regel eine Erhöhung des PaO_2.

2. Beatmungsdruck: Die Höhe des erzielbaren Atemwegsspitzendrucks ist abhängig von der Querschnittsfläche der Trachea, vom Arbeitsdruck des Respirators, von der Länge und dem Durchmesser der Jet-Kanüle, vom Grad der Abflußbehinderung des Jet-Gases aus der Lunge, von der Compliance der Lunge und der Thoraxwand und vom Prozentsatz der Inspirationszeit am gesamten Atemzyklus.

3. Jet-Frequenz: Eine Erhöhung der Beatmungsfrequenz hat eine Abnahme des Tidalvolumens zur Folge, kann jedoch umgekehrt eine Zunahme des Intrinsic PEEP bewirken. Aufgrund der Abnahme des Tidalvolumens kommt es zu einem Anstieg des $PaCO_2$. Die Erhöhung der Beatmungsfrequenz kann durch die niedrigen Tidalvolumina zur Ausbildung von Atelektasen führen und so sekundär eine Verschlechterung der Oxygenierung bewirken.

4. Atemzeitverhältnis: Eine Verlängerung des inspiratorischen Anteiles am gesamten Atemzyklus bewirkt eine Abnahme des arteriellen $PaCO_2$.

5. PEEP: Durch den kontinuierlichen, nach auswärts gerichteten Gasfluß wird einer Aspiration vorgebeugt [13].

c. SHFJV (translaryngeal, tubuslos) (siehe Farbabb. 23)

Es wird über ein spezielles Jet-Laryngoskop mit integrierten Düsen (genaue Beschreibung siehe Seite 40) simultan eine nieder- und hochfrequente Jet-Ventilation durchgeführt.

Diese Technik ist besonders gut für die Beatmung bei laserchirurgischen Eingriffen geeignet, da keinerlei Tuben oder Beatmungskatheter zur Anwendung kommen und die Beatmung nur mit Luft und Sauerstoff erfolgt. Dadurch ist die Gefahr einer Explosion oder eines Tubusbrandes minimiert (Farbabb. 7, 8, 17, 18, 30–32).

Dieses Verfahren wird an unserer Klinik bei mikrolaryngealen Eingriffen seit 4 Jahren routinemäßig und ohne eine beatmungstechnische Komplikation angewendet (insgesamt über 400 Patienten, 80 davon wurden laserchirurgisch operiert) (Farbabb. 28–30).

Als Respirator wird das Bronchotron verwendet.

Folgende Respiratorgrundeinstellung hat sich als geeignet erwiesen:

- Arbeitsdruck niederfrequent 0,026 bar/kg Körpergewicht,
- Arbeitsdruck hochfrequent 0,02 bar/kg Körpergewicht,
- niederfrequent 12 bis 16 Atemzüge/Minute,
- hochfrequent 500 bis 600 Atemzüge/Minute,
- I : E-Verhältnis niederfrequent und hochfrequent 1 : 1.

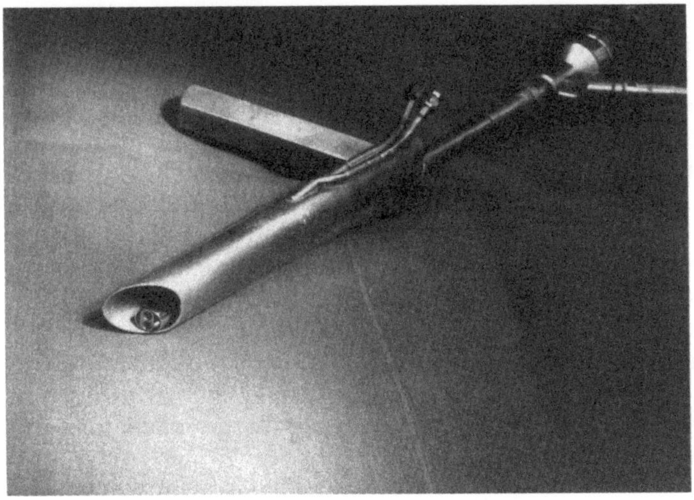

Abb. 65. 3-D-Endoskop in Jet-Laryngoskop placiert

Bei folgenden Indikationen ist die superponierte tubuslose Hochfrequenz-Jet-Ventilation besonders geeignet:

- Endoskopische Stimmbandaufdehnung bei beidseitiger Recurrensparese,
- Stimmbandunterfütterung,
- Prozesse an der hinteren Kommissur,
- Tumoren und Stenosen im Bereich der Glottis oder im subglottischen Raum,
- Operationen in 3-D-Technik.

Bei der 3-D-Technik handelt es sich um eine neue, sich noch in Entwicklung befindliche Technik zur Durchführung von laryngealen Operationen (Farbabb. 3).

In einer ersten klinischen Studie wurde ein handelsübliches Stereoendoskop durch das Jet-Laryngoskop unter SHFJV plaziert und dem Operateur damit die Möglichkeit geboten, einen Eingriff im Bereich der Stimmbänder in räumlicher Darstellung durchzuführen (Abb. 65).

Vor der ersten klinischen Anwendung wurden entsprechende experimentelle Messungen am Lungensimulator durchgeführt. Dabei zeigte sich, daß es durch das, 10 mm im Durchmesser haltende Stereoendoskop zu einer deutlichen Querschnittsverminderung des Jet-Laryngoskops kommt, und daß daraus eine Zunahme des exspiratorischen Widerstandes, des Beatmungsdruckes und des Tidalvolumens resultiert. Durch eine entsprechende Reduktion des Arbeitsdruckes können die Ausgangswerte wieder erreicht werden. In der klinischen Anwendung war eine sichere Beatmung der Patienten in jeder Phase der Operation möglich.

Vorgangsweise bei der Respiratoreinstellung bei Operationen in 3-D-Technik:

Zunächst wird nach der Einstellung des Jet-Laryngoskops die SHFJV wie üblich durchgeführt. Ist eine zufriedenstellende Beatmung des Patienten erreicht, so werden die Beatmungsdrucke an der Rohrspitze registriert. Während der Plazierung des 3-D-Videoendoskops wird der niederfrequente Abstrahldruck schrittweise so lange reduziert, daß die an der Rohrspitze gemessenen Drucke trotz der Querschnittseinengung konstant bleiben. So kann eine suffiziente Beatmung gewährleistet werden, ohne daß das Risiko für das Auftreten eines Barotraumas erhöht wird.

Bei drei Patienten wurden laserchirurgische Operationen durchgeführt, es war für den Einsatz des CO_2 Lasers keine Änderung des Narkose- oder Beatmungsregimes erforderlich. Die ersten klinischen Erfahrungen zeigten, daß sich bei einer entsprechenden technischen Adaptierung des Endoskops (Verkleinerung des Durchmessers, spezielles Instrumentarium für Operationen in dieser Technik) und des Jet-Laryngoskops (eigener Führungskanal für das Endoskop) neue Möglichkeiten in der stimmverbessernden Larynxchirurgie ergeben, und daß mittels der superponierten Hochfrequenz-Jet-Ventilation eine sichere Beatmung des Patienten möglich ist.

Literatur

1. Aloy A, Schachner M, Cancura W (1991) Tubeless translaryngeal superimposed jet-ventilation. Eur Arch Otorhinollaryngol 248: 475–478
2. Aloy A, Schachner M, Spiss C, Cancura W (1990) Tubuslose translaryngeale superponierte jet-ventilation. Anaesthesist 39: 493–498
3. Baer GA, Pukander J (1982) Arbeitsbedingungen und Komplikationen bei Laryngomikroskopien, intratracheal ventiliert durch Intubationstuben oder mit Injektor-Ventilation. Anaesthesist 31: 621–624
4. Borg U, Eriksson J, Sjöstrand U (1980) High-frequency positive-pressure ventilation (HFPPV): a review based upon its use during bronchoscopy and for laryngoscopy and microlaryngeal surgery under general anesthesia. Anesth Analg 59: 594–603
5. Burgess GE III, Le Jeune FE Jr (1979) Endotracheal tube ignition during laser surgery of the larynx. Arch Otolaryngol 105: 561–562
6. Cros AM (1993) HFJV: New mode of assisted ventilation? In: Course on high-frequency jet-ventilation. Summaries of lectures. Bordeaux
7. Eisele G, Binner WH, Dick W (1978) Direkte Laryngoskopie mit Injektorbeatmung über einen modifizierten Carden-Tubus. Anaesthesist 27: 87–89
8. Eisler K, Hipp R, Nußer H, Schmeißer K (1986) Zur Problematik von Laserchirurgie und Anaesthesie. Anaesthesist 35: 748–750
9. Gabriel W (1979) Entwicklung der Allgemeinanaesthesie bei endolaryngealen Eingriffen. Prakt Anaesth 14: 257–261
10. Gabriel-Bonn W (1965) Erfahrungen bei Eingriffen im Larynx mit Vollnarkose und Wechseldruckbeatmung durch dünnen geblockten Tubus. Arch Ohren Nasen Kehlkopfheilkunde 185: 831–832
11. Hermens JM, Bennett MJ, Hirshmann CA (1983) Anaesthesia for laser surgery. Anesth Analg 62: 218–229
12. Jones MJ, Mottram SD, Lin ES, Smith G (1990) Measurement of entrainment ratio during high-frequency jet-ventilation. BJA 65: 197–203
13. Klain M, Keszler H, Stool S (1983) Transtracheal high-frequency jet-ventilation prevents aspiration. Crit Care Med 11: 70–172
14. Macnaughton FI (1975) Catheter inflation ventilation in tracheal stenosis. Br J Anaesth 47: 1225–1227

15. Mutz N, Putz G, Lexer B (1988) Perspektiven der Hochfrequenzbeatmung. Anaesth Intensivmed 25: 345–358
16. Ossof RH (1989) Laser safety in otolaryngology-head and neck surgery: anaesthetic and educational considerations for laryngeal surgery. Laryngoscope 48: 99
17. O'Sullivan T, Healy GB (1985) Complications of venturi jet-ventilation during microlaryngeal surgery. Arch Otolaryngol 111: 127–131
18. Schragl E, Donner A, Kashanipour A, Gradwohl I, Ullrich R, Aloy A (1994) Anästhesie bei akuten Atemwegsobstruktionen infolge hochgradiger laryngealer und tracheo-bronchialer Stenosen. Anaesth Intensivmed Notfallmed, im Druck
19. Soder CM, Haight J, Fredrickson JL, Scott AA (1980) Mechanical ventilation during laryngeal surgery: an evaluation of the carden tube. Can Anaesth Soc J 27: 111–115
20. Sosis M (1989) Anaesthesia for laser surgery. Voice 3: 163–174

1.1.2 Stenosen

Hochgradige Stenosen im Bereich von Larynx oder Trachea stellen ein für die Patienten akut bedrohliches Zustandsbild dar [2, 9, 13, 14] (Farbabb. 4–6, 9–12).

Bei langsamer Zunahme des stenotischen Prozesses wird eine Einengung des laryngealen oder trachealen Lumens um 80% von den Patienten klinisch gut toleriert [5, 8]. Eine weitere Zunahme der Stenose um wenige Prozent, hervorgerufen zum Beispiel durch eine Schwellung oder eine Einblutung in den Tumor, kann innerhalb kürzester Zeit eine lebensbedrohliche Dyspnoe hervorrufen. Ist die Verlegung des laryngealen oder trachealen Lumens rasch progredient, ausgelöst etwa durch Trauma, Entzündung oder Fremdkörper, so führen bereits weniger hochgradige Stenosen zu einer schwerwiegenden klinischen Symptomatik.

Eine rasche Wiederherstellung verlegter Atemwege stellt dann für das Überleben der Patienten das therapeutische Ziel dar [11].

Im Falle einer hochgradigen laryngealen Stenose mit akuter Dyspnoe ist meist eine Tracheotomie erforderlich, um einen suffizienten Gasaustausch aufrechterhalten zu können, auch dann, wenn die Ursache für die Stenose chirurgisch oder laserchirurgisch gut therapiert und ein baldiger Verschluß der Tracheotomie vorgenommen werden kann. Hat die Einengung des Tracheallumens ein Ausmaß erreicht, das eine endotracheale Intubation unmöglich macht, so wird, wenn der Patient unter Sauerstoffzufuhr über eine Maske noch ausreichend oxygeniert werden kann, die Tracheotomie meist in Lokalanästhesie durchgeführt, oder, bei extremer Dyspnoe, muß die Oxygenierung des Patienten über dünne Katheter, die translaryngeal oder perkutan transtracheal über Punktion der Kricoidmembran plaziert werden, aufrechterhalten werden, oder es erfolgt die Zufuhr des Jet-Gases über ein Jet-Laryngoskop oberhalb der Stenose.

Ein weiteres Problem, das sowohl bei laryngealen, als auch bei trachealen Stenosen besteht, ist die Tatsache, daß Anästhesist und Chirurg gleichzeitig Zugang zum Larynx benötigen. Eine ideale Beatmungsform sollte einerseits eine suffiziente Oxygenierung des Patienten gewährleisten, andererseits dem Operateur ungehinderten Zugang zu Larynx und Trachea gewähren.

Ist der Querschnitt des Tubus oder der Kanüle, durch die die Beatmung des Patienten erfolgen soll, sehr klein, so muß nach dem Hagen-Poiseulle'schen Gesetz ein entsprechend hoher Druck aufgewendet werden, um über ein ausreichendes Durchflußvolumen eine suffiziente Oxygenierung und Ventilation des Patienten aufrecht erhalten zu können. In solchen Fällen können bei Anwendung hochfrequenter Jet-Beatmungsformen gute respiratorische Ergebnisse erzielt werden.

Man muß bei der Beatmung von Patienten mit hochgradigen Stenosen im Bereich der oberen Luftwege mittels Jet-Ventilation prinzipiell unterscheiden, ob die Zufuhr des Atemgases von proximal oder von distal der Stenose erfolgt. Wird ein Beatmungskatheter durch den stenotischen Abschnitt geschoben, so kommt es dadurch zu einer weiteren Einengung des Lumens. Es ist in diesem Fall darauf zu achten, daß für die Exspiration ein ausreichend großes Restlumen zur Verfügung steht, da ansonsten die Gefahr eines Barotraumas sehr hoch ist. Erfolgt die Zufuhr des Atemgases oberhalb der Stenose, so besteht keinerlei Gefahr für diese Komplikation [6, 12, 15]. Bei extrem hochgradigen Stenosen ist aber darauf zu achten, daß genug Atemgas durch das eingeengte Lumen in die Lunge transportiert werden kann.

Die Kenntnis darüber, ob die Beatmung oberhalb oder unterhalb der Stenose erfolgt, ist auch entscheidend für die Wahl des Beatmungsregimes und die Respiratoreinstellung.

Um eine erfolgreiche Beatmung bei hochgradigen Stenosen durchführen zu können, müssen folgende Parameter berücksichtigt werden:

- Transportweg des Gases (Tubus, Katheter, Beatmungslaryngoskop),
- Eintrittsweg des Jet-Gases (oberhalb oder unterhalb der Stenose),
- Arbeitsdruck des Jet-Gases,
- I:E-Verhältnis und Frequenz der Beatmung.

a. Jet-Ventilation mit einer Gaszufuhr unterhalb der Stenose

Wird bei einer hochgradigen glottischen oder trachealen Stenose eine Jet-Ventilation über einen Katheter, der durch die Stenose vorgeschoben wird, durchgeführt, so kann durch den vorhandenen Strömungswiderstand in der Exspirationsphase der Abstrom des Jet-Gases behindert sein, und es besteht die Gefahr einer Überblähung der Lunge und eines Barotraumas. Auch bei der perkutanen, transtrachealen Jet-Ventilation erfolgt die Zufuhr des Atemgases unterhalb der Stenose und konfrontiert den Anästhesisten deshalb mit einer ähnlichen Problematik [3, 7, 10]. Um das Risiko möglichst gering zu halten, ist folgendes beatmungstechnische Vorgehen angezeigt:

- niedrige Beatmungsfrequenz,
- kurze Inspirationszeit, längere Exspirationszeit,
- hohes Tidalvolumen.

Um eine suffiziente Beatmung bei kurzer Inspirationszeit und niedriger Beatmungsfrequenz zu erreichen, muß ein entsprechend hoher Beatmungsdruck aufgewendet werden. Die Ventilation des Patienten bei Gaszufuhr unterhalb der Stenose ist mit alleiniger hochfrequenter Beatmung möglich.

Eine kontinuierliches Registrierung des PEEP ist bei dieser Beatmungstechnik obligat. Bei entsprechender Beachtung des hohen exspiratorischen Widerstandes und einem sorgfältigen Monitoring ist mit dieser Technik eine sichere Beatmung von Patienten mit hochgradigen laryngealen Stenosen möglich.

b. Jet-Ventilation mit einer Gaszufuhr oberhalb der Stenose

Bei einer Gaszufuhr oberhalb einer Stenose muß ein hoher inspiratorischer Strömungswiderstand überwunden werden.

Abbildung 66 zeigt am Lungensimulator das Atemhubvolumen, das bei einer Beatmung mittels SHFJV über das Jet-Laryngoskop und einer Standardgeräteeinstellung zunächst ohne Stenose, dann mit einer 50-prozentigen und zuletzt mit einer 80-prozentigen Einengung des Beatmungsquerschnittes erzielt werden kann. In diesem Fall betrug die eingestellte Lungencompliance 0,1 l/mbar. Durch Erhöhung des Arbeitsdruckes am Gerät, sowohl für den niederfrequenten, als auch für den hochfrequenten Beatmungsanteil, kann im Experiment auch bei 80-prozentigen Stenosen ein ausreichendes Atemhubvolumen erzielt werden. Bei alleiniger hochfrequenter Beatmung ist das bei hochgradigen Stenosen nicht möglich.

Hier ist folgendes beatmungstechnisches Vorgehen angezeigt (Abb. 67):

- lange Inspirationszeit, kurze Exspirationszeit,
- hoher Beatmungsdruck,
- höhere Beatmungsfrequenzen als bei Beatmung unterhalb der Stenose sind möglich.

Es besteht keine Gefahr für ein Air-Trapping.

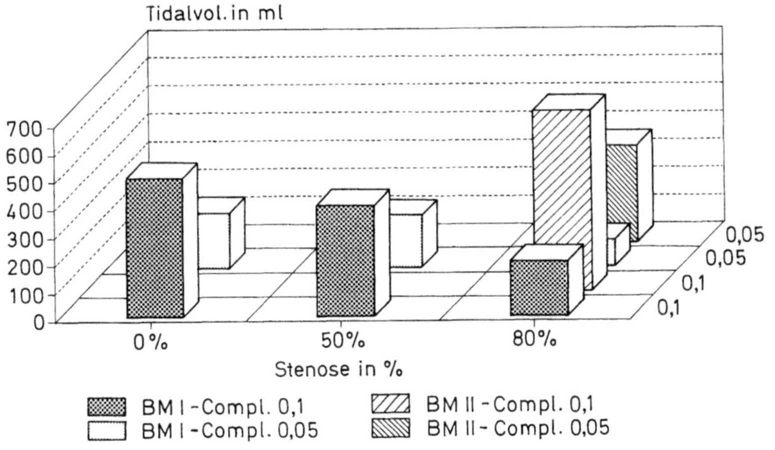

Abb. 66. Atemhubvolumen bei verschiedenen Stenosegraden. *BM* Beatmungsmodus; *BM I* NF-Jet-Ventilation, Arbeitsdruck 1,0 bar, Frequenz 12/min, HF-Jet-Ventilation, Arbeitsdruck 1,0 bar, Frequenz 480/min; *BM II* NF-Jet-Ventilation, Arbeitsdruck 1,5 bar, Frequenz 12/min, HF-Jet-Ventilation, Arbeitsdruck 1,3 bar, Frequenz 480/min

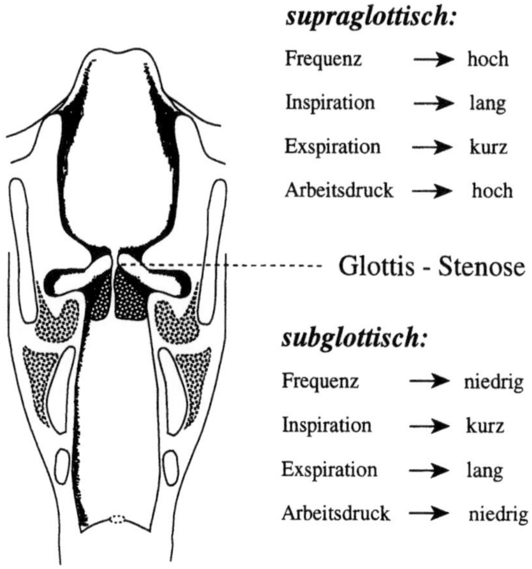

Abb. 67. Respiratoreinstellung bei Beatmung unterhalb und oberhalb einer Stenose

Tabelle 1. Einteilung der Stenosegrade nach Cotton

Stenosegrad	Angabe des Stenosegrades in %
Grad I nach Cotton	Stenosierung bis 70%
Grad II nach Cotton	Stenosierung 70 bis 90%
Grad III nach Cotton	Stenosierung 90% oder mehr
Grad IV nach Cotton	kein Restvolumen mehr vorhanden

Diese experimentellen Ergebnisse haben sich in der klinischen Praxis bestätigt. Auch bei Stenosen vom Schweregrad II bis III nach Cotton [4] (siehe Tabelle 1) ist bei Beatmung oberhalb einer Stenose mittels der superponierten Hochfrequenz-Jet-Ventilation über ein Beatmungslaryngoskop eine ausreichende Beatmung möglich [1].

Ein weiterer Vorteil dieser Beatmungstechnik liegt darin, daß keinerlei brennbare oder explosionsgefährdete Beatmungshilfsmittel im Bereich des Larynx erforderlich sind und deshalb die Anwendung eines CO_2 Lasers zur Erweiterung der Stenose jederzeit problemlos möglich ist.

Durch den hohen Gasfluß während der Jet-Beatmung wird weiters jede Sichtbehinderung durch die Rauchentwicklung des Lasers vermieden.

Dem Chirurgen werden durch den ungehinderten Zugang zum Operationsgebiet und die freie Sicht optimale Operationsbedingungen geboten, der Anästhesist hat die Möglichkeit einer kontinuierlichen Beatmung des Patienten, ohne das Risiko eines Barotraumas eingehen zu müssen. Durch die kontinuierliche Beatmungsdruckmessung im Jet-Laryngoskop ist ist ein gutes Druckmonitoring ohne zusätzlichen Geräteaufwand möglich.

Kontraindikationen für die Durchführung einer SHFJV über das Jet-Laryngoskop von oberhalb der Stenose stellen massive Blutungen im Bereich des Larynx oder des Bronchialsystems, Stenosen vom Grad 4 nach Cotton und fehlende Einstellbarkeit des Larynx dar [16].

Literatur

1. Aloy A, Kimla T, Schragl E, Donner A, Grasl M (1994) Tubuslose superponierte Hochfrequenz Jet-Ventilation (SHFJV) bei hochgradigen laryngealen Stenosen. Laryngorhinootologie, im Druck
2. Beck A, Nanko N, Schildge J, Hasse J (1989) Erste Erfahrungen über eine endoskopisch implantierte Stentapplikation. Radiologe 29: 399–405
3. Benumof J, Scheller MS (1989) The importance of transtracheal jet-ventilation in the management of the difficult airway. Anesthesiology 71: 769–778
4. Cotton RT (1978) Management of subglottic stenosis in infancy and childhood: review of a consecutive series of cases managed by surgical reconstruction. Ann Otol Rhinol Laryngol 87: 649–657
5. Drenger B, Zidenbaum M, Reifen E, Leitersdorf E (1986) Severe upper airway obstruction and difficult intubation in cicatricial pemphigoid. Anaesthesia 41: 1029–1031
6. Ericson I, Sjöstrand U (1974) High-frequency positive pressure ventilation (HFPPV) during laryngoscopy. Opusc Med 19: 278–286
7. Goldman E, Mc Donald JS, Peterson SS, Stock MC, Betts R, Frohlicher D (1988) transtracheal ventilation with oscillatory pressure for complete upper airway obstruction. J Trauma 28: 611–614
8. Hallenborg C, Rowe LD, Gamsu G, Boushey HA, Golden JA (1982) Severe upper airway obstruction caused by bullous pemphigoid: diagnostic usefulness of the flow-volume curve. Otolaryngology Head Neck Surg 90: 20–24
9. Hürter Th, Bohndorf K, Kropff M, Günther RW, Hanrath P (1990) Bronchiale Endoprothesen (Stents) beim inoperablen Bronchialcarzinom. Pneumologie 44: 1–4
10. Layman PR (1983) Bypassing a problem airway. Anaesthesia 38: 478–480
11. Narcy P, Contencin P, Menier Y, Bobin S, Francois M (1989) Surgical treatment of laryngotracheal stenosis in infants and children. Arch Otorhinollaryngol 246: 341–344
12. O'Sullivan T, Healy GB (1985) Complications of venturi jet-ventilation during microlaryngeal surgery. Arch Otolaryngol 111: 127–131
13. Shapshay S, Beamis JF, Dumon JF (1989) Total cervical tracheal stenosis treatment by laser, dilation and stenting. Ann Otolrhinollaryngol 98: 890–895
14. Tsang V, Goldstraw P (1989) Endobronchial stenting for anastomotic stenosis after sleeve resection. Ann Thorac Surg 48: 568–571
15. Weymüller EA, Pauch D, Pavlin EG, Cummings CW (1987) Management of difficult airway problems with percutaneous transtracheal ventilation. Ann Otolrhinollaryngol 96: 34–37
16. Winerman I, Ezra S, Man A, Segal S (1982) Limitations of jet-ventilation through the laryngoscope. Can Anaesth Soc J 29: 117–120

1.2 Stent-Implantation

Die endoluminale Schienung des Bronchialsystems mittels Siliko-Stents ist ein chirurgisches Verfahren, welches bei stenotischen Prozessen des tracheobronchialen Systems eine rasche Wiederherstellung der Atemwege ermöglicht [4, 6, 10, 11, 16].

Tumoren und benigne narbige Veränderungen können zu stenotischen Prozessen im tracheobronchialen Bereich führen und so eine akut auftretende oder langsam zunehmende Dyspnoe hervorrufen [2, 14, 15]. Die rasche Wiederherstellung der Luftwege ist für die Patienten lebenswichtig und steht daher im Vordergrund des therapeutischen Vorgehens.

In der Regel genügt ein einmaliges Aufbougieren oder eine Laserung nicht, um die Atemwege auf Dauer freizuhalten. Dagegen kann mit der endoluminalen Insertion von speziellen Stents eine permanente Luftpassage gewährleistet und in den meisten Fällen das Anlegen eines Tracheostomas vermieden werden. Silikonstents sind in den verschiedensten Varianten für jede anatomische Situation vom unmittelbar subglottischen Bereich bis in die Aufzweigung der Lappenbronchien hin erhältlich (Abb. 68).

Vom Anästhesisten kann entweder durch eine rasche Intubation oder andere Zugänge zum Atemwegssystem die akute respiratorische Insuffizienz des Patienten behoben werden. Bei der anschließend durchgeführten endoluminalen Schienung durch den Stent stellen aber sowohl der Tubus als auch das Bronchoskop für den Operateur ein Erschwernis dar.

Folgende Möglichkeiten der Gaszufuhr stehen dem Anästhesisten zur Verfügung:

1. abwechselnde endotracheale Intubation und Einführung eines Bronchoskops, was unterschiedlich lange Apnoephasen bedingt,
2. Beatmung des Patienten über das Bronchoskop,

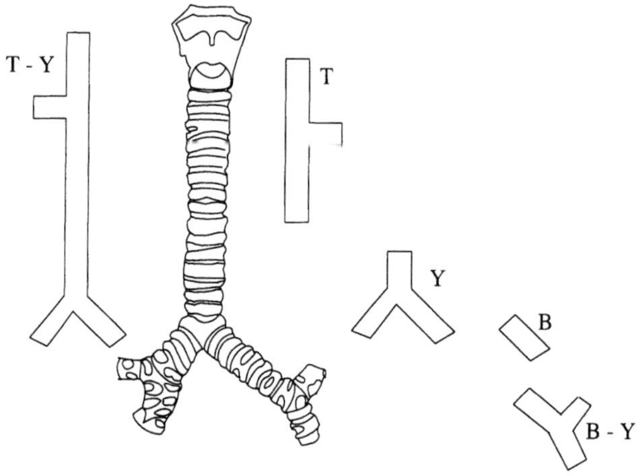

Abb. 68. Verschiedene Formen von Silikonstents zur tracheobronchialen Schienung

3. Beatmung des Patienten über kleine Tuben oder Katheter,
4. transkutane Jet-Ventilation,
5. Beatmung des Patienten über das Jet-Laryngoskop.

Folgende Beatmungstechniken können angewendet werden:

1. manuelle Beatmung,
2. maschinelle Beatmung mit dem Narkoserespirator,
3. niederfrequente Jet-Beatmung (Injektbeatmung),
4. hochfrequente Jet-Beatmung,
5. superponierte Hochfrequenz-Jet-Ventilation.

Die ideale Beatmungsform sollte einerseits eine durchgehende Beatmung des Patienten während der Stent-Insertion ermöglichen, andererseits sollte der Operateur möglichst ungehinderten Zugang zum Operationsgebiet haben.

Wird ein Bronchoskop für die Beatmung des Patienten eingesetzt, so ist die Größe des zu applizierenden Stents durch den Durchmesser des Arbeitskanals limitiert. Weiters ist die bronchoskopische Stentimplantation nur bei geraden Stents unmittelbar möglich. Y- oder T-Stents können nicht durch das starre Bronchoskop, über das die Beatmung durchgeführt wird, hindurchgeschoben werden.

Um einen so geformten Stent zu implantieren, muß das Bronchoskop entfernt werden (Sistieren der Beatmung). Der Stent kann nach Extubation des Patienten auf einen Pusher plaziert (Abb. 69) und blind in Apnoe in die Trachea geschoben werden, wobei das Bronchoskop dann hinterher zur Kontrolle und Beatmung eingeführt wird.

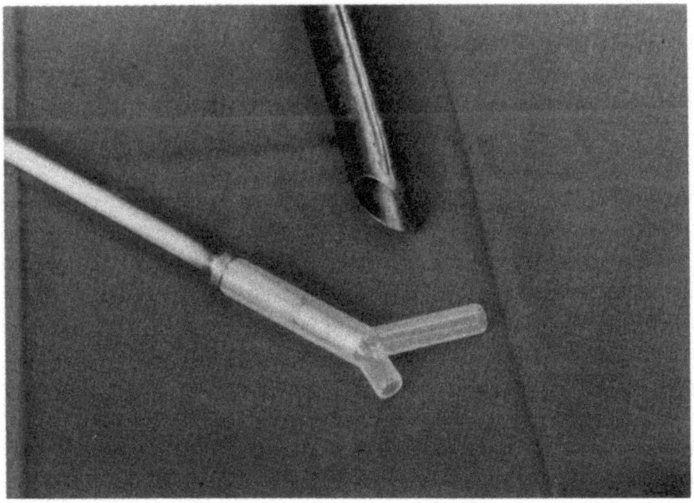

Abb. 69. Für die Bifurkation vorgesehener Y-Stent, der auf den Pusher aufgebracht wurde. Daneben zum Vergleich die Größe der distalen Öffnung des größten Jet-Laryngoskops

Tabelle 2. Verhalten von $paCO_2$ und paO_2 unter alleiniger hochfrequenter und alleiniger normofrequenter Beatmung im Vergleich zur SHFJV

	paO_2 (mmHg)	$paCO_2$ (mmHg)
NF + Hf	140,3 ± 23	42,2 ± 5,1
HF	75 ± 21	52,6 ± 3
NF + HF	148,0 ± 13	43,0 ± 3
NF	126,2 ± 28	41,1 ± 6,3

Eine Problematik besteht auch darin, daß Stentinsertionen nicht immer sofort gelingen. Der Patient muß dann zwischendurch über einen endotrachealen Tubus beatmet werden. Dadurch wird die Eingriffszeit deutlich verlängert.

Wenn eine Jet-Ventilation über Katheter oder Sonden durchgeführt wird, besteht die Gefahr, daß diese an der Trachealwand anliegen und so Schleimhautschädigungen setzen können. Weiters ist die Gefahr einer Dislokation durch die Manipulation mit dem Instrumentarium und dem Stent gegeben, besonders dann, wenn mehrere Versuche für die Stentimplantation erforderlich sind. Da es zu Okklusionen oberhalb der Katheterspitze kommen kann, ist die Gefahr eines Barotraumas beträchtlich [3, 8].

Bei der perkutanen transtrachealen Jet-Ventilation ist durch die unkontrollierte Luftzufuhr unterhalb einer möglichen Stenose die Gefahr eines Barotraumas besonders hoch. Deshalb ist diese Beatmungsform für die Stentimplantation, im Rahmen derer es wiederholt zu kurzfristigen völligen Okklusionen des Atemwegssystems kommt [3, 8], äußerst riskant und generell nicht zu empfehlen.

Die Anwendung der superponierten, tubuslosen Jet-Ventilation ermöglicht eine fast durchgehende Beatmung des Patienten. Deshalb besteht für den Operateur keine zeitliche Limitation seiner Insertionsversuche. Patienten können mit dieser Technik problemlos 2 Stunden und länger beatmet werden. Weiters besteht für den Operateur, bei korrekter Einstellung des Laryngoskops, eine optimale Sicht bis zur Bifurkation.

Dadurch werden die Manipulationen zur Stentinsertion wesentlich erleichtert. Das größte Jet-Laryngoskop ist ausreichend groß gestaltet, sodaß auch große Stents mit dieser Methodik problemlos implantiert werden können [13]. Auch Metallstents können durch das Jet-Laryngoskop leicht plaziert werden (Abb. 70).

Die mögliche Gefahr eines Barotraumas durch die Jet-Ventilation ist bei der Beatmung über das Jet-Laryngoskop durch die Luftzufuhr oberhalb einer möglichen Stenose nicht gegeben [7, 12, 17].

Bei der Implantation von Stents wurde beobachtet, daß bereits eine fünfminütige alleinige hochfrequente Jet-Beatmung zu einem Abfall des PaO_2 um 45% bei gleichzeitigem Anstieg des $PaCO_2$ um 23% führte. Bei alleiniger niederfrequenter Jet-Beatmung fiel im gleichen Zeitraum das PaO_2 um 25% ab, das $PaCO_2$ stieg um 10% an.

Wenn eine Beatmung mit beiden Frequenzen gleichzeitig appliziert wird,

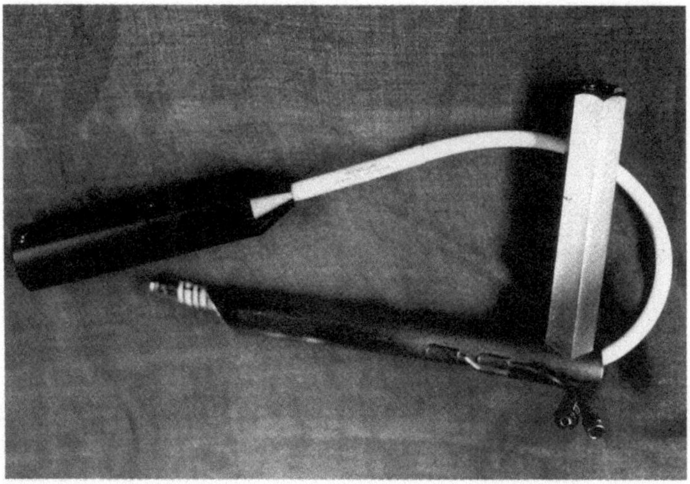

Abb. 70. Metallstent auf dem Einführungsinstrument im Jet-Laryngoskop

kommt es zur Superposition der Gasschwingungen. In diesem Fall bewirkt der hochfrequente Gasstrom durch die, der normofrequenten Ausatmung entgegengerichtete Strömung eine Verzögerung des normofrequenten Gasabflusses und damit ein endexspiratorisches Druckplateau. Es kommt zu einer verbesserten Volumsfüllung in der Inspiration bei erhaltener Volumsfüllung in der Exspirationsphase.

Beatmungstechnik

Sowohl die endotracheale bzw. endobronchiale Schienung, als auch die Beatmung des Patienten können über das Jet-Laryngoskop erfolgen (siehe Teil B, Kapitel I) (Farbabb. 16, 21).

Die Jet-Düsen sind an der linken Seite des Rohres versetzt angebracht und münden in das Rohr, ohne in das Lumen hineinzuragen. Die hochfrequente Beatmung erfolgt über die distale, die niederfrequente Beatmung über die proximale Düse. An der rechten Rohrseite mit Mündung an der Rohrspitze befindet sich eine dritte Düse zur Messung des Beatmungsdruckes (genaue Beschreibung des Jet-Laryngoskops siehe Seite 40).

Als Respiratoren sind Jet-Beatmungsgeräte geeignet, die die Möglichkeit einer simultanen Verabreichung von nieder- und hochfrequenter Jet-Beatmung bieten. Für die Sicherheit des Patienten ist eine Alarmeinheit für den Beatmungsdruck wünschenswert, die höchste Sicherheit ist durch eine patientengesteuerte Druckbegrenzung gewährleistet.

Der Kopf des Patienten wird überstreckt und das Jet-Laryngoskop wird unter Zahnschutz wie jedes gerade Laryngoskop eingeführt. Die Glottis wird eingestellt und eine Ebene zwischen dem Jet-Laryngoskop und der Trachea hergestellt. Das Jet-Laryngoskop wird dann in dieser Position fixiert und an den Ventilator angeschlossen.

Es wird primär eine inspiratorische Sauerstoffkonzentration von 100% appliziert, die FiO_2 wird in der Folge den pulsoxymetrisch und arteriell gemessenen O_2 Werten angepaßt. Erste klinische Kontrollen sind durch Auskultation und Beobachtung der Thoraxexkursionen möglich.

Folgende Respiratoreinstellungen haben sich bei unseren Patienten als günstig erwiesen:

- für die niederfrequente Jet-Ventilation Abstrahldruck 0,03–0,04 bar/kg KG, Frequenz 10–14/Minute, I : E-Verhältnis 1 : 1;
- für die hochfrequente Jet-Ventilation Abstrahldruck 0,02 bar/kg KG, Frequenz 400–500/Minute.

Folgende Narkosetechnik wird bei unseren Patienten angewandt:
Da die Indikation zur Stentimplantation durch eine akute, lebensbedrohliche Dyspnoe gegeben ist, ist bei diesen Patienten nach der Lagerung auf dem Operationstisch, zumeist in sitzender Position, eine Präoxygenierung mit 100% Sauerstoff über eine Maske erforderlich. Nach Etablierung des Monitorings wird die Narkose mit Propofol als Hypnotikum, Fentanyl oder Sufentanil als Analgetikum und Vecuronium oder Atracurium als Muskelrelaxans eingeleitet. Die Beatmung erfolgt vorerst mit reinem Sauerstoff. Die Aufrechterhaltung der Narkose erfolgt durch kontinuierliche i.v. Applikation von Propofol über eine Motorspritze, Atracurium kann ebenfalls als Bypass verabreicht werden. Fentanyl und Vecuronium werden bedarfsadaptiert dosiert.

Nach Operationsende wird vor Rückkehr der Schutzreflexe und dem Erwachen des Patienten die Jet-Ventilation beendet und nach gründlichem trachealen Absaugen von Sekret das Jet-Laryngoskop entfernt. Die Narkose wird mit Maskenbeatmung ausgeleitet und der Patient wird zur postoperativen Überwachung in den Aufwachraum gebracht.

Kontraindikationen und Risiken
Kontraindikationen für die Jet-Ventilation über das Jet-Laryngoskop sind extreme Adipositas, Blutungen im Bronchialsystem, Lagerungsbehinderungen oder mangelnde Überstreckbarkeit des Kopfes (es ist dann die Einstellung der Trachea in einer Ebene mit dem Jet-Rohr nicht möglich und die langen geraden Instrumente für die Stentimplantation, wie Pusher und Zange [9], können nicht verwendet werden).

Monofrequente Jet-Ventilationsformen können bereits bei wesentlich geringerer Adipositas und bei Einschränkung der Lungenfunktion nicht mehr angewendet werden [5].

Die Manipulation mit den chirurgischen Instrumenten im Jet-Laryngoskop kann, auch bei ursprünglich guter Fixierung, eine Verschiebung des Jet-Laryngoskops sowohl in vertikaler, als auch in horizontaler Richtung bewirken. Diese Schwierigkeit tritt vor allem bei der Insertion von Bronchialstents auf. Um eine einseitige Beatmung zu vermeiden, ist die Unterbrechung der Manipulation und die neue Justierung des Jet-Laryngoskops erforderlich. Dies ist jedoch in der Regel problemlos und ohne größeren Zeitaufwand möglich.

Als beatmungstechnischer Nachteil des Jet-Gerätes kann angesehen werden, daß bei Verwendung des konventionellen Zusatzflows, der derzeit eine Luftbeimischung zur bereits eingestellten FiO_2 darstellt, die tatsächlich am Mischer eingestellte FiO_2 druckabhängig vermindert wird. Der Zusatzflow wird jedoch nur bei adipösen Patienten verwendet, um einen höheren Beatmungsdruck erzielen zu können. Zusätzlich wird, bedingt durch die Vermischung des Atemgases mit Raumluft im Jet-Laryngoskop durch den Venturi-Effekt, die am Gerät eingestellte FiO_2 vermindert. Bei einer am Mischer eingestellten FiO_2 von 1,0 mit maximal möglichem konventionellen Zusatzflow (Abstrahldruck von 2,8 bar), liegt die experimentell gemessene FiO_2 bei 0,5 [1].

Da die Beatmung der Patienten mittels Luft-Sauerstoffgemisch erfolgt, ist nur eine totale intravenöse Anästhesie möglich. Da niedrige inspiratorische Sauerstoffkonzentrationen verwendet werden, kann, falls erforderlich, laserchirurgisch (CO_2 Laser zur Stenosenerweiterung) im Trachealbereich operiert werden.

Der Patient ist bei Anwendung der SHFJV während des gesamten Eingriffes bis auf die reine Insertionsphase kontinuierlich beatmet, die Zeit der Stentimplantation ist aufgrund der optimalen Sichtbedingungen für den Chirurgen deutlich verkürzt. Phasen einer schlechten Oxygenierung, bedingt durch den Wechsel zwischen endotrachealer Intubation und Einführen des Endoskopierohres, entfallen bei dieser Beatmungstechnik.

In der Phase, wo chirurgische Instrumente in das Rohrlumen eingeführt werden, kommt es durch die Verkleinerung des Lumens und damit des Beatmungsquerschnittes zu einem mäßiggradigen Abfall des arteriellen paO_2. Durch Anpassung der Abstrahldrucke an die jeweiligen operativen Maßmahmen kann der Verschlechterung der Oxygenation entgegengewirkt werden. In gleicher Weise wird die CO_2 Elimination durch die Instrumente behindert. Während der übrigen Operationsphase ist die CO_2 Abatmung problemlos möglich. Eine gleichzeitige Verschlechterung von Oxygenation und Ventilation kann durch eine mechanische Blockade der Trachea oder eines Hauptbronchus, infolge ungünstiger Lage oder Dislokation des Stents, hervorgerufen werden. Nach der Behebung der Blockade kommt es rasch zur Normalisierung von Oxygenierung und Ventilation.

Die gute CO_2 Abatmung ist in erster Linie auf den niederfrequenten Jet-Anteil zurückzuführen, eine rasche, zufriedenstellende Oxygenierung wird durch die gleichzeitige Verwendung von nieder- und hochfrequenter Beatmungstechnik erzielt.

Das Risiko eines Barotraumas ist, wie bereits erwähnt, bei der transkutanen Jet-Ventilation am höchsten.

Die Hypoxiegefahr ist bei der Beatmung über das Bronchoskop aufgrund der häufig nötigen Apnoephasen am größten.

Literatur

1. Aloy A, Donner A, Strasser K, Klepetko W, Schragl E, Taslimi R, Rotheneder E, Kashanipour A (1994) Superponierte Jet-Ventilation über ein spezielles Jet-Laryngoskop zur endoluminalen Schienung des Tracheobronchialsystems. Anaesthesist, im Druck

2. Beck A, Nanko N, Schildge J, Hasse J (1989) Erste Erfahrungen über eine endoskopisch implantierte Stentapplikation. Radiologe 29: 399–405
3. Borg U, Eng, Eriksson I, Sjöstrand U (1980) High-frequency positive pressure ventilation (HFPPV): a review based upon its use during bronchoscopy and for laryngoscopy and mikrolaryngeal surgery under general anesthesia. Anesth Analg 59: 594–603
4. Cooper JD, Pearson FG, Patterson GA, Todd TRJ, Ginsberg R J, Goldberg M,Waters P (1989) Use of silicone stents in the management of airway problems. Ann Thorac Surg 47: 371–377
5. Cros AM, Guenard HC, Boudey (1988) High-frequency jet-ventilation with helium and oxygen (heliox) versus nitrogen and oxygen (nitrox). Anesthesiology 69: 417–419
6. Dumon JF (1990) A dedicated tracheobronchial stent. Chest 97: 328–332
7. Erikson I, Sjöstrand U (1974) High-frequency positive-pressure ventilation (HFPPV) during laryngoscopy. Opusc Med 19/6: 278–286
8. Fischler M, Seigneur F, Bourreli B, Melchior JC, Lavaud C, Vourch G (1985) Jet-ventilation using low or high frequencies, during bronchoscopy. Br J Anaesth 57: 382–388
9. Klepetko W, Müller MR, Grimm M, Aloy A, Kashanipour A, Wisser W, Eckersberger F, Wolner E (1991) Endoluminale Schienung (Stenting) bei Stenosen des Tracheobronchial-systems. Acta Chirurgica Austriaca 3: 124–129
10. Narcy P, Contencin P, Menier Y, Bobin S, Francois M (1989) Surgical treatment of laryngotracheal stenosis in infants and children. Arch Otorhinollaryngol 246: 341–344
11. Orlowski T, Wroclav P (1987) Palliative intubation of the tracheobronchial tree. J Thorac Cardiovasc Surg 94: 343–348
12. O'Sullivan T, Healy G.B (1985) Complications of venturi jet-ventilation during microlaryngeal surgery. Arch Otolaryngol 111: 127–131
13. Schragl E, Donner A, Kashanipour A, Gradwohl I, Ullrich R, Aloy A (1994) Anaesthesie bei akuten Atemwegsobstruktionen infolge hochgradiger laryngealer und tracheobronchialer Stenosen. AINS, im Druck
14. Shapshay S, Beamis JF, Dumon JF (1989) Total cervical tracheal stenosis: treatment by laser, dilation and stenting. Ann Otolrhinollaryngol 98: 890–895
15. Tsang V, Goldstraw P (1989) Endobronchial stenting for anastomotic stenosis after sleeve resection. Ann Thorac Surg 48: 568–571
16. Westaby S, Jackson JW, Pearson FG (1982) A bifurcated silicone rubber stent for relief of tracheobronchial obstruction. J Thorac Cardiovasc Surg 83: 414–417
17. Weymüller EA, Pauch D, Pavlin EG, Cummings CW (1987) Management of difficult airway problems with percutaneous transtracheal ventilation. Ann Otolrhinollaryngol 96: 34–37

1.3 Bronchoskopie

Für die Durchführung von Bronchoskopien stehen fiberoptische und starre Bronchoskope zur Verfügung.

Die fiberoptische Bronchoskopie kann in Oberflächenanästhesie beim spontan atmenden, wachen oder sedierten Patienten durchgeführt werden. Sie ist geeignet zur Gewinnung umschriebener Kulturen oder von Material für zytologische Untersuchungen, zur Durchführung von Biopsien oder zur Sekretabsaugung beim Intensivpatienten. Sie ermöglicht die Inspektion des Oberlappens und peripher gelegener Lungenabschnitte, die mit dem starren Bronchoskop nicht mehr einsehbar sind.

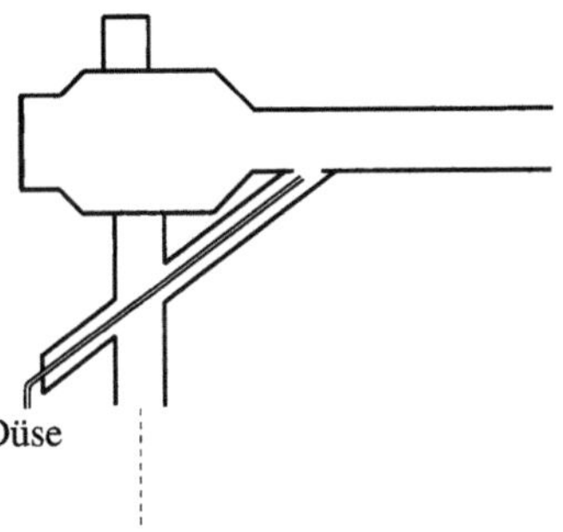

Abb. 71. Bronchoskop mit Injektorsystem in einem speziellen Seitenarm

Für die Extraktion von Fremdkörpern, die endobronchiale Resektion von Tumoren, bei Kleinkindern und beim Vorliegen von massiven Blutungen ist die Verwendung des starren Bronchoskops angezeigt. Hier ist eine Allgemeinanästhesie mit kontrollierter Beatmung des Patienten erforderlich.

Die Problematik der Beatmung während der Bronchoskopie wurde 1949 von Hutchinson durch die Konstruktion eines eigenen Beatmungsbronchoskops gelöst [9], das in den folgenden Jahren weiterentwickelt und verbessert wurde. Von Sanders wurde erstmals eine Form der Jet-Beatmung, nämlich die Injektbeatmung, für Bronchoskopien verwendet, wobei das Jet-Gas über eine Kanüle am Bronchoskopkopf verabreicht wurde [13]. Auch hier kam es in der Folge zu Modifikationen [3, 8, 10, 11]. So wurde das Injektorsystem in einem speziellen Seitenarm des Bronchoskops in einer Weise angebracht [5], die das Entrainment deutlich verringert (Abb. 71). Dadurch erhält der Patient eine höhere inspiratorische Sauerstoffkonzentration. Als weitere Form der Jet-Beatmung in dieser Indikation hat sich auch die HFPPV klinisch bewährt [2, 6].

Während einer Bronchoskopie mit einem starren Bronchoskop kann der Patient mit folgenden Techniken beatmet werden:

1.3.1 konventionell,
1.3.2 alleinige normofrequente Jet-Ventilation (Injektbeatmung),
1.3.3 alleinige hochfrequente Jet-Ventilation,
1.3.4 superponierte Hochfrequenz-Jet-Ventilation.

1.3.1 Konventionell

Bei dieser Technik wird eine kontinuierliche manuelle Beatmung des Patienten durchgeführt. Zur Vermeidung größerer Gasverluste und Aufrechterhaltung einer suffizienten Beatmung des Patienten ist häufig die vorübergehende Verwendung eines Okulars am Bronchoskop erforderlich. Da in dieser Phase keine chirurgische Manipulation möglich ist, wird die Operationszeit dadurch verlängert. Ein Vorteil dieser Beatmung besteht darin, daß Inhalationsanästhetika zur Narkoseführung verwendet werden können.

1.3.2 Alleinige normofrequente Jet-Ventilation (Injektbeatmung)

Die Injektbeatmung stellt eine normofrequente Jet-Ventilation dar. Mit diesem Verfahren ist auch bei länger dauernden Bronchoskopien eine ausreichende Beatmung sichergestellt [7]. Das vom Jet-Respirator gelieferte Atemgas wird über einen in das Bronchoskop integrierten Kanal appliziert. Da diese Düse im proximalen Anteil des Bronchoskops endet, besteht ein deutlicher Venturi-Effekt mit Vergrößerung des Tidalvolumens. Das Okular des Bronchoskops darf bei dieser Form der Beatmung nicht verwendet werden, da ansonsten durch die Behinderung der Exspiration ein Barotrauma entstehen kann.

Ein wesentlicher Nachteil dieser Beatmungstechnik besteht darin, daß eine kontinuierliche Registrierung der Atemwegsdrucke nicht möglich ist. Da es bei Einbringen von größeren chirurgischen Instrumenten in das Bronchoskop zu einer Behinderung des Gasflusses kommt, der vom Grad der Einengung des Beatmungsquerschnittes abhängt, muß zur Kompensation die Respiratoreinstellung adaptiert werden (Änderung des Abstrahldruckes) [12].

Der Einsatz eines Injekt-Beatmungsgerätes ermöglicht eine kontinuierliche maschinelle Beatmung während des gesamten endoskopischen Eingriffes.

Im Gegensatz zur konventionellen Beatmung ist keine Unterbrechung des Eingriffes nötig, weil es nicht erforderlich ist, das Okular vorübergehend zu verwenden, um eine suffiziente Beatmung zu ermöglichen. Die Injektorbeatmung ist entweder mit Luft- Sauerstoff oder mit Sauerstoff- Lachgas möglich [4]. Bei Bedarf kann des Injektor-Bronchoskop jederzeit zu einem herkömmlichen Beatmungsbronchoskop umgerüstet werden.

Bei bronchoskopischen Eingriffen stellt die Injektorbeatmung die meistverwendete Form der Jet-Beatmung dar.

1.3.3 Alleinige hochfrequente Jet-Ventilation

Klinische Ergebnisse zeigen, daß auch eine alleinige hochfrequente Beatmungstechnik eine zufriedenstellende Oxygenation des Patienten während der Bronchoskopie gewährleistet [16]. Bei Anwendung von sehr hohen Frequenzen kann es jedoch zur Ausbildung einer Hyperkapnie kommen. Besonders dann, wenn stenotische Prozesse im Bronchialsystem vorliegen, muß mit einer CO_2 Retention gerechnet werden. In diesem Fall ist bei längerdauernden brochoskopischen Eingriffen eine engmaschige Kontrolle der Ventilation empfehlenswert.

Vom Untersucher wird die hochfrequente Beatmung der Injektbeatmung in der Regel vorgezogen, da es unter dieser Beatmungstechnik nicht zum Auftreten von atmungsabhängigen Schwankungsbewegungen im Bereich des Bronchialsystems kommt.

1.3.4 Superponierte Hochfrequenz-Jet-Ventilation (SHFJV)

Ein spezielles Jet-Bronchoskop (Abb. 72) bietet die Möglichkeit einer simultanen nieder- und hochfrequenten Jet-Ventilation.

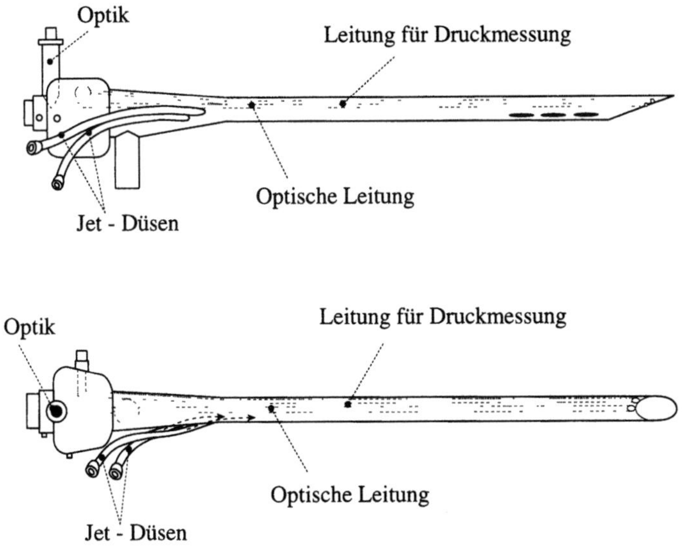

Abb. 72. Schematische Darstellung eines Jet-Bronchoskops für die simultane nieder- und hochfrequente Beatmung

An der rechten Seite des Bronchoskops sind im proximalen Drittel zwei Jet-Düsen plaziert, über die die nieder- und hochfrequente Jet-Ventilation erfolgt. An der linken Seite des Bronchoskops befindet sich bei dem Bronchoskop für Erwachsene eine eigene Leitung zur Beatmungsdruckmessung, die an der Rohrspitze endet (Abb. 73). Es gibt Jet-Bronchoskope in drei Größen, zwei für Erwachsene und eines für Kinder (Abb. 74). Bei Verwendung eines Jet-Respirators mit Druckbegrenzung ist so eine gute Sicherheit gegen die Entstehung von Barotraumen gewährleistet. Auch bei dieser Beatmungstechnik darf, gleich wie bei den anderen Formen der Jet-Beatmung, das Okular nicht verwendet werden.

Der hochfrequente Anteil der Beatmung erzeugt ein positives endexspiratorisches Druckplateau, das ein Offenhalten des Bronchialsystems in den distalen Lungenabschnitten bewirkt. Zugleich werden so atemabhängige Bewegungen vermieden, was für den Untersucher eine wesentliche Erleichterung bedeutet.

Durch die gleichzeitige Durchführung einer normofrequenten Jet-Ventilation kann eine sichere CO_2 Elimination gewährleistet werden, die in diesem Ausmaß durch eine alleinige hochfrequente Jet-Ventilation nicht zu erzielen ist.

Weitere Vorteile dieser superponierten Jet-Beatmung sind die Möglichkeit, den Patienten kontinuierlich zu beatmen und eine kontinuierliche Registrierung des Beatmungsdruckes durchzuführen. Als nachteilig kann die Tatsache angesehen werden, daß zur Beatmung nur Luft und Sauerstoff verwendet werden können und deshalb die Durchführung einer totalen intravenösen Anästhesie erforderlich ist.

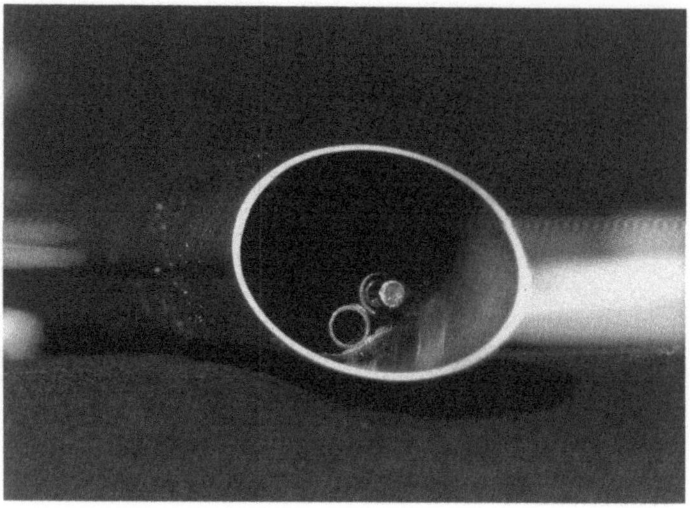

Abb. 73. Jet-Bronchoskop für Erwachsene: An der Spitze sind der Lichtleiter und die Kanüle zur Beatmungsdruckmessung zu sehen

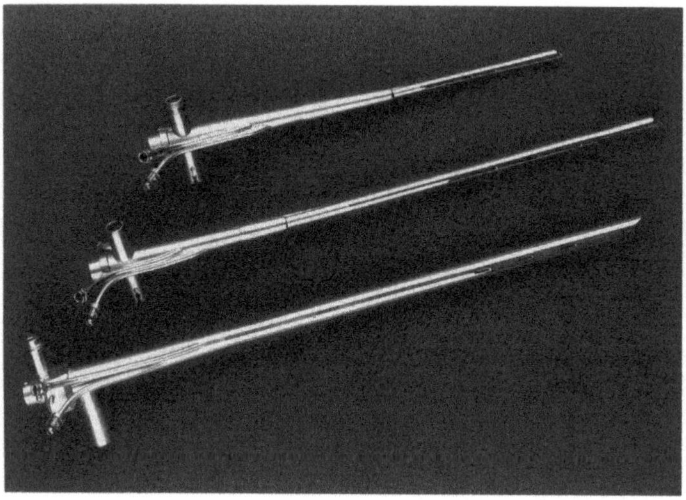

Abb. 74. Jet-Bronchoskope in 3 Größen für Kinder und Erwachsene

Eine weitere Möglichkeit, eine simultane hoch- und niederfrequente Jet-Ventilation durchzuführen, ist die Verwendung einer Spezialdüse, die in den Injektkanal eines handelsüblichen Injekt-Bronchoskops eingehängt wird und über die eine gleichzeitige nieder- und hochfrequente Beatmung durchgeführt werden kann (Abb. 75). Der Nachteil bei der Verwendung dieser Spezialdüse liegt darin, daß keine Möglichkeit einer kontinuierlichen Beatmungs-

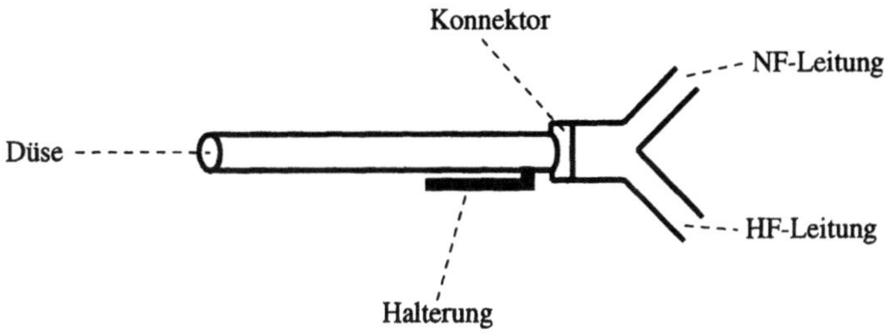

Abb. 75. Schematische Darstellung einer Spezialdüse, über die eine gleichzeitige hoch- und niederfrequente Jet-Beatmung durchgeführt werden kann

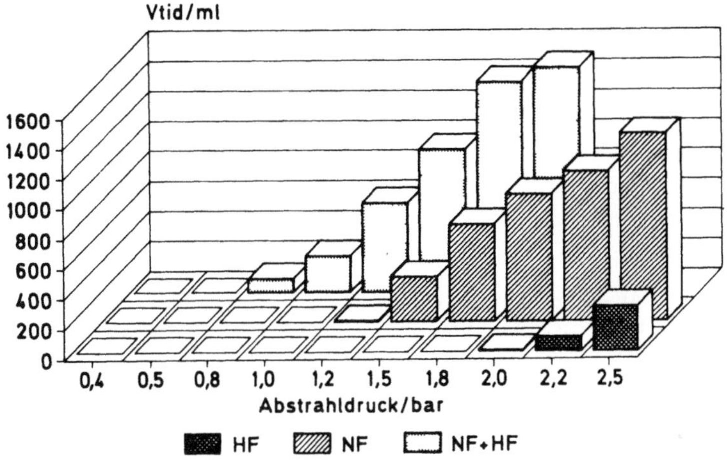

Abb. 76. Experimentelle Bestimmung der Atemhubvolumina am Lungensimulator unter alleiniger hochfrequenter, alleiniger niederfrequenter und kombinierter hoch- und niederfrequenter Jet-Ventilation. Düse 2,2 mm

druckmessung besteht. Eine intermittierende Messung des Beatmungsdrukkes durch Vorschieben eines Meßkatheters wäre bei Anwendung dieses Verfahrens zu empfehlen.

Die Vorteile einer überlagerten nieder- und hochfrequenten Jet-Beatmung haben wir in einem Experiment am Lungensimulator nachgewiesen (Abb. 76): Die Untersuchungen wurden mit einem 7,5 mm Standard-Bronchoskop durchgeführt, als Respirator kam der Laryngojet 4000 zum Einsatz.

Unter alleiniger hochfrequenter Beatmung war es nicht möglich, suffiziente Atemhubvolumina zu applizieren. Mittels der alleinigen niederfrequenten Jet-Beatmung (Injektbeatmung) war die Verabreichung suffizienter Tidalvolumina möglich, mit der kombinierten Beatmungstechnik konnten jedoch schon bei geringeren Arbeitsdrucken die größten Atemhubvolumina verabreicht werden. Deshalb sollte dieser Beatmungsform speziell bei pulmonalen Risikopatienten der Vorzug gegeben werden.

Sonderform: Fiberoptische Bronchoskopie unter Jet-Ventilation

Eine fiberoptische Bronchoskopie kann bei einem beatmeten Patienten durch einen Endotrachealtubus durchgeführt werden. Eine gleichzeitige suffiziente Beatmung des Patienten ist jedoch nur dann möglich, wenn der Tubus ein ausreichend großes Lumen aufweist.

Ist aufgrund des zu geringen Innendurchmessers des Tubus eine suffiziente Beatmung nicht möglich, so besteht die Möglichkeit, den Patienten zu extubieren und orotracheal einen Jet-Katheter zu plazieren, über den die Beatmung durchgeführt werden kann [15]. Der Absaugkanal des Brochoskops kann für ein kontinuierliches Druckmonitoring verwendet werden, sodaß bei sorgfältiger Überwachung die Gefahr eines Barotraumas gering ist.

In experimentellen Untersuchungen zeigte sich, daß es auch möglich ist, über den Absaugkanal handelsüblicher Bronchoskope eine normofrequente Jet-Ventilation mit ausreichenden Tidalvolumina durchzuführen.

Im klinischen Einsatz konnten bei Erwachsenen zufriedenstellende Ergebnisse bezüglich Oxygenierung und Ventilation erzielt werden, wenn der Durchmesser des Absaugkanals mindestens 1,5 mm betrug [14].

Literatur

1. Benumof JL (1991) Anaesthesie in der Thoraxchirurgie. Gustav Fischer, Stuttgart
2. Borg UH, Eriksson I, Sjöstrand U (1980) High-frequency positive pressure ventilation (HFPPV): a review raised upon its use during bronchoscopy and for laryngoscopy and microlaryngeal surgery under general anesthesia. Anesth Analg 59: 594–603
3. Bradley JL, Moyes EN, Parke FW (1971) Modifications of Sanders' technique of ventilation durind bronchoscopy. Thorax 26: 112–114
4. Carden E, Chin B, Schwesinger WB (1973) The use of nitrous oxide during ventilation with the open bronchoscope. Anaesthesiology 39: 551–555
5. Carden E, Chin B, Burns WW, McDevitt NB, Carson T (1973) A comparison of venturi and side-arm venilation in anaesthesia for bronchoscopy. Canad Anaesthesiol Soc J 20: 569–574
6. Eriksson I, Sjöstrand U (1980) Effects of high-frequency positive-pressure ventilation (HFPPV) and general anesthesia on intrapulmonary gas distribution in patients undergoing diagnostic bronchoscopy. Anesth Analg 59: 585–593
7. Gebert E, Deilmann M, Pedersen P (1979) Die Injektbeatmung bei der Bronchoskopie. Anaesthesist 28: 378–389
8. Gerbershagen HU, Dortmann C, Theissing I, Giesecke AH (1971) Bronchoskopie: Beatmung mit einem Injektorsystem. Anaesthesist 20: 423–426
9. Hutchinson LH, Babinski M, Petruscak I (1949) Quart J Med Nr. 69
10. Komesanoff D, McKie B (1972) The „bronchoflator": a new technique for bronchoscopy under general anaesthesia. Br J Anaesth 44: 1057–1068
11. Mantel K, Butenandt I (1974) Die maschinelle Injektorbeatmung bei der Laryngo-Tracheoskopie und Bronchoskopie von Kindern. Med Klin 69: 1797–1801
12. Morales ES, Krumpermann LW (1973) The effects of instrumentation on gas flows during bronchoscopy using the Sanders ventilating attachment. Anesthesiology 38: 197–199
13. Sanders RD (1967) Two ventilatory attachments for bronchoscopes. Del Med J 39: 170
14. Sivarajan M, Stoler E, Kil HK, Bishop MJ (1993) Jet ventilation using fiberoptic bronchoscopes. Anesthesiology V 79, A 1222

15. Smith RB, Lindholm CE, Klain M (1976) Jet ventilation for fiberoptic bronchoscopy under general anesthesia. Acta Anaesthesiol Scand 20: 111–116
16. Vourch G, Fischler M, Michon F, Melchior JC, Seigneur F (1983) High-frequency jet-ventilation versus manual jet-ventilation during bronchoscopy in patients with tracheo-bronchial stenosis. Br J Anaesth 55: 969–972

1.4 Thoraxchirurgie

Bei thoraxchirurgischen Eingriffen werden die Patienten in der Regel mit einem Doppellumentubus intubiert, der die beiden Lungen funktionell voneinander trennt. Die zu operierende, oben liegende (nicht abhängige) Lunge wird nicht beatmet, die unten liegende (abhängige) Lunge erhält das gesamte Atemminutenvolumen. Da die zu operierende Lunge keine Atembewegungen aufweist, werden dem Chirurgen sehr gute Operationsbedingungen geboten. Diese Beatmungstechnik zieht aber schwerwiegende pathophysiologische Veränderungen nach sich (Abb. 77).

In der nicht ventilierten Lunge kommt es zur Ausbildung eines intrapulmonalen Rechts-Links-Shunts. Das Blut aus der nicht belüfteten Lunge fließt zum linken Herzen, ohne mit Sauerstoff gesättigt worden zu sein. Dadurch kommt es zu einem Abfall des paO_2 mit der Gefahr einer Hypoxämie.

An der beatmeten Lunge können folgende Veränderungen in unterschiedlichem Ausmaß auftreten [3]:

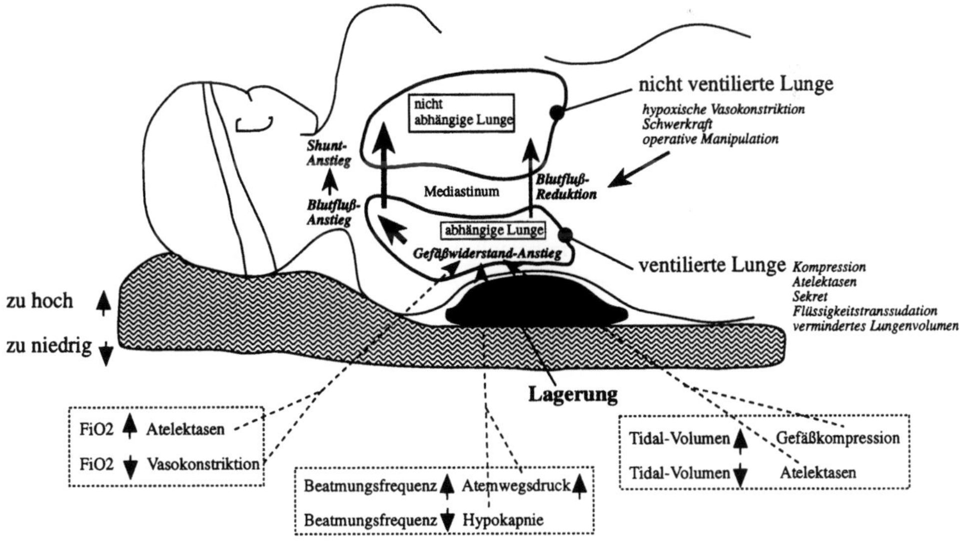

Abb. 77. Veränderungen der Lungenphysiologie unter Ein-Lungen-Beatmung. Einfluß verschiedener beatmungstechnischer als auch mechanischer Faktoren, welche zu einer Blutumverteilung verschiedenen Ausmaßes zur nichtventilierten Lunge und damit zu einer möglichen Erhöhung der Shunt-Fraktion führen können

Infolge Kompression durch das Gewicht der Abdominalorgane und des Mediastinums, sowie infolge suboptimaler Lagerung kann das Lungenvolumen der bei Seitenlage unten liegenden Lunge vermindert sein.

Atelektasen können mechanisch durch Kompression oder funktionell durch eine zu hohe Sauerstoffkonzentration bedingt sein. So kann es zur Bildung von Adsorptionsatelektasen kommen. Die, aufgrund der Lagerung behinderte Elimination von Sekreten fördert ihrerseits die Atelektasenbildung.

Bei länger anhaltender Seitenlage kann es zu einer Zunahme des Lungenwassers kommen.

Wird das Tidalvolumen der zu beatmenden Lunge zu hoch gewählt, so kann es zu einer Kompression kleiner Gefäße und dadurch zu einer Erhöhung des Gefäßwiderstandes der ventilierten Lunge kommen. Daraus resultiert ein Anstieg des Blutflusses zur nicht ventilierten Lunge mit einer Erhöhung der Shuntfraktion. Ein zu niedriges Tidalvolumen führt zur Atelektasenbildung in der abhängigen Lunge und hat dadurch ebenfalls einen Anstieg des Gefäßwiderstandes und eine Blutumverteilung zur nicht ventilierten Lunge hin zur Folge.

Durch hochfrequente Beatmung der nicht abhängigen Lunge sollen diese Pathomechanismen hintangehalten werden, ohne die Operationsbedingungen für den Chirurgen zu verschlechtern. Durch selektive Sauerstoffzufuhr in die nicht ventilierte Lunge kann der Rechts-Links-Shunt vermindert werden.

Ein wichtiger Vorteil der Jet-Beatmung in diesem Einsatzbereich ist die Möglichkeit, mittels dünner Atemwegskatheter kleine Tidalvolumina mit hohem Druck und hoher Frequenz in Lungenabschnitte zu leiten, die distal eines chirurgisch eröffneten Bronchialabschnittes gelegen sind. Ein konvektiver Gastransport über eröffnete Bronchialabschnitte hinweg ist nicht möglich.

Ein Vorteil für den Operateur liegt darin, daß die Trachea nicht komplett durch einen Tubus verlegt, sondern das eigentliche Operationsareal in seiner ganzen Zirkumferenz zugänglich ist. Dadurch können die Enden der Trachea bzw. des Bronchus nach der Resektion spannungslos adaptiert und anastomosiert werden.

Bei folgenden thoraxchirurgischen Eingriffen kann die Hochfrequenzbeatmung eingesetzt werden:

1.4.1 Operationen am Lungenparenchym zur Minimierung von Atemexkursionen,
1.4.2 Trachealresektionen und Trachealrekonstruktionen,
1.4.3 Carinaeingriffe.

1.4.1 Operationen am Lungenparenchym

Atembewegungen der zu operierenden Lunge werden vom Operateur als störend empfunden, da sie ein exaktes Präparieren verhindern. In tierexperimentellen Studien konnte gezeigt werden, daß unter einer kontinuierlichen Flow-Apnoe-Ventilation ein ausreichender Gasaustausch aufrechterhalten werden kann [1, 15]. In der klinischen Praxis werden transpleurale Eingriffe meist mit einem Doppellumentubus und Nichtbeatmung der zu operierenden Lunge durchgeführt, obwohl mit diesem Vorgehen eine Beeinträchtigung von Oxygenierung und Ventilation verbunden ist.

Bei solchen Eingriffen besteht die Möglichkeit einer hochfrequenten Beatmung der nicht abhängigen Lunge. Bei einer Pulsationsfrequenz von über 800/Minute ist die Lunge belüftet und neigt nicht zur Bildung von Atelektasen, zeigt bei offenem Thorax jedoch nur minimalste, makroskopisch nicht sichtbare, frequenzsynchrone Schwankungen. Die Anwendung hoher Beatmungsfrequenzen und großer Volumina kann die alveoläre Entleerungszeit vermindern, sodaß es zum Air-Trapping kommt. Als Konsequenz davon steigt der endexspiratorische distale Atemwegsdruck, ein Effekt, der als Auto-PEEP bezeichnet wird [13].

Trotz guter klinischer Ergebnisse hat sich eine hochfrequente Beatmung der zu operierenden Lunge nicht als Routinemethode durchgesetzt, da die hochfrequente Beatmung in der Regel über einen zusätzlichen Respirator durchgeführt wurde und diese Methode aufgrund des hohen gerätetechnischen Aufwandes auf Ablehnung stieß. Werden alleinige hochfrequente Beatmungsformen eingesetzt, so können sich weitere Probleme daraus ergeben, daß aus den Thoraxbewegungen keine Rückschlüsse auf die Suffizienz der Beatmung gezogen werden können, daß es schwierig ist, die Herzaktion und die Beatmung über ein Ösophagusstethoskop zu monitieren, daß ein hoher Gasfluß erforderlich ist und daß es schwierig sein kann, das Gasvolumen in der Lunge abzuschätzen, sodaß die Gefahr einer Überblähung besteht [12].

Die in der Folge beschriebenen hochfrequenten Beatmungstechniken, mit Ausnahme der superponierten Hochfrequenzbeatmung, die an unserer Klinik regelmäßig Anwendung findet, werden nur in Einzelfällen oder im Rahmen von kontrollierten Studien eingesetzt.

a. Die superponierte Hochfrequenzbeatmung

Für diese Beatmungstechnik wird ein Respirator benötigt, der in der Lage ist, simultan hoch- und niederfrequente Jet-Gasströme zu erzeugen, wie zum Beispiel das Bronchotron oder der Laryngojet.

Der Patient wird mit einem Doppellumentubus intubiert, die Beatmung der abhängigen Lunge erfolgt mittels normofrequenter Jet-Ventilation, die Beatmung der zu operierenden Lunge mittels hochfrequenter Jet-Ventilation. Bei Anwendung dieser Technik besteht kein zusätzlicher Geräteaufwand.

Respiratorgrundeinstellung

Niederfrequente Jet-Ventilation der abhängigen Lunge:

- FiO_2 0,4,
- Beatmungsfrequenz 10–15/Minute,
- Inspirationszeit 40%,

- Arbeitsdruck 0,01–0,015 bar/kg Körpergewicht,
- die Messung des Beatmungsdruckes erfolgt 10 cm distal der Jet-Kanüle.

Hochfrequente Jet-Ventilation der zu operierenden Lunge:

- FiO_2 0,4,
- Pulsationsfrequenz 800–1000/Minute,
- Inspirationszeit 40%,
- Arbeitsdruck 0,01 bar/kg Körpergewicht.

Diese Grundeinstellung wird an die individuellen Erfordernisse adaptiert. Der Arbeitsdruck wird so gewählt, daß der an der Tubusspitze gemessene Druck 6 bis 8 cm H_2O beträgt. Der mit diesem Druck korrelierende Blähungszustand der Lunge wird vom Operateur nicht als störend empfunden.

b. High-Frequency Pulsation (HFP)

Bei dieser Beatmungstechnik werden die beiden Lungen nicht getrennt beatmet, der Patient wird mit einem konventionellen Endotrachealtubus intubiert.

Respiratorgrundeinstellung:

- FiO_2 nach Blutgasanalysen,
- Pulsationsfrequenz 300/Minute,
- Inspirationszeit 30%,
- Arbeitsdruck 0,04–0,05 bar/kg Körpergewicht.

Auch hier muß die Respiratoreinstellung den individuellen Erfordernissen angepaßt werden.

In einer 16 Patienten umfassenden klinischen Studie war in allen Fällen eine zufriedenstellende Oxygenierung und Ventilation bei stabiler Hämodynamik zu erreichen [20].

c. High-Frequency Positive-Pressure Ventilation

Bei dieser Beatmungstechnik steht nicht die Ruhigstellung der zu operierenden Lunge im Vordergrund, sondern eine Verbesserung der Oxygenierung.

Über einen dünnen, ungecufften Endotrachealtubus, den man in den Hauptbronchus der abhängigen Lunge vorschiebt, wird die HFPPV appliziert. Aufgrund des geringen Durchmessers des Tubus ist ein ausreichender Gasabfluß gewährleistet. Ein Teil des Atemgases gelangt in die zu operierende Lunge.

Eine weitere Möglichkeit, das Jet-Gas zu applizieren, stellt die Verwendung eines Standardtubus dar. Das Gas wird in diesem Fall über individuell angefertigte Jet-Katheter und Spezialkonnektoren verabreicht.

Respiratorgrundeinstellung:

- FiO_2 nach Blutgasanalysen,
- Pulsationsfrequenz 200/Minute,

- Inspirationszeit 40%,
- Arbeitsdruck 0,01 bar/kg Körpergewicht.

Der Arbeitsdruck soll niedrig gehalten werden, um eine Überblähung der abhängigen Lunge zu vermeiden.

Trotz der unterschiedlichen Applikationsformen der HFPPV zeigen Oxygenation und Ventilation ein uniformes Verhalten. Mit dieser Beatmungstechnik konnten in einer klinischen Studie eine Verbesserung der Oxygenierung und eine Abnahme des intrapulmonalen Shunts erzielt werden [6]. Es kann eine suffiziente Beatmung mit geringeren Beatmungsdrucken gewährleistet werden, die Lungenbewegungen sind reduziert und dadurch die Operationsbedingungen für den Chirurgen deutlich besser [18, 24–26].

d. High-Frequeny Jet-Ventilation

Auch diese Form der Jet-Ventilation wird über einen konventionellen Tubus durchgeführt. Je höher die Pulsationsfrequenz gewählt wird, umso geringer sind die pulsationssynchronen Bewegungen der Lunge, umso geringer sind aber auch die applizierten Tidalvolumina. Bei hohen Frequenzen kann es deshalb zu einer CO_2 Retention kommen.

Respiratorgrundeinstellung:

- FiO_2 nach Blutgasanalysen,
- Pulsationsfrequenz 180–720/Minute,
- Inspirationszeit 50%,
- Arbeitsdruck 0,03–0,04 bar/kg Körpergewicht.

e. High-Frequency Oscillation

Diese Beatmungstechnik ist für Eingriffe in peripheren Lungenabschnitten geeignet, nicht aber für Eingriffe am Mediastinum oder an den großen Atemwegen [12].

Bei Verwendung niedriger Oszillationsfrequenzen (3 Hz) gewährleistet die HFO eine zufriedenstellende Oxygenierung und Ventilation, es können sich jedoch oszillatorisch bedingte Schwankungsbewegungen an den großen Atemwegen, am Lungenhilus und den mediastinalen Strukturen bemerkbar machen, was die chirurgische Manipulation erschwert. Die Arbeitsbedingungen in den peripheren Lungenabschnitten sind zufriedenstellend.

f. Sonderform

Unilaterale Hochfrequenzbeatmung der zu operierenden Lunge, sowie kontralaterale IPPV-Ventilation über einen Doppellumentubus.

Dieser Kompromiß wurde bei einem pulmonalen Risikopatienten gewählt, sodaß einerseits eine ausreichende Ventilation sichergestellt werden konnte, andererseits dem Operateur zufriedenstellende Bedingungen geboten wurden [19].

1.4.2. Trachealresektionen und Trachealrekonstruktionen

a. Vorgehen bei konventioneller Beatmung (Abb. 78a–d)

Zunächst erfolgt die endotracheale Intubation in der Weise, daß die Tubusspitze oberhalb der Stenose liegt (Abb. 78a). Nach der Eröffnung der Trachea distal der Stenose wird ein zweiter Tubus in die eröffnete Trachea plaziert (Abb. 78b), und über diesen Tubus erfolgt die Beatmung des Patienten während der Resektion der Stenose und der anschließenden Anastomosierung der Trachealhinterwand (Abb. 78c). Dann wird der distale Tubus entfernt und die Anastomosierung der Trachea unter Beatmung über den proximal gelegenen Tubus, der nach distal bis über die Anastomose vorgeschoben wird, fortgesetzt (Abb. 78d).

Für diese Vorgangsweise sind zwei Tuben erforderlich, die Beatmung muß für die zweite Intubation unterbrochen werden, der Tubus behindert den Chirurgen bei der Anastomosierung der beiden Trachealenden.

Um die Bedingungen für den Operateur zu verbessern, wurden versuchsweise verschiedene Formen der Jet-Ventilation zur Beatmung des Patienten eingesetzt.

Bei der Resektion von Trachealstenosen wurden zunächst niederfrequente Jet-Ventilationstechniken unter Benutzung des Venturi-Prinzips angewendet [2, 10, 14, 17]. Für den Chirurgen waren so die Operationsbedingungen deutlich besser als unter konventioneller Beatmung, es kam jedoch wiederholt zu einer Retention von CO_2 aufgrund von Hypoventilation und Reentrainment von ausgeatmetem CO_2.

In der Folge wurden hochfrequente Beatmungsformen eingesetzt, bei denen die Applikation des Atemgases entweder über einen Jet-Katheter, oder über einen dünnen, ungecufften Endotrachealtubus, der einen ungehinderten Gasabfluß ermöglichte, erfolgte [7, 9, 11, 22, 28].

b. Vorgangsweise unter Jet-Ventilation

Der Patient wird zunächst mit einem konventionellen Tubus intubiert. Durch diesen Tubus und weiter durch den stenotischen Trachealabschnitt wird anschließend ein dünner Beatmungskatheter vorgeschoben, über den die Hochfrequenzbeatmung durchgeführt wird. Bei Vorliegen von hochgradigen Stenosen ist darauf zu achten, daß danach ein ausreichendes Restlumen für den Gasabfluß erhalten bleibt, um eine Überblähung des Lungenparenchyms zu vermeiden.

Es kann eine kontinuierliche Beatmung des Patienten ohne für den Chirurgen hinderliche Tuben durchgeführt werden (Abb. 79).

1.4.3 Eingriffe mit Beteiligung der Carina

a. Vorgehen bei Carinaresektionen unter konventioneller Beatmung (Abb. 80a–d)

Es erfolgt zunächst die Intubation der Trachea oberhalb des pathologischen Prozesses mit einem konventionellen Endotrachealtubus (Abb. 80a). An-

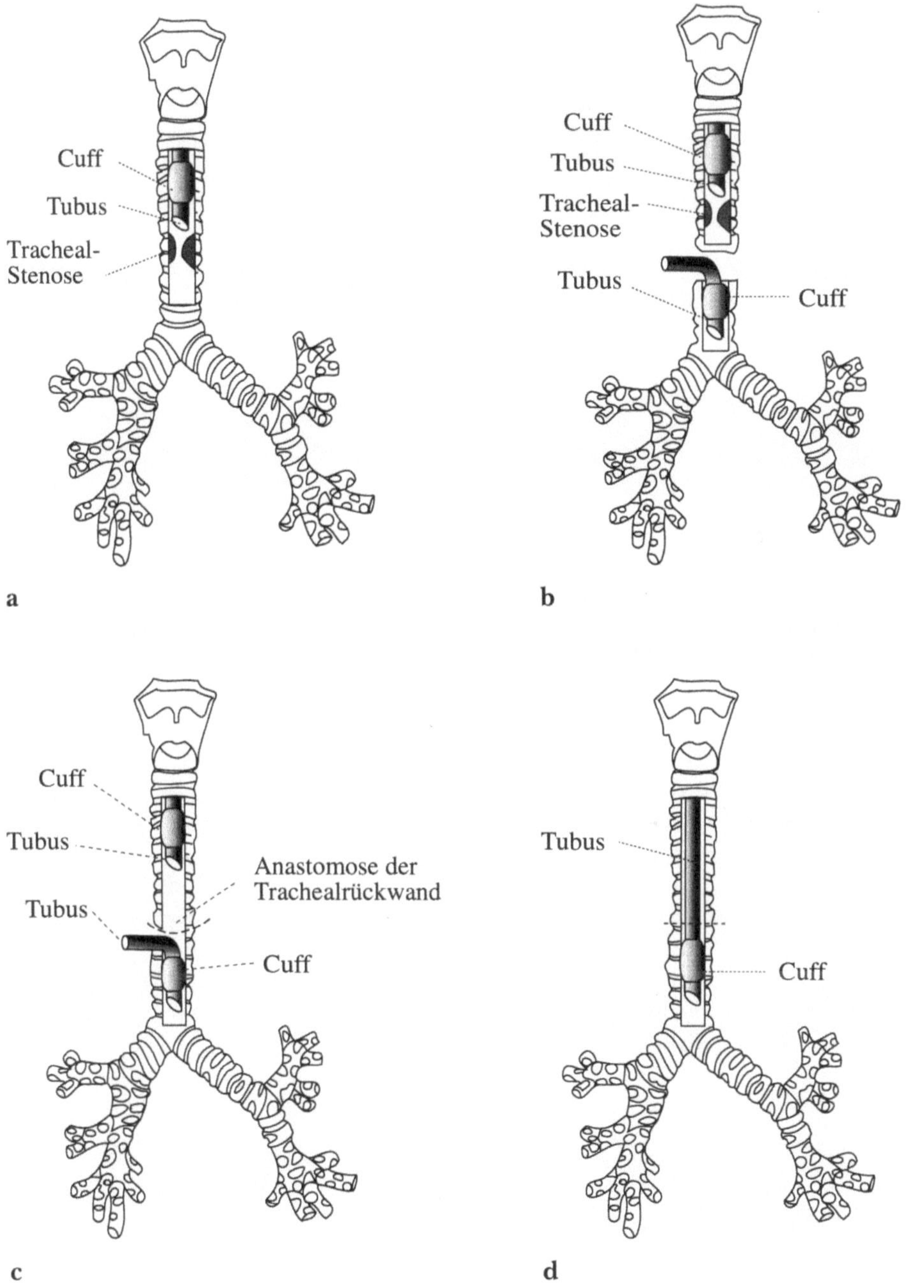

Abb. 78. Atemwegsmanagement und chirurgisches Vorgehen für die Trachealresektion unter konventioneller Beatmung (a–d)

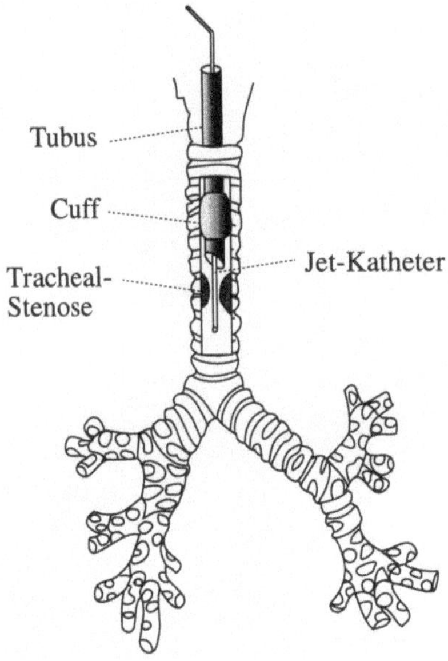

Abb. 79. Atemwegsmanagement und chirurgisches Vorgehen bei der Resektion einer Trachealstenose unter Jet-Ventilation

schließend wird der Hauptbronchus distal der Läsion eröffnet, intubiert und beatmet (Abb. 80b).

Während so eine Oxygenierung und Ventilation des Patienten gewährleistet ist, erfolgt die Resektion der Carina und anschließend die Anastomosierung des einen Hauptbronchus (Abb. 80c). Es wird nun die Beatmung über den tracheal gelegenen Tubus, der nach distal vorgeschoben wird, sodaß der Cuff in Höhe der Anastomose liegt, fortgesetzt. Der zweite Tubus wird aus dem anderen Hauptbronchus entfernt und eine Anastomosierung desselben in die Trachea durchgeführt (Abb. 80d).

b. Vorgangsweise bei Eingriffen an der Carina unter Jet-Ventilation

Für die Durchführung dieser Beatmungsform werden für die Sleeve-Pneumonektomie, die Sleeve-Lobektomie und die Carinaresektion unterschiedliche Techniken angewendet.

Sowohl bei einer Sleeve-Lobektomie, als auch bei einer Sleeve-Pneumonektomie werden, allerdings nur bei kleinen Patientenkollektiven, hochfrequente Beatmungstechniken erfolgreich eingesetzt [6, 16, 23, 27], sie kommen trotz guter Ergebnisse und hoher Sicherheit für den Patienten aber nicht routinemäßig zum Einsatz.

Es besteht prinzipiell die Möglichkeit, die Beatmung über einen oder über zwei Jet-Katheter durchzuführen. Die Verabreichung der Jet-Gase kann mit einem oder mit zwei Jet-Ventilatoren erfolgen.

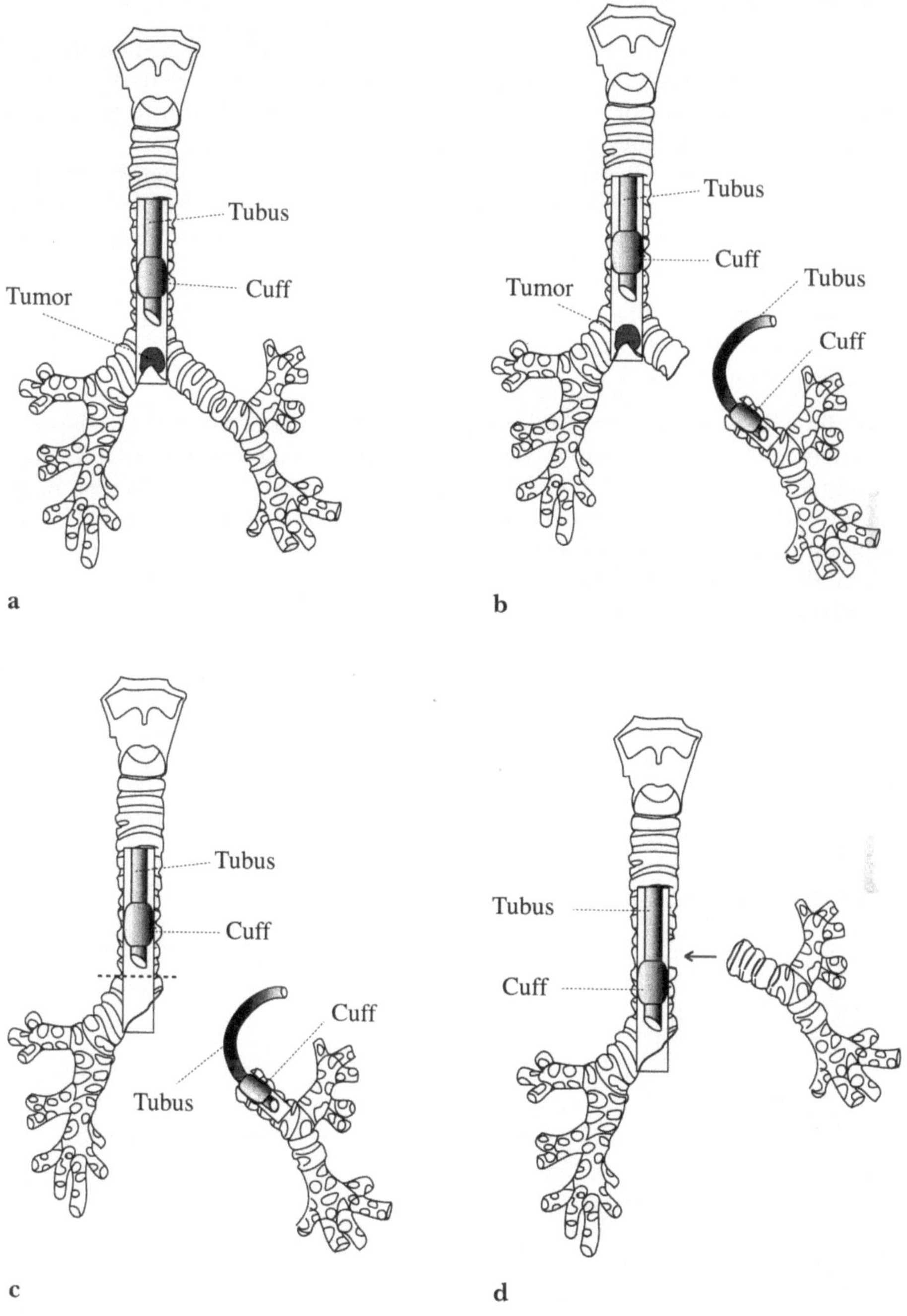

Abb. 80a–d. Atemwegsmanagement und chirurgisches Vorgehen bei der Carinaresektion

Sleeve-Pneumonektomie (Abb. 81):

Bei der Sleeve-Pneumonektomie, einem Eingriff, der eine Pneumonektomie mit einer Excision der Carina und einer Rekonstruktion der tracheobronchialen Anastomose umfaßt, kann mittels der HFPPV eine suffiziente Beatmung unter Verwendung eines Jet-Katheters sichergestellt werden [8].

Ein Jet-Katheter (Innendurchmesser 2 mm) kann über einen konventionellen Tubus im kontralateralen Hauptbronchus plaziert werden, für die Hochfrequenzbeatmung ist folgende Respiratoreinstellung als Ausgangsbasis geeignet:

- Arbeitsdruck 1,2 bar,
- Frequenz 100 bis 600 pro Minute,
- Inspirationszeit 40%.

Auf diese Weise kann eine kontinuierliche Beatmung der Lunge sichergestellt werden, und dem Operateur wird ein ungehinderter Zugang zum Operationsgebiet ermöglicht. Im Vergleich zur konventionellen Ein-Lungen-Beatmung können unter diesem Vorgehen eine bessere Oxygenierung und eine Abnahme des intrapulmonalen Shunts erzielt werden. Der kontinuierliche Gasabfluß aus der hochfrequent beatmeten Lunge verhindert weiters die Aspiration von Blut und Sekret.

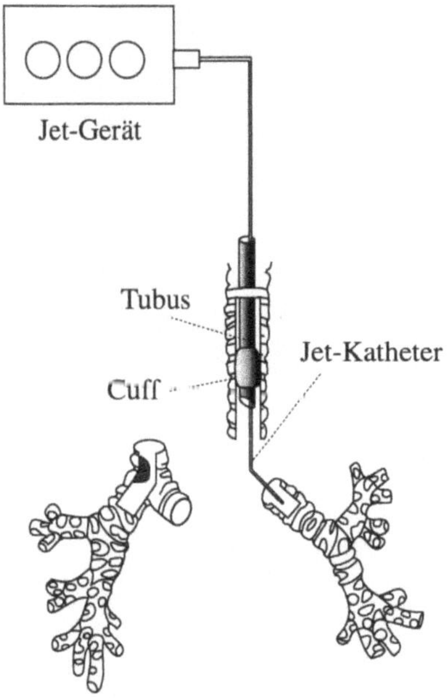

Abb. 81. Sleeve-Pneumonektomie rechts unter HFPPV mit Lage des Jet-Katheters im linken Hauptbronchus

Sleeve-Lobektomie:
Das gleiche Vorgehen, die Plazierung eines Jet-Katheters durch einen Tubus, kann auch bei einer Sleeve-Lobektomie (Manschettenresektion) gewählt werden.

Eine zufriedenstellende Beatmung läßt sich mit zwei Jet-Kathetern, die über ein Y-Stück mit einem Jet-Gerät verbunden sind, erzielen (Abb. 82).

Entfernung des rechten Oberlappens mit einem Teil des Hauptbronchus. Nachfolgend Reanastomosierung des Mittel- und Unterlappens an die Trachea.

Der Vorzug ist jedoch einer selektiven Jet-Ventilation mit zwei getrennten Jet-Respiratoren aufgrund einer individuelleren lungenbezogenen Geräteeinstellung zu geben (Abb. 83).

Carinaresektionen:
Carinaresektionen wurden anfänglich mit gutem Erfolg unter Verwendung niederfrequenter Jet-Ventilationsformen und Ausnutzung des Venturi-Prinzips durchgeführt [4, 23]. Eine zufriedenstellende Beatmung während einer Carinaresektion konnte auch mittels High-Flow-Ventilation über zwei Jet-Katheter erzielt werden [15].

1982 führte El Baz erstmals erfolgreich eine hochfrequente Jet-Ventilation bei zwei Patienten mit Carinatumoren durch. Die Jet-Ventilation erfolgte über einen durch den Tubus gelegten Jet-Katheter (Abb. 84). In weiterer Folge wurden Carina-Resektionen mit zwei Kathetern und zwei Jet-Geräten durchgeführt [5, 21].

Es ist einer differenzierten selektiven hochfrequenten Jet-Ventilation jeder Lunge mit je einem Jet-Katheter mit je einem Jet-Gerät der Vorzug gegenüber der Jet-Ventilation mit nur einem Katheter zu geben.

Folgende Vorgangsweise kann gewählt werden:

Nach der Intubation des Patienten mit einem Standardtubus wird der Patient zunächst konventionell beatmet. Nach der Eröffnung der Trachea werden zwei Jet-Katheter mit einem Durchmesser von 2,0 bis 2,4 mm durch den Tubus in den rechten und linken Hauptbronchus vorgeschoben. Anschließend wird die Jet-Beatmung über zwei Jet-Geräte begonnen (Abb. 85).

Die FiO_2 wird nach Bedarf gewählt, das I : E-Verhältnis sollte zunächst 50% betragen, die Beatmungsfrequenz mindestens 150/Minute. Der Arbeitsdruck sollte anfänglich bei einem bar liegen. Bei einem Arbeitsdruck von über zwei bar kommt es, abhängig auch vom Lumen des verwendeten Jet-Katheters, zu einer deutlichen Blähung der Lunge. Wird eine geringere Blähung gewünscht, so muß der Arbeitsdruck reduziert werden.

Diese Form der Jet-Ventilation ermöglicht dem Operateur ungehinderten Zugang zum Operationsgebiet. Da nur dünne Katheter in der Trachea und in jedem Hauptbronchus liegen, ist die gesamte Zirkumferenz zugänglich und es kann spannungsfrei anastomosiert werden. Die Anwendung kleiner Tidalvolumina, kurzer Inspirationszeiten und niedriger Arbeitsdrucke kann Bewegungen des Mediastinums und Katheterbewegungen reduzieren.

Der durch die hochfrequente Beatmung erzeugte kontinuierlich positive Atemwegsdruck mit Auto-PEEP-Effekt erhöht die funktionelle Residualkapa-

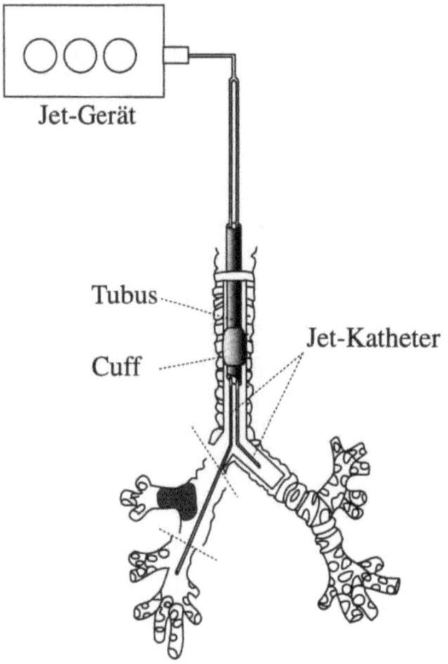

Abb. 82. Sleeve-Lobektomie (Manschettenresektion)

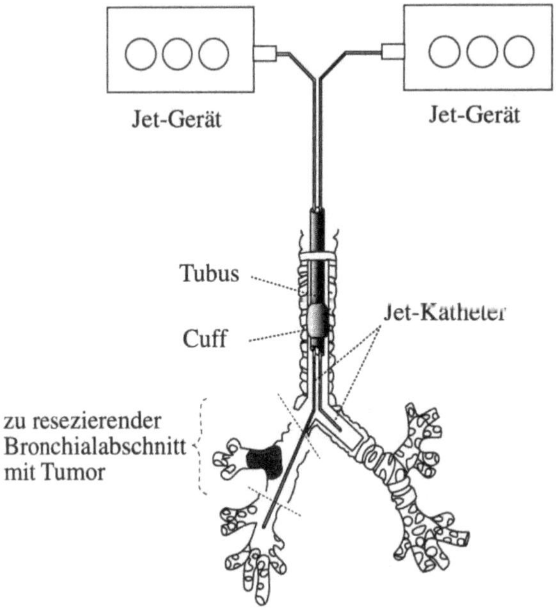

Abb. 83. Sleeve-Lobektomie mit zwei Jet-Kathetern und zwei Jet-Respiratoren

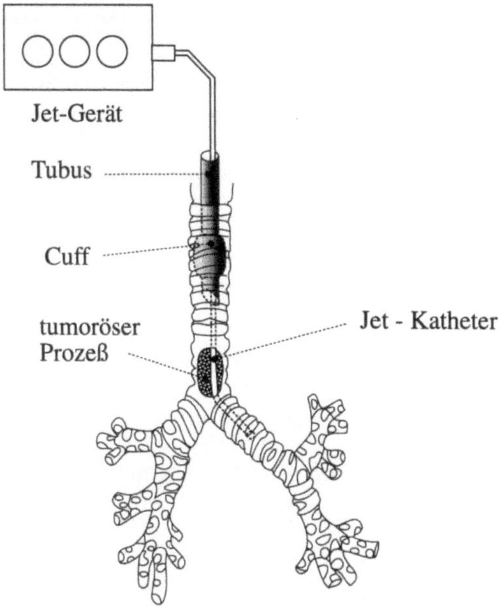

Abb. 84. Carinaresektion mit einem Jet-Katheter und einem Jet-Gerät

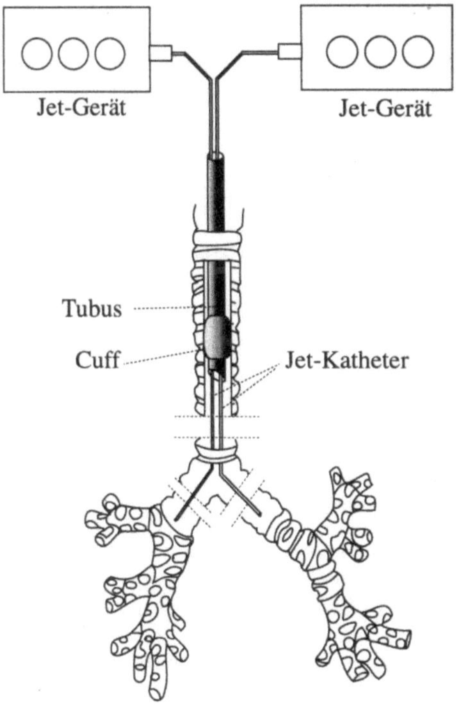

Abb. 85. Carinaresektion mit zwei Jet-Kathetern und zwei Jet-Geräten

zität, vermindert das Ventilations-Perfusions-Mißverhältnis und verringert das Aspirationsrisiko.

Durch Einsatz der Hochfrequenzbeatmung über die Jet-Katheter ist auch in der Phase der Unterbrechung der großen Atemwege ein ausreichender Gasaustausch möglich.

Endgültige Aussagen können jedoch erst dann gemacht werden, wenn größere Fallzahlen vorliegen.

Literatur

1. Babinski MF, Smith RB, Bunegin L (1986) Continuous-flow apneic ventilation during thoracotomie. Anesthesiology 65: 399–404
2. Baraka A (1977) Oxygen jet-ventilation during tracheal reconstruction in patients with tracheal stenosis. Anesth Analg 56: 429–432
3. Benumof JL (1991) Anaesthesie in der Thoraxchirurgie. Gustav Fischer, Stuttgart
4. Clarkson WB, Davies JR (1978) Anaesthesia for carinal resection. Anaesthesia 33: 815–819
5. Crinquette V, Wurtz A, Leroy S, Dalmas S (1989) Resection et reconstruction de la bifurcation tracheale sous jet-ventilation a haute frequence separee sur les deux poumons. Ann Chir 43: 673–676
6. El-Baz N, El-Ganzouri A, Gottschalk W, Jesnik R (1981) One-lung high-frequency positive pressure ventilation for sleeve pneumonectomie: an alternative technique. Anesth Analg 60: 683–686
7. El-Baz N, Holinger L, El-Ganzouri A, Gottschalk W, Ivankovich D (1982) High-frequency positive-pressure ventilation for tracheal reconstruction supported by tracheal T-tube. Anesth Analg 61: 796–800
8. El-Baz N, Jesnik R, Faber LP, Faro RS (1982) One-lung high-frequency ventilation for tracheoplasty and bronchoplasty: a new technique. Ann Thorac Surg 34: 564-570
9. El-Baz N, Kittle CF, Faber LP, Welsher W (1982) High-frequency ventilation with an uncuffed endobronchial tube. A new technique for one lung anesthesia. J Thorac Cardiovasc Surg 84: 823–828
10. English LP (1974) Management of anaesthesia during tracheal resection. Anaesthesia 29: 305–306
11. Eriksson I, Nilsson LG, Nordström S, Sjöstrand U (1975) High-frequency positive-pressure ventilation (HFPPV) during trabnsthoracic resection of tracheal stenosis and during perioperative bronchoscopic examination. Acta Anaesthesiol Scand 19: 113–119
12. Glenski JA, Crawford M, Rehder K (1986) High-frequency, small-volume ventilation during thoracic surgery. Anesthesiology 64: 211–214
13. Howland WS, Carlon GC, Goldinger PL, Rooney SM, Concepcion I, Baltis MS, Mc Cormack PM (1987) High-frequency jet-ventilation during thoracic surgical procedures. Anesthesiology 67: 1009–1012
14. Lee P, English ICW (1974) Management of anaesthesia during tracheal resection. Anaesthesia 29: 305–306
15. McClish A, Deslauriers J, Beaulieu M, Desrosiers R, Fugere L, Ginsberg RJ, Herbert C, Heroux M, Martineau A, Piraux M, Proulx (1985) High-flow catheter ventilation during major tracheobronchial reconstruction. J Thorac Cardiovasc Surg 89: 508–512
16. McKinney M, Coppel DL, Gibbons JR, Crosgrove J (1988) A new technique for sleve resection and major bronchial resection using twin catheters and high-frequency jet-ventilation. Anaesthesia 43: 25–26
17. McNaughton FI (1975) Catheter inflation in tracheal stenosis. Br J Anaesth 47: 1225–1227

18. Malina JR, Nordström SJ, Sjöstrand UH, Wattwil LM (1981) Clinical evaluation of high-frequency positive-pressure ventilation (HFPPV) in patients scheduled for open-chest Surgery. Anesth Analg 60: 324–330
19. Morgan BA, Perks D, Conacher ID, Paes ML (1987) Combined unilateral high-frequency jet-ventilation and contralateral intermittent positive pressure ventilation. Anaesthesia 42: 975–979
20. Mutz N, Baum M, Benzer H, Koller W, Moritz E, Pauser G (1984) Intraoperative application of high-frequency ventilation. Crit Care Med 12: 800–802
21. Perera ER, Vidic DM, Zivot J (1993) Carinal resection with two high-frequency jet-ventilation delivery systems. Can J Anaesth 40: 59–93
22. Rogers RC, Gibbons J, Crosgrove J, Coppel DL (1985) High-frequency jet-ventilation for tracheal surgery. Anaesthesia 40: 32–36
23. Salzer GM, Kroesen G, Hofer E (1985) Catheter jet-ventilation, a favorable technique during resection of the central tracheobronchial system. Thorac Cardiovasc Surgeon 33: 276–278
24. Seiki S, Fukushima Y, Goto K, Kondo T, Konishi H, Kosaka F (1983) Facilitation of intrathoracic operations by means of high-frequency ventilation. J Thorac Cardiovasc Surg 86: 388–392
25. Sjöstrand UH, Wattwil LM, Borg UR, Berggren LE (1982) Volume-controlled high-frequency positive-pressure ventilation as a useful mode of ventilation during open-chest Surgery – a report of three cases. Respiratory Care 27: 1380–1385
26. Smith RB, Hoff BH, Rosen L, Wilson E, Swartzmann S (1981) High-frequency ventilation during pulmonary lobectomy – three cases. Respiratory Care 26: 437–441
27. Watanabe Y, Murakami S, Takashi I, Murakami T (1988) The clinical value of high-frequency jet-ventilation in major airway reconstructive surgery. Scand J Thorac Cardiovasc Surg 22: 227–233
28. Young-Beyer P, Wilson RS (1988) Anesthetic management for tracheal resection and reconstruction. J Cardiothorac Vasc Anesth 2: 821–835

1.5 Neurochirurgie

Bei neurochirurgischen Operationen ist es entscheidend für den Outcome des Patienten, daß die Ausbildung eines massiven Hirnödems vermieden wird. Neben dem Einsatz von Barbituraten und osmotischen Diuretika kommt der Beatmung eine herausragende Bedeutung in der Prophylaxe eines Hirnödems zu. Da die Regulation der zerebralen Durchblutung metabolisch-chemisch über pH-Änderungen im Bereich der Astroglia [2] erfolgt und CO_2 die Blut-Hirnschranke frei passieren kann, hat der $paCO_2$ bestimmenden Einfluß auf die zerebrale Durchblutung (siehe Teil B, Kapitel 2.3, Hirndrucktherapie). Eine Hyperventilation mit einem $paCO_2$ von 28 bis 34 mmHg ist deshalb Basistherapie und Prophylaxe eines Ödems. Wird die Hyperventilation weiter forciert ($paCO_2$ von 20 mmHg oder darunter), so besteht die Gefahr einer zerebralen Hypoxie, einerseits durch die extreme Engstellung der Gefäße, andererseits durch die Linksverschiebung der Sauerstoffdissoziationskurve infolge der Alkalose [6].

Wie in verschiedenen Tierversuchen nachgewiesen werden konnte, wird durch die hochfrequente Beatmung selbst im Vergleich zur konventionellen Beatmung weder bei intakter, noch bei gestörter Autoregulation die zerebrale Durchblutung beeinflußt [3, 7]. In eigenen Untersuchungen bei Patienten mit kritischer zerebraler Durchblutung konnten wir sehen, daß die Blutflußgeschwindigkeit in der Arteria cerebri media bei gleichem $paCO_2$ unter konventioneller Beatmung und unter superponierter Hochfrequenz Jet-Ventilation gleich ist.

Mittels hochfrequenter Beatmungsformen können die atemsynchronen Hirndruckschwankungen bei normalem Hirndruck vermindert und bei erhöhtem Hirndruck völlig ausgeschaltet werden [3]. Dadurch ist eine Senkung des mittleren intrakraniellen Druckes unabhängig vom $paCO_2$ möglich. Dieser Vorteil der Hochfrequenzbeatmung kann aber häufig nicht genutzt werden, weil es aufgrund der geringen Tidalvolumina vor allem bei bestehender pulmonaler Problematik (eingeschränkter Compliance) oder adipösen Patienten zu einer Hyperkapnie kommen kann [5], die bei Patienten mit Hirndruckproblemen und gestörter Autoregulation in jedem Fall vermieden werden muß. Eine Kombination von hochfrequenter und normofrequenter Jet-Beatmung kann eine sichere CO_2 Elimination gewährleisten und ist deshalb in der Regel monofrequenten Jet-Ventilationsformen vorzuziehen [1].

Ein weiterer Vorteil der Hochfrequenzbeatmung liegt in der Tatsache, daß eine suffiziente Oxygenierung und Ventilation meist mit niedrigeren Atemwegsspitzendrucken als unter konventioneller Beatmung zu erzielen sind, und so über die Senkung des intrapleuralen Druckes [4] indirekt ein günstiger Einfluß auf den Hirndruck ausgeübt wird.

Aufgrund der beschriebenen Vorteile kann bei Patienten mit bestehender Hirndruckproblematik sowohl intraoperativ als auch während des Aufenthalts auf der Intensivstation eine alleinige hochfrequente oder simultane hoch- und normofrequente Jet-Beatmung vorteilhaft sein. Während diese Beatmungstechniken im intensivmedizinischen Bereich häufig angewendet weden, kommen sie intraoperativ nur in Einzelfällen zum Einsatz. Ein Hauptgrund dafür liegt wohl in der Tatsache, daß neurochirurgische Operationen oft in sitzender Position oder in Bauchlage durchgeführt werden. Wird intraoperativ ein Anstieg des $paCO_2$ registriert, oder treten technische Probleme mit dieser, im neurochirurgischen OP doch ungewohnten Beatmungstechnik auf, die zur Umstellung auf eine konventionelle Beatmungsform zwingen, so ist der Zugang zum Tubus erschwert oder sogar erst nach Unterbrechung der Operation möglich. Bei optimaler Einstellung des konventionellen Respirators sind in dieser Indikation die Vorteile einer Hochfrequenzbeatmung nicht so groß, daß sie die Probleme aufwiegen, die dadurch entstehen können.

Literatur

1. Aloy A, Schachner M, Spiss C, Cancura W (1990) Tubuslose translaryngeale superponierte jet-ventilation. Anaesthesist 39: 493–498
2. Astrup J (1977) Cortical evoked potentials and extracellular K and Na at critical levels of brain ischemia. Stroke 8: 51
3. Bunegin L, Smith RB, Sjostrand UH, Albin MS, Babinski MF, Helsel P, Borg U (1984) Regional organ blood flow during high-frequency positive-pressure ventilation (HFPPV) and intermittent positive-pressure ventilation (IPPV). Anesthesiology 61: 416–419

4. Carlon GC, Pierri MK, Howland WS (1982) High-frequency jet-ventilation theoretical considerations and clinical observations. Chest 81: 350–354
5. Cros AM, Guenard H, Boudey C (1988) High-frequency jet-ventilation with helium and oxygen (heliox) Versus nitrogen and oxygen (nitrox). Anesthesiology 69: 417–419
6. Michenfelder JD, Theye RA (1969) The effects of profound hypocapnia and dilutional anemia on canine cerebral metabolism and blood flow. Anesthesiology 31: 449
7. Toutant SM, Todd MM, Drummond JC, Shapiro HM (1983) Cerebral blood flow during high-frequency ventilation in cats. Crit Care Med 11: 712–715

2. Intensivmedizin

2.1 Lungenversagen-ARDS

Trotz enormer Fortschritte auf dem Gebiet der Intensivmedizin liegt die Mortalität von Patienten mit Lungenversagen, hervorgerufen durch Sepsis oder ARDS, immer noch über 50% [20]. Multiple Pathomechanismen sind verantwortlich für schwerwiegende morphologische und funktionelle Lungenveränderungen, sodaß eine ausreichende Oxygenierung der Patienten mittels konventioneller Beatmung oft nicht mehr möglich ist. So kommt es zu einer Zunahme des intrapulmonalen Shunts und des Totraumquotienten. Die Permeabilitätsstörung der Alveolarwand, hervorgerufen durch Membranfragmentationen der Endothelzellen und eine Degeneration der alveolären Epithelzellen (Typ I Pneumozyten), begünstigt die Entstehung eines proteinreichen interstitiellen und intraalveolären Ödems, wodurch wiederum der Gasaustausch erheblich erschwert wird. Die Schädigung der Alveolarepithelien führt weiters zu einer Abnahme der Surfactantproduktion und fördert damit die Bildung von Atelektasen. Der zusätzliche Funktionsverlust des Surfactant ist auf die Anwesenheit funktioneller Inhibitoren, seine abnorme Zusammensetzung und die proteolytische Störung der Einzelkomponenten zurückzuführen. Bei längerem Bestehen des Krankheitsbildes kommt es zur Fibrosierung und Proliferation der Typ II Pneumozyten. Durch die Abnahme der Compliance der Lunge steigt das Risiko für die Entstehung eines Barotraumas. Dies ist besonders deshalb relevant, weil für die Aufrechterhaltung einer suffizienten Sauerstoffsättigung meist ein hoher PEEP bzw. hohe Atemwegsspitzendrucke aufgewendet werden müssen [13]. Die für diese Krankheitsbilder typische pulmonale Hypertonie führt zusammen mit den hohen Beatmungsdrucken zu einer Verschlechterung der Hämodynamik [17] und übt damit wiederum einen negativen Einfluß auf den Sauerstofftransport aus. Es ist deshalb von entscheidender Bedeutung, die Hämodynamik dieser Patienten durch den Einsatz von Katecholaminen zu optimieren, durch genaue Bilanzierung der Flüssigkeitszufuhr die Ödembildung hintanzuhalten und durch kinetische Therapie das Mißverhältnis zwischen Perfusion und Ventilation positiv zu beeinflussen. Neben diesen flankierenden Maßnahmen bleibt die Respiratortherapie (Tabelle 3) der entscheidende Faktor für das Outcome der Patienten.

Tabelle 3. Beatmungsstrategien beim Lungenversagen

CPAP mit erhöhter FiO_2
ASB, SIMV
Kontrollierte Beatmung
Pressure Controlled Ventilation, Inversed Ratio Ventilation
Kontrollierte Permissive Hypoventilation
Beatmung mit NO
Kombination von CMV und Hochfrequenzbeatmung
IVOX, $ECCO_2$, ECMO

Neue Methoden der Beatmungstechnik sind entwickelt worden, um den Gasaustausch effektiver zu gestalten und die negativen Effekte eines hohen Atemwegsdruckes auf die Lunge und das kardiovaskuläre System bei Patienten mit schweren Lungenveränderungen vermeiden zu können. Im Gegensatz zu früher verwendeten volumskontrollierten Beatmungsformen, die die in sie gesetzten Erwartungen nicht erfüllen konnten, werden nun zunehmend druckkontrollierte Formen eingesetzt [3, 16]. Aus zahlreichen Untersuchungen ist bekannt, daß ein direkter Zusammenhang zwischen Beatmungsdruck und Oxygenierung besteht [18].

Neben normofrequenten werden auch hochfrequente druckkontrollierte Beatmungsformen verwendet, um die Oxygenierung zu verbessern. Mit monofrequenten Jet-Beatmungstechniken, wie High-Frequency Positive Pressure Ventilation (HFPPV), High-Frequency Jet-Ventilation (HFJV) und High-Frequency Oscillation (HFO) kann zwar häufig eine deutliche Erhöhung des arteriellen paO_2 erzielt werden, aufgrund der niedrigen Tidalvolumina, die bei manchen Formen sogar kleiner als der anatomische Totraum sind, kommt es jedoch zu einer Retention von CO_2. und nachfolgend zur respiratorischen Acidose.

Mit der von El-Baz et al. 1982 eingeführten, modifizierten Combined High-Frequency Ventilation (CHFV) konnte bei Patienten mit schwerstem Lungenversagen erstmals eine Verbesserung der Oxygenation bei zufriedenstellender CO_2-Elimination erzielt werden [6]. Es wurden dabei zunächst zwei hochfrequente Beatmungsformen (HFPPV und HFO) miteinander kombiniert, auf eine Basisfrequenz von bis zu 60 Atemzügen pro Minute wurden hochfrequente Gasimpulse (bis zu 3000 pro Minute) superponiert.

Nach diesen ersten Erfolgen mit der Kombination zweier Beatmungsformen unterschiedlicher Geschwindigkeit wurden verschiedene Arten der Hochfrequenzbeatmung mit Formen einer normofrequenten konventionellen Beatmung kombiniert. Die meist verwendete Kombination stellt eine Intermittend Mandatory Ventilation (IMV) mit einer Frequenz von 1 bis 5 Atemzügen pro Minute mit einer hochfrequenten Beatmungsform (Impulsrate von 150 bis 250 pro Minute) dar. Bei diesen Formen der Combined High-Fre-

Tabelle 4. In der Literatur beschriebene Formen der Combined High-Frequency Ventilation

Autor	Frequenz (NF/HF)	Modus
El Baz et al.	60/3000	HFPPV, HFO
Yeston et al.	2/250	IMV, HFO
Keszler et al.	5–7/200	IMV, HFJV
Boynton et al.	5–10/1200	IMV, HFO
Barzilay et al.	1–5/130–170	IMV, HFPPV
Borg et al.	15–20/900–1200	PC, HFO
Jousela et al.	15/360	CMV, HFV
Aloy et al.	15–20/300–800	NFJV, HFJV

quency Ventilation ist der normofrequente Anteil der Beatmung mit seinen größeren Tidalvolumina für die CO_2 Elimination verantwortlich, während über den hochfrequenten Anteil eine Verbesserung der Oxygenierung erzielt werden kann.

Die beschriebenen Beatmungsformen kommen nicht routinemäßig zum Einatz, sondern gelten eher als Ultima Ratio bei Patienten mit schwerem Lungenversagen. Es können so jedoch immer wieder überzeugende Erfolge bei der Beatmung von Patienten erzielt werden, deren Hypoxie mit etablierten Beatmungsformen nicht beherrscht werden kann.

Es werden verschiedene Applikationstechniken angewandt:

a. CHFV: Ein konventioneller Respirator wird mit einem Hochfrequenzbeatmungsgerät kombiniert

Bei dieser Technik wird der Applikationsschlauch des Hochfrequenzbeatmungsgerätes mit einem 16 f Venenkatheter konnektiert und über einen Adapter dicht mit dem Endotrachealtubus verbunden. Die Spitze des Katheters endet bei Erwachsenen direkt vor der Tubusspitze, bei Kindern 5 cm vor der Tubusspitze [2].

Die Befeuchtung des Atemgases wird einerseits über den konventionellen Respirator gewährleistet, andererseits verfügen manche Hochfrequenzbeatmungsgeräte auch über ein eigenes Befeuchtungssystem (siehe Kapitel VIII, Befeuchtung).

Die Hochfrequenzbeatmung wird mit einer Frequenz von 250 bis 300/ Minute begonnen. Der Abstrahldruck wird schrittweise bis auf ein bar erhöht, gleichzeitg wird das Tidalvolumen der konventionellen Beatmung schrittweise reduziert, um extreme Druckspitzen zu vermeiden. Das wird so lange fortgesetzt, bis es zu einer beginnenden CO_2 Retention kommt. Das ist in der Regel dann der Fall, wenn nur mehr 30 bis 50% des ursprünglichen Tidalvolumens über den konventionellen Respirator bereitgestellt werden. Gleichzeitig mit der Steigerung des Abstrahldruckes kann der PEEP reduziert werden, und zwar so lange, bis die, durch die zusätzliche Hochfrequenzbeatmung hervorgerufene Verbesserung der Oxygenierung stagniert. Als I:E-Verhältnis der hochfrequenten Beatmung hat sich 30/70 oder 40/60 bewährt. So kann mit deutlich niedrigeren Beatmungsdrucken die gleiche Oxygenierung und Ventilation aufrechterhalten werden wie unter konventioneller Beatmung.

Am Ende der kombinierten Hochfrequenzbeatmung wird der Vorgang in umgekehrter Reihenfolge vorgenommen. Während der Abstrahldruck der Jet-Ventilation schrittweise vermindert wird, wird das, über den konventionellen Respirator bereitgestellte Tidalvolumen wieder erhöht.

Das Monitoring erfolgt einerseits über den konventionellen Respirator, andererseits können auch hochfrequente Beatmungsgeräte eingesetzt werden, die über ein eigenes Alarmsystem verfügen. Da das Überwachunssystem der konventionellen Respiratoren nicht für die Kombination mit einer hochfrquenten Technik ausgelegt ist, sind die Anzeigen nicht immer zuverlässig.

b. SHFJV: Es wird ein Beatmungsgerät eingesetzt, das hoch- und niederfrequente Beatmung durchführen kann

Bei dieser Beatmungstechnik kann zum Beispiel das Bronchotron zur Anwendung kommen, das gleichzeitig eine druckkontrollierte normofrequente Jet-Ventilation und eine ebenfalls druckkontrollierte hochfrequente Jet-Ventilation applizieren kann. Ein konventioneller Respirator ist nicht erforderlich [1].

Die beiden Schläuche für die hoch- und niederfrequente Jet-Ventilation werden über einen speziellen Adapter über ein T-Stück an den Endotrachealtubus konnektiert (Abb. 48, Seite 45). Der Adapter besteht aus vier Düsen, deren Öffnungen versetzt zueinander angebracht sind. Die Düse für die hochfrequente Jet-Ventilation ragt 6 cm in den Tubus hinein, die Düse für die niederfrequente 4 cm. Die dritte Düse, die länger als die beiden anderen ist, dient der Druckmessung, so daß diese 10 bzw. 12 cm unterhalb der beiden Düsen erfolgen kann. Es ist dieser Meßpunkt weit genug von den Abstrahlöffnungen entfernt, um repräsentative Druckwerte anzeigen zu können. Das Druckmonitoring erfolgt entweder über einen eigenen Transducer (Abb. 86) oder über eine Druckline und ein Druckmodul des Patientenmonitors. Eine vierte Düse steht für die Befeuchtung, für die Medikamentenapplikation oder die Zudosierung von NO zur Verfügung.

Über das T-Stück wird zur Befeuchtung ein mit Feuchtigkeit gesättigter Biasflow von 10 Litern pro Minute mit gleicher FiO_2 wie bei dem, über die Düsen abgegebenen Atemgas geleitet, und zusätzlich wird physiologische Kochsalzlösung vor der hochfrequenten Düse vernebelt..

Die Einstellung des Respirators erfolgt individuell nach den kontinuierlich aufgezeichneten Druckwerten und den anfangs engmaschig durchgeführten Blutgasanalysen. Die Abstrahldrucke liegen für den hochfrequenten Anteil bei 0,2 bis 0,6 bar und für den normofrequenten Anteil bei 0,6 bis 1 bar.

Das Bronchotron verfügt über eigene Alarmeinheiten für Druckanstieg und Druckabfall und eine Druckbegrenzung (siehe Teil A, Kapitel IV, Respiratoren und Gerätesicherheit). Das Tidalvolumen kann bei den hochfrequenten Beatmungsformen aufgrund des Entrainments nicht exakt bestimmt werden. Da sich das Gerät bei Überschreitung einer eingestellten Druckgrenze unter Alarmierung abschaltet, ist ein guter Schutz gegen das Entstehen von Barotraumen gegeben. Nach Behebung der Ursache für den Alarm und Quittierung desselben kann die Beatmung fortgesetzt werden. Da beide Beatmungsformen über einen Respirator verabreicht werden, sind Interaktionen zwischen dem konventionellen und dem hochfrequenten Beatmungsgerät von vorneherein ausgeschlossen.

Über den Wirkungsmechanismus dieser Beatmungsform gibt es differente Meinungen. So wird der verbesserte Gasaustausch von manchen Anwendern auf einen erhöhten mittleren Atemwegsdruck und einen höheren PEEP zurückgeführt [15], während die meisten anderen Untersucher unter Jet-Beatmung niedrigere Atemwegsspitzendrucke, aber einen höheren mittleren Atemwegsdruck beobachten [11, 21]. Der PEEP war unter konventioneller Beatmung und Jet-Beatmung gleich. Dieser Effekt wird auf die Zunahme des

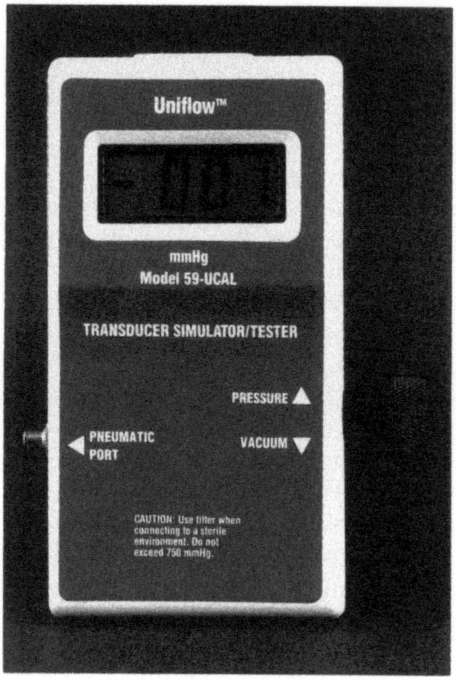

Abb. 86. Drucktransducer

Lungenvolumens als direkte Folge der hochfrequenten Beatmung zurückgeführt. Durch die Erhöhung der funktionellen Residualkapazität werden kollabierte Alveolen wiedereröffnet und dadurch wird die Gasaustauschoberfläche vergrößert [25].

Durch die turbulente Strömung des Jet-Gases kommt es weiters zu einer besseren Durchmischung des Atemgases und zu einer Forcierung der Diffusionsmechanismen an der Alveolarmembran [23]. Eine deutliche Abnahme des intrapulmonalen Shunts während der Jet-Ventilation wirkt sich ebenfalls positiv auf die Oxygenierung aus.

Da aus der Erhöhung des mittleren Atemwegsdruckes eine Abnahme des Cardiac Index resultiert, wird, um die hämodynamischen Auswirkungen der Hochfrequenzbeatmung möglichst gering zu halten, diese mit der Spontanatmung des Patienten kombiniert. Dadurch kann eine Senkung des intrapleuralen Druckes erreicht werden [5, 12]. Das führt aber nur dann zu einer Verbesserung der Herzauswurfleistung, wenn die Compliance der Lunge noch gut ist, da es ansonsten durch die Abnahme des intrapleuralen Druckes zu einer Zunahme der Nachlast des linken Ventrikels kommt [14]. Eine Verbesserung der Herzauswurfleistung kann dann erreicht werden, wenn die hochfrequente Beatmung mit der Herzfrequenz in der Weise synchronisiert wird, daß die Inspiration mit der Systole zusammenfällt, die Exspiration aber mit der Diastole.

Da bei den kombinierten Hochfrequenzbeatmungstechniken eine zufriedenstellende Oxygenierung unter wesentlich geringeren Drucken möglich ist als unter konventioneller Beatmung, können die hohen Spitzendrucke, die einen wesentlichen Faktor zur Aufrechterhaltung des ARDS darstellen, deutlich niedriger gehalten werden.

Ein Problem bei dieser Beatmungsform stellt die Befeuchtung des Atemgases dar (siehe Teil A, Kapitel VIII). Da sehr hohe Flowraten verwendet werden, sind die beschriebenen Befeuchtungsmethoden oft ungenügend [4, 8, 19]. Während das bei kurzzeitiger Anwendung intraoperativ von untergeordneter Bedeutung ist, kann es bei langdauernder Anwendung zu Läsionen in der Trachea und einer Austrocknung der Bronchialschleimhaut kommen [10, 24]. Um eventuelle Schäden frühzeitig erkennen zu können, sind engmaschige Bronchoskopiekontrollen empfehlenswert. Bei ersten Anzeichen einer Schädigung sollte diese Beatmungsform abgebrochen werden, oder zumindest ein mehrstündiges Intervall mit konventioneller Beatmung, die ja eine ausreichende Befeuchtung gewährleistet, zwischengeschaltet werden.

Da diese Beatmungsform, wie vergleichende klinische Untersuchungen von konventioneller- und Hochfrequenzbeatmung bei Patienten mit kritischer zerebraler Durchblutung zeigen, keine nachteiligen Wirkungen auf den zerebralen Blutfluß hat, kann sie bei einem Lungenversagen auch bei neurochirurgischen Patienten mit frischen intrazerebralen Blutungen, die ein Ausschlußkriterium für eine extracorporale Membranoxygenierung oder eine permissive Hyperkapnie darstellen, und bei denen auch eine kinetische Therapie aufgrund der zumeist bestehenden Hirndruckproblematik nicht möglich ist, eingesetzt werden. Auch für Patienten mit septischem Lungenversagen stellen die kombinierten hochfrequenten Beatmungstechniken oft die einzige Möglichkeit für eine suffiziente Oxygenierung dar. Sie sind außerdem kostengünstig und ohne hohen gerätetechnischen und personellen Aufwand auch abseits der großen intensivmedizinischen Zentren anwendbar (Abb. 87, 88).

In ersten experimentellen Studien am Lungensimulator wurde in der letzten Zeit ein völlig neues Therapiekonzept für Patienten mit ARDS erprobt. Es wurde versucht, die Vorteile einer Beatmung mit NO, nämlich die Senkung des pulmonalarteriellen Druckes und dadurch auch des mikrovaskulären Filtrationsdruckes [7, 9, 21], mit den Vorteilen der Jet-Ventilation, nämlich der Rekrutierung kollabierter Alveolen, zu kombinieren. Da NO seine Wirkung selektiv in belüfteten Lungenarealen zeigt, und die turbulente Jet-Gasströmung in der Lage ist, durch Erhöhung der funktionellen Residualkapazität die Gasaustauschoberfläche zu vergrößern, könnte es durch die Kombination von NO und Hochfrequenzbeatmung zu einer Potenzierung der beiden Wirkungsmechanismen und zu einer deutlichen Verbesserung der Oxygenierung kommen. Beide Beatmungstechniken bewirken eine Abnahme des intrapulmonalen Shunts.

In der experimentellen Versuchsanordnung wurde NO über eine eigene Düse des Jet-Adapters (siehe Seite 121) dem hochfrequenten Jet-Gasstrom in einer Konzentration von 10 und 20 ppm beigefügt. Die Entnahme von Atemgas für die Bestimmung der NO-Konzentration erfolgte über eine spezielle Kanüle 10 cm distal der Düsenöffnung für die hochfrequente Beatmung (Abb. 89).

Im Experiment war es so möglich, adäquate Atemhubvolumina zu applizieren und eine exakte Dosierung des NO über das Gerät Pulmonox (Fa. Messer Griesheim Austria) sicherzustellen (Abb. 90).

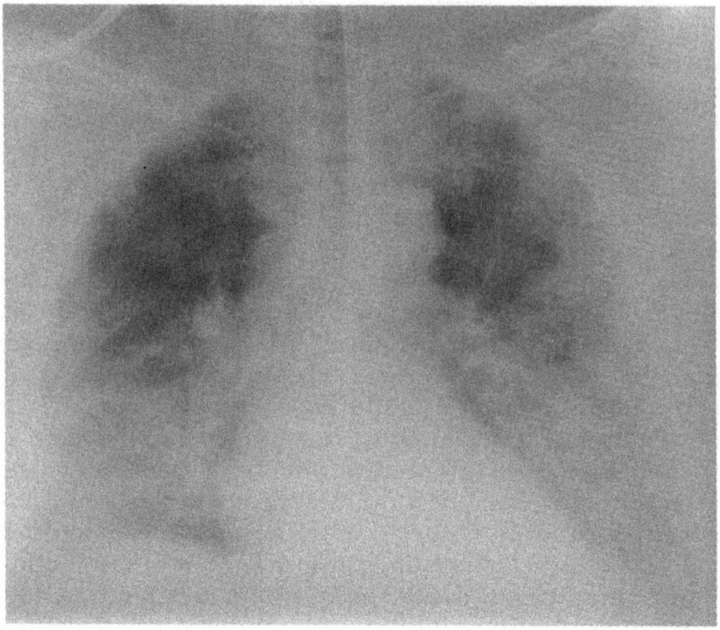

Abb. 87. Lungenröntgen eines Patienten mit septischem Lungenversagen unter konventioneller Beatmung

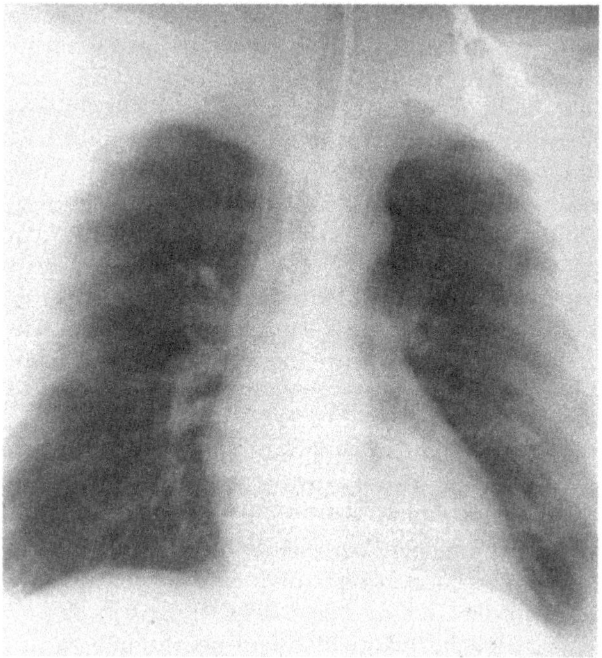

Abb. 88. Lungenröntgen desselben Patienten nach 24-stündiger Applikation der SHFJV

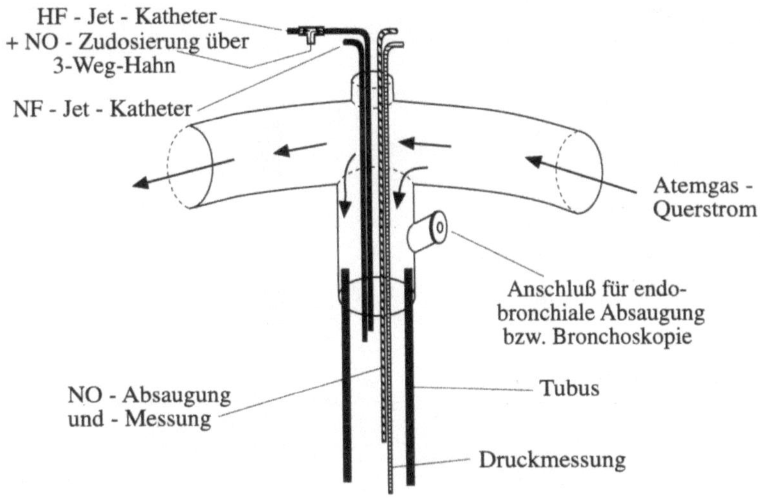

Abb. 89. Zuleitung und Messung von NO über den Jet-Adapter

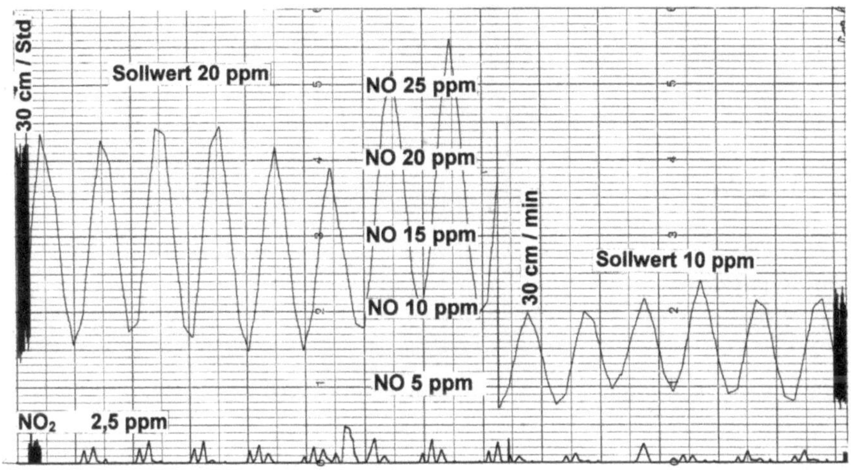

Abb. 90. Flowmessung bei der Zudosierung von NO zur SHFJV mit simultaner Registrierung von NO_2

Durch die Entwicklung einer eigenen Software für den kombinierten Einsatz von superponierter Hochfrequenz Jet-Beatmung und NO war es möglich, gleich wie bei der konventionellen Beatmung die Zudosierung von NO nur während der Inspiration des niederfrequenten Anteiles der Beatmung durchzuführen, während der Exspiration erfolgt keine Zufuhr (Abb. 91). So wird die Reaktionszeit von NO zu NO_2 mit Feuchtigkeit minimal gehalten.

Wir haben dieses Therapiekonzept bis jetzt bei zwei Patienten mit schwerstem ARDS als Ultima Ratio angewendet. Bei beiden Patienten kam es zu einer drastischen Verbesserung der Oxygenierung und zu einer deutli-

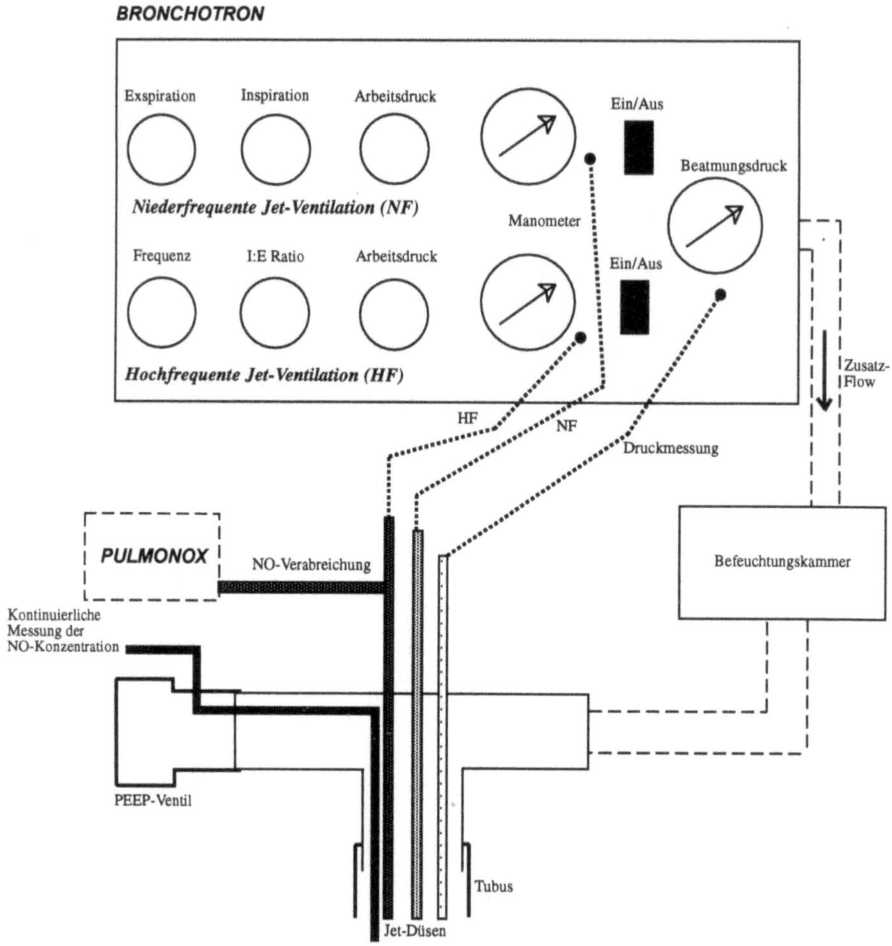

Abb. 91. Versuchanordnung bei der Kombination von NO und SHFJV

chen Abnahme des intrapulmonalen Shunts. Ein Patient verstarb trotz der Verbesserung der pulmonalen Situation an einem therapieresistenten hämodynamischen Versagen, der andere konnte vom Respirator entwöhnt und in gutem Zustand auf die Normalstation verlegt werden.

Ob diese neue Beatmungsstrategie in der Lage ist, die in sie gesetzten Hoffnungen bei der Behandlung des Lungenversagens zu erfüllen, wird sich bei den folgenden klinischen Einsätzen zeigen.

Literatur

1. Aloy A, Schachner M, Cancura W(1991) Tubeless translaryngeal superimposed jet-ventilation. Eur Arch Otorhinollaryngol 248: 475–478

2. Berner ME, Rouge JC, Suter PM (1991) Combined high-frequency ventilation in children with severe adult respiratory distress syndrome. Intensive Care Med 17: 209–214
3. Burchardi H, Sydow M (1993) Volumenkontrollierte vs druckkontrollierte Beatmung. Intensivmedizinisches Seminar Beatmung, Bd 5. Springer, Wien New York, pp 25–32
4. Carlon GC, Barker RL, Benua RS, Guy YG (1985) Airway humidification with high-frequency jet-ventilation. Crit Care Med 13: 114–117
5. Downs JB, Douglas ME, Sanfelipo PM, Stanford W, Hodges MR (1977) Ventilatory pattern, intrapleural pressure and cardiac output. Anesth Analg 56: 88
6. El Baz N, Faber P, Doolas A (1983) Combined high-frequency ventilation for management of terminal respiratory failure: a new technique. Anesth Analg 62: 39-49
7. Falke K, Rossaint R, Pison U Slama K, Lopez F, Santak P, Zapol WM (1991) Inhaled nitric oxide selectively reduces pulmonary hypertension in severe ARDS and improves gas exchange as well as right heart ejection fraction: a case report. Am Rev Respir Dis [Suppl A]: 248
8. Ford Kan A, Gin T, Sahyu Lin E, EweT (1990) Factors influencing humidification in high-frequency ventilation. Crit Care Med 18: 537–539
9. Frostell C, Fratacci MD, Wain JC, Jones R, Zapol WM (1991) Inhaled nitric oxide: a selective pulmonary vasodilatator reversing hypoxic pulmonary vasoconstriction. Circulation 83: 2038–2047
10. Hirsch JA, Tokayer JL, Robinson MJ (1975) Effects of dry air and subsequent humidification on tracheal mucosa velocity in dogs. J Appl Physiol 39: 242
11. Holzapfel L, Robert D, Perrin F, Gassourges P, Giudicelli DP (1987) Comparison of high-frequency jet-ventilation to conventional ventilation in adults with respiratory distress syndrome. Intensive Care Med 13: 100–105
12. Hudson LD, Tooker J, Haisch C, Weaver J, Carrico CJ (1978) Comparison of assisted ventilation and PEEP with IMV and CPAP in ARDS patients. Am Rev Respir Dis 117: 129
13. Jousela I, Mäkeläinen A, Linko K (1992) The effect of combined high-frequency ventilation with and without continuous positive airway pressure in experimental lung injury. Acta Anaesthesiol Scand 36: 508–512
14. Kirby RR (1980) High-frequency positive-pressure ventilation (HFPPV): what role in respiratory insufficiency? Crit Care Med 8: 275–280
15. Lachmann B, Schairer W, HafnerM, Armbruster S, Jonson B (1989) Volume-controlled ventilation with superimposed high-frequency ventilation during expiration in healthy and surfactant-depleted pig lungs. Acta Anaesthesiol Scand 33: 117–119
16. Lichtwarck-Aschoff M, Nielsen JB, Sjöstrand UH, Edgren EL (1992) An experimental randomized study of five different ventilatory modes in a piglet model of severe respiratory distress. Intensive Care Med 18: 339–347
17. Mikhail MS, Banner MJ, Gallagher J (1985) Hemodynamic effects of positive end-expiratory pressure during high-frequency ventilation. Crit Care Med 19: 733–737
18. Pesenti A, Marcolin R, Prato P, Borelli M, Riboni A, Gattinoni L (1985) Mean airway pressure vs positive end-expiratory pressure during mechanical ventilation. Crit Care Med 13: 34–37
19. Ramanathan S, Sinha K, Arismendy J (1984) Humidification and airway pressures during high-frequency ventilation delivered through the suction biopsy channel of a flexible bronchofiberscope. Crit Care Med 12: 820–823
20. Rommelsheim K (1987) Das Respiratorische Distress-Syndrom des Erwachsenen ARDS) nach Trauma und Sepsis. Habilitationsschrift, Bonn
21. Rossaint R, Lewandowski K, Falke K (1993) NO in der Therapie des ARDS. Intensivmedizinisches Seminar Beatmung, Bd 5. Springer, Wien New York, pp 43–51
22. Schuster DP, Klain M, Snyder JV (1982) Comparison of high-frequency jet-ventilation to conventional ventilation during severe acute respiratory failure in humans. Crit Care Med 10: 625–630

23. Slutzky (1984) Mechanisms affecting gas transport during high-frequency oscillation. Crit Care Med 12: 713–717
24. Todd DA, John E, Osborn RA (1991) Tracheal damage following conventional and high-frequency ventilation at low and high humidity. Crit Care Med 19: 1310–1316
25. Wagner PD(1989) HFV and pulmonary physiology. Acta Anaesthesiol Scand 33: 172–175

2.2 Bronchopleurale Fisteln

Bronchopleurale Fisteln können durch Barotrauma bei hohen Beatmungsdrucken, nach Lungenresektionen bei Anastomoseninsuffizienz oder infolge von Thoraxtraumen [4, 6] entstehen.

Wenn es zu einem Verlust des applizierten Tidalvolumens von mehr als 10% kommt, ist ein therapeutisches Einschreiten erforderlich, bei einem Verlust von mehr als 30% ist ein akut lebensbedrohliches Zustandsbild gegeben.

Als therapeutische Maßnahmen kommen eine Reduzierung des Atemwegspitzendruckes und des PEEP durch Spontanatmung oder Reduktion des Tidalvolumens bei Erhöhung der Atemfrequenz in Frage. Weiters kann eine Lagerung des Patienten auf der Seite der Fistel durchgeführt werden [7]. Im Extremfall kann man auch eine seitengetrennte Beatmung über einen Doppellumentubus einsetzen. Wenn durch konservative Maßnahmen keine Besserung des Zustandsbildes zu erreichen ist, kann eine Verklebung der Fistel mittels Fibrinkleber versucht werden, oder, wenn das nicht möglich ist, muß eine Thorakotomie mit chirurgischem Verschluß der Fistel erwogen werden.

Da die Hochfrequenzbeatmung eine suffiziente Oxygenierung der Patienten und eine akzeptable CO_2 Elimination bei deutlich geringeren Beatmungsdrucken ermöglicht als die konventionelle Beatmung, sind bronchopulmonale Fisteln eine wichtige Indikation für den Einsatz der Hochfrequenzbeatmung [2].

Durch die Oszillationen kann eine fast vollständige Ruhigstellung der Lunge erreicht werden, und dadurch wiederum wird ein besseres Ausheilen der Fistel ermöglicht. Es ist aber darauf zu achten, daß der mittlere Atemwegsdruck auch nicht zu niedrig gewählt wird, weil es sonst zu einem Kollaps der Alveolen und zur Bildung von Atelektasen kommt. Unter diesem Gesichtspunkt ließe sich auch durch die Hochfrequenzbeatmung der Gasverlust über die Fistel nicht vermindern.

Ist die CO_2-Elimination erschwert, oder ist eine Hyperkapnie aufgrund von Begleiterkrankungen (zum Beispiel aufgrund eines erhöhten Hirndrukkes) nicht tolerabel, dann kann der Einsatz einer kombinierten Form der Jet-Ventilation erwogen werden. Durch die überlagerte niederfrequente Jet-Ventilation ist es möglich, die CO_2-Elimination zu steuern, es kann, falls erforderlich, auch eine Hypokapnie erzielt werden. Die Beatmungsdrucke sind trotzdem deutlich niedriger als unter konventioneller Beatmung.

Die Hochfrequenzventilation kann auch zur Beatmung eines solitären Lungenflügels bei der Behandlung einer Bronchusfistel nach Pneumonektomie durch Kleben eingesetzt werden [3]. Es wird dabei der Insufflationskatheter unter bronchoskopischer Kontrolle in den Hauptbronchus vorgeschoben. Danach werden ein starres Bronchoskop und, durch dessen Lumen, ein flexibles Bronchoskop eingeführt. Über den Absaugkanal des flexiblen Bronchoskops wird dann der Fibrinkleber appliziert. Die Beatmung muß bei Anwendung dieser Technik nur für maximal eine Minute unterbrochen werden, um den Klebstoff bei völliger Ruhigstellung der Lunge trocknen zu lassen, anschließend kann die Ventilation fortgesetzt werden. Wichtig ist, daß massive Druckanstiege im Bronchialsystem durch Husten vermieden werden. Es empfielt sich daher die Applikation von Kodein i.m. und die Gabe von Lidocain in Larynx und Trachea. Bei dieser Technik wird ein deutliches Ansteigen des CO_2 vermieden, da eine nahezu kontinuierliche Beatmung des Patienten möglich ist [5].

Literatur

1. Albelda SM, Hansen-Flaschen JH, Taylor E, Lanken PN, Wollman H (1985) Evaluation of high-frequency jet-ventilation in patients with bronchopleural fistulas by quantitation of the airleak. Anesthesiology 63: 551–554
2. Carlon GC, Ray C, Klain M, Cormack PM (1980) High-frequency positive-pressure ventilation in management of a patient with bronchopleural fistula. Anesthesiology 52: 160–162
3. Mallios C, van Stolk MA, Scheck PA, Overbeek SE, Sie TH (1988) One lung high-frequency ventilation for peroral sealing of bronchial stump fistulas. Anaesthesia 43: 409
4. Regel G, Sturm JA, Neumann C et al (1989) Occlusion of bronchopleural fistula after lung injury. A new treatment by bronchoscopy. J Trauma 29: 223–226
5. Scheck PA, Mallios C (1989) Intraoperative Anwendung der Hochfrequenzbeatmung in der Chirurgie der oberen Atemwege. In: Suter PM, Baum M, Luger TJ (Hrsg) Beatmungsformen. Springer, Berlin Heidelberg New York, S 43–49
6. Sturm JA, Tscherne H (1993) Polytrauma. In: Benzer H, Burchardi H, Larsen R, Suter PM (Hrsg) Intensivmedizin. Springer, Berlin Heidelberg New York Tokyo, S 666
7. Suter PM (1993) Komplikationen der maschinellen Beatmung. In: Benzer H, Burchardi H, Larsen R, Suter PM (Hrsg) Intensivmedizin. Springer, Berlin Heidelberg New York Tokyo, S 438

2.3 Hirndrucktherapie

Entscheidend für die Hirndurchblutung bei Patienten mit zerebralen Läsionen und erhöhtem Hirndruck, deren Autoregulation in unterschiedlichem Ausmaß gestört sein kann [8, 9, 14, 17], ist der zerebrale Perfusionsdruck. Er errechnet sich aus dem mittleren arteriellen Blutdruck minus dem Hirndruck und sollte nicht unter 70 mmHg absinken [3, 7]. Ziel aller therapeutischen Maßnahmen bei Patienten mit gefährdeter zerebraler Durchblutung sollte die Aufrechterhaltung eines ausreichenden Perfusionsdruckes sein. Neben der Senkung des Hirndruckes muß deshalb auf eine hämodynamische Stabilität des Patienten geachtet werden.

Das Verhalten des intrakraniellen Druckes kann durch die Auswahl des Beatmungsverfahrens entscheidend beeinflußt werden.

So gehört eine Hyperventilation mit einem $PaCO_2$ von 28 bis 32 mmHg zur Basistherapie und Prophylaxe einer Hirnschwellung [11]. Bei inzipienter intrakranieller Drucksteigerung führt eine Hyperventilation zu einer Gefäßkontraktion und das zerebrale Blutvolumen wird so vermindert. Dadurch wiederum nimmt der intrakranielle Druck ab und der Perfusionsdruck steigt an. Diese, auch im EEG nachweisbaren Verbesserungen werden auf eine Optimierung der Perfusion im vasoparalytischen Ödemareal zurückgeführt, da sich vor allem die Gefäße im noch intakten Hirngewebe kontrahieren und somit Blut vermehrt in die ischämiegefährdeten Areale gelenkt wird [12].

Wird eine extreme Hyperventilation ($PaCO_2 < 28$ mmHg) durchgeführt, so erfordert das meist einen wesentlich erhöhten Beatmungsaufwand und höhere Beatmungsdrucke. Dadurch wird der intrathorakale Druck erhöht und der Blutrückfluß aus dem Gehirn erschwert. Dieser Mechanismus ist der Grund dafür, daß durch eine extreme Hyperventilation im Vergleich zur milden Hyperventilation meist keine weitere Senkung des intrakraniellen Druckes erreicht werden kann [4, 16, 18, 19]. Bei einem $PaCO_2$ von 20 mmHg oder weniger besteht die Gefahr einer zerebralen Ischämie und, aufgrund der Linksverlagerung der Sauerstoffdissoziationskurve durch die Alkalose [13], die Gefahr einer zerebralen Hypoxie [10].

Durch eine milde Hyperventilation kann auch einer Hyperämie, wie sie oft nach Schädel-Hirn-Traumen und anderen zerebralen Krisen auftritt, entgegengewirkt werden [15].

Neben konventionellen Beatmungsverfahren werden in der klinischen Praxis auch verschiedene hochfrequente Beatmungstechniken zur Hirndrucksenkung eingesetzt.

Sowohl die tierexperimentellen, als auch die klinischen Untersuchungen bezüglich der Senkung des intrakraniellen Druckes unter Anwendung der Hochfrequenzbeatmung zeigen unterschiedliche Ergebnisse.

Messungen des zerebralen Blutflusses mit intraarteriellem $Xenon^{133}$ bei gesunden Katzen zeigten keinen statistisch signifikanten Unterschied bezüglich des mittleren zerebralen Blutflusses und des Verhaltens des intracraniellen Druckes unter konventioneller und High-Frequency Jet-Ventilation [20]. In einer weiteren tierexperimentellen Studie war bei Normokapnie unter Hochfrequenzventilation weder bei normalem, noch bei erhöhtem intracraniellen Druck eine Änderung des mittleren zerebralen Blutflusses festzustellen [6]. Eine Hyperventilation jedoch bewirkt eine statistisch signifikante Abnahme des zerebralen Blutflusses [5].

Gesichert ist, daß die atemsynchronen Schwankungen des intrakraniellen Druckes durch Anwendung hoher Frequenzen bei normalem Hirndruck vermindert sind und bei erhöhtem Hirndruck gänzlich eliminiert werden können [6].

Durch diese Abnahme der respiratorisch bedingten Hirndruckschwankungen kommt es zu einer Senkung des mittleren intrakraniellen Druckes. Die so erzielte Hirndrucksenkung ist unabhängig vom $PaCO_2$. Bei Hyperventilation mittels HFJV läßt sich, gleich wie bei Hyperventilation mittels konventioneller Beatmung, eine zusätzliche Abnahme des Hirndruckes erzielen (Abb. 92).

Bei Anwendung hochfrequenter Beatmungstechniken in der klinischen Praxis ist den Formen der Combined High-Frequency Ventilation der Vorzug

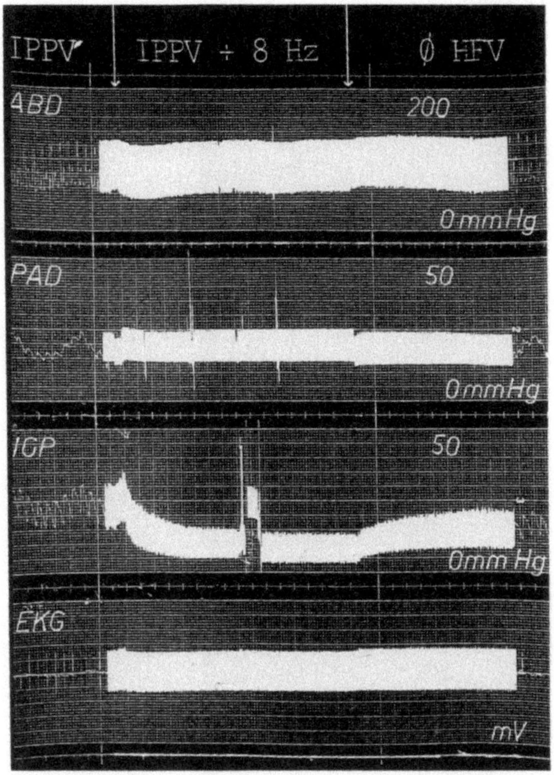

Abb. 92. Hirndruckverhalten unter Jet-Ventilation

zu geben, da nur durch die Kombination mit einem konventionellen Anteil eine sichere Hypocapnie erzielt werden kann [2].

Von uns durchgeführte klinische Messungen (transcranielle Ultraschall-Dopplersosographie der A. cerebri media) bezüglich der Beeinflussung der zerebralen Blutflußgeschwindigkeit und des intrakraniellen Druckes unter konventioneller Beatmung und unter superponierter Hochfrequenz Jet-Ventilation zeigen, daß es bei beiden Beatmungsformen unter Hyperventilation ($PaCO_2 < 30$) zu einer statistisch signifikanten Abnahme des intrakraniellen Druckes und der zerebralen Blutflußgeschwindigkeit kommt, wobei die Abnahme des intrakraniellen Druckes unter Jet-Ventilation bei gleichem $PaCO_2$ und gleicher zerebraler Blutflußgeschwindigkeit tendentiell größer ist als unter konventioneller Beatmung (Abb. 93, 94).

Es ist durch die hochfrequente Ventilationstechnik also eine Hirndrucksenkung zu erzielen, die nicht auf Kosten der Durchblutung geht. Als Erklärung dieser Hirndrucksenkung unter Hochfrequenzbeatmung können folgende pathophysiologische Mechanismen herangezogen werden (Abb. 95):

1. Eine Verminderung des Atemwegsspitzendruckes bewirkt eine Abnahme des intrathorakalen Druckes und kann somit zu einer Verbesserung des venö-

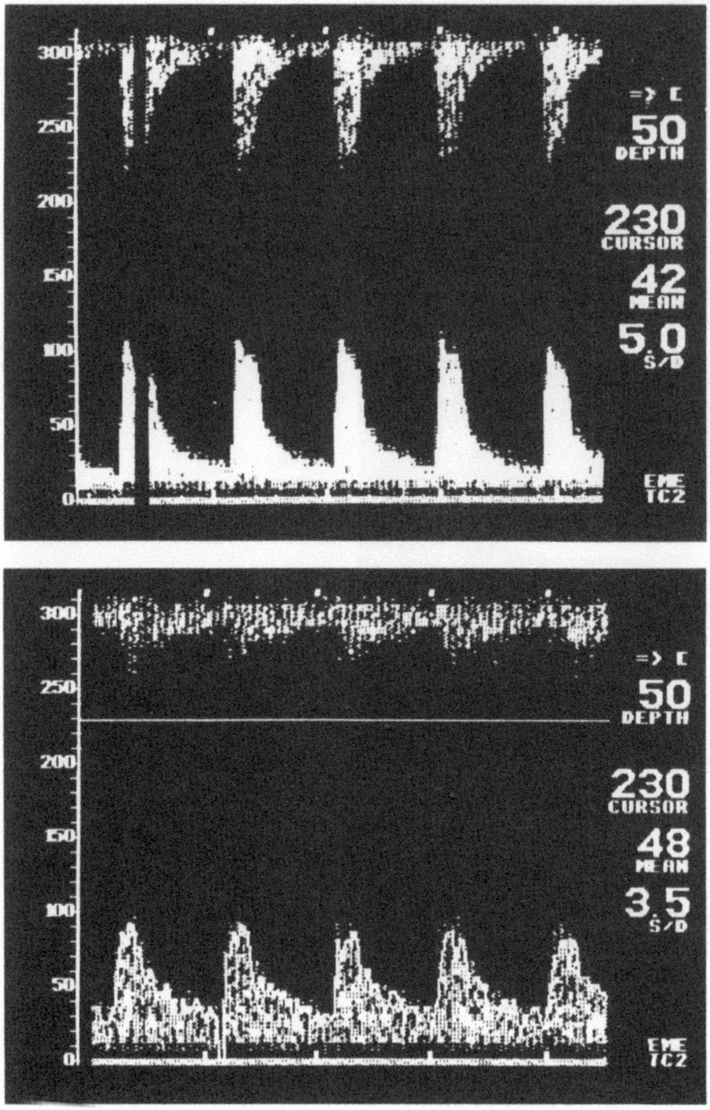

Abb. 93. Transcranielle Ultraschall-Dopplersonographie unter CMV und SHFJV mit $PaCO_2 < 30$ mmHg. 46 Jahre alter Patient. Diagnose: Subarachnoidalblutung bei Aneurysma der Arteria cerebri media. Oben: Konventionelle Beatmung, $PaCO_2$ 28,3 mmHg. Unten: SHFJV, $PaCO_2$ 27,8 mmHg

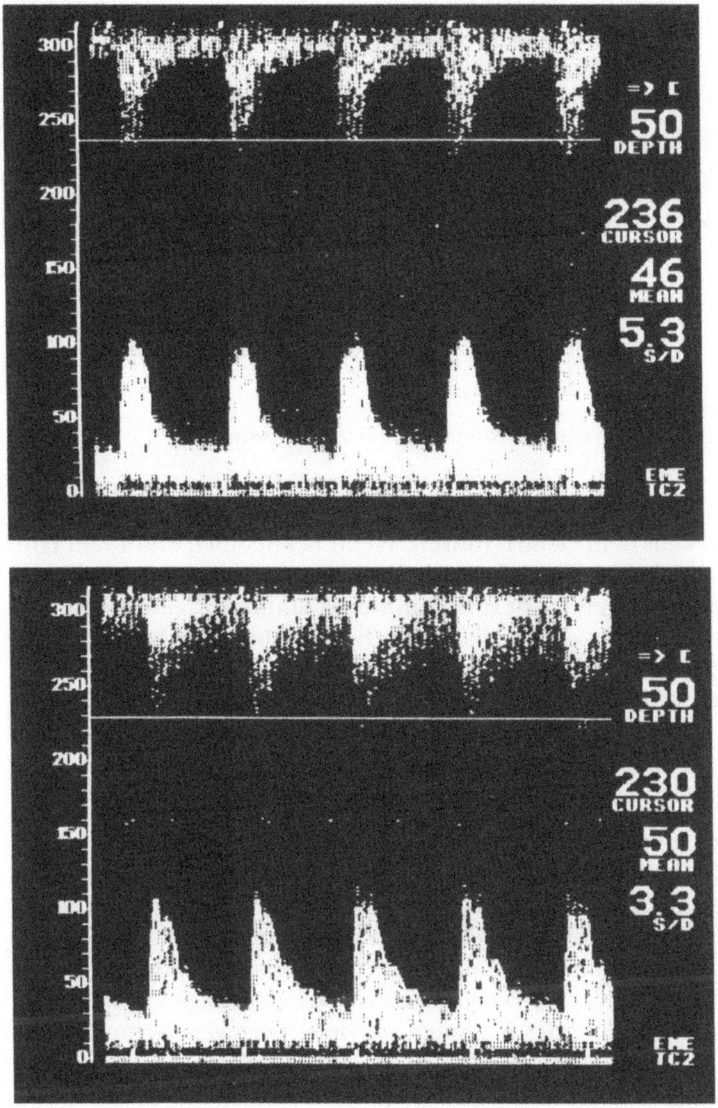

Abb. 94. Transcranielle Ultraschall-Dopplersonographie unter CMV und SHFJV mit $PaCO_2 > 30$ mmHg. 46 Jahre alter Patient. Diagnose: Subarachnoidalblutung bei Aneurysma der Arteria cerebri media. Oben: Konventionelle Beatmung, $PaCO_2$ 34,0 mmHg. Unten: SHFJV, $PaCO_2$ 34,5 mmHg

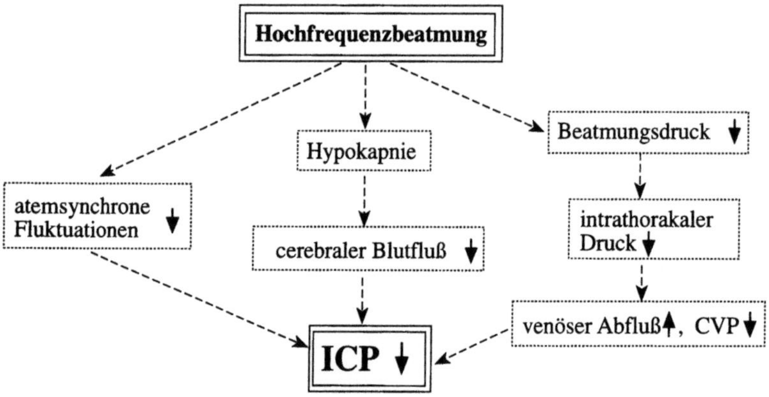

Abb. 95. Effekte der Hochfrequenzbeatmung auf den Hirndruck

sen Rückstromes aus dem Gehirn führen. Wenn bei deutlich erhöhtem Hirndruck die Reserveräume aufgebraucht und die Kompensationsmechanismen bereits weitgehend ausgeschöpft sind, kann eine Blutumverteilung von wenigen Millilitern durch diesen Mechanismus bereits eine merkbare Verbesserung der zerebralen Perfusion bedeuten.
2. Die respiratorische Fluktuation des ICP wird ausgeschaltet.
3. Gleich wie unter konventioneller Beatmung kann unter Hochfrequenzbeatmung eine Hypokapnie erzielt und so eine Abnahme des zerebralen Blutflusses bewirkt werden.

Ein weiterer Vorteil der hochfrequenten Beatmungsformen bei Patienten mit kritischer zerebraler Durchblutung ist der günstige Einfluß dieser Beatmungstechnik auf die pulmonale Situation. Eine Oberkörper-Hochlagerung um bis zu 30° gehört zur Basistherapie bei erhöhtem Hirndruck, eine kinetische Therapie, eine Bauchlagerung oder eine forcierte Physikotherapie sind kontraindiziert, der Hustenreflex bewirkt eine massive Hirndrucksteigerung und soll deshalb durch Relaxierung des Patienten vor dem Absaugen verhindert werden. Als Folge all dieser Maßnahmen kommt es oft rasch zur Ausbildung von basalen Atelektasen, häufig gefolgt von Superinfektionen. Es muß dann der Beatmungsaufwand erhöht werden, mit allen negativen Auswirkungen auf den Hirndruck. Ein hoher PEEP, der die Ausbildung von Atelektasen hintan halten könnte, soll mit Rücksicht auf den Hirndruck ebenfalls vermieden werden [1]. Die Gasdynamik der hochfrequenten Beatmungstechniken ist außerordentlich gut geeignet, um diesen Circulus Vitiosus zu unterbrechen. Die turbulente Strömung des Atemgases und die hochfrequenten Pulsationen bewirken einerseits eine Abnahme der Viskosität des Bronchialsekrets, sodaß es bei der Bronchialtoilette besser abgesaugt werden kann, was die Tendenz zur Ausbildung von Atelektasen vermindert. Andererseits können schon bestehende Atelektasen durch den Gasfluß wiedereröffnet werden. Durch die daraus resultierende Vergrößerung der Gasaustauschoberfläche können eine ausreichende Oxygenierung und eine Hyperventilation schon bei deutlich niedrigeren Beatmungsdrucken erzielt werden, was sich positiv auf die Hämodynamik und den zerebralen Perfusionsdruck des Patienten auswirkt.

Folgende Vorgangsweise hat sich bei der Durchführung einer superponierten Hochfrequenz Jet-Ventilation bei Patienten mit bestehender Hirndrucksymptomatik bewährt:

1. Sicherstellung eines ausreichenden Beatmungsmonitorings, das folgende Parameter umfassen sollte: Beatmungsdruck, Beatmungsfrequenz, Apnoemonitoring, inspiratorische Sauerstoffkonzentration. Weiters ist für die Durchführung einer Hochfrequenzbeatmung in dieser Indikation eine kontinuierliche intratracheale Druckmessung Voraussetzung, da der intrathorakale Druck deutliche Auswirkungen auf die Hämodynamik und den Hirndruck hat und somit den Perfusionsdruck massiv beeinflussen kann.

Wir verwenden für diese Form der Jet-Ventilation einen speziell gefertigten Adapter der Fa. Rüsch, der eine eigene Düse zur Beatmungsdruckmessung besitzt, die die 10 cm distal der Öffnungen der Jet-Düsen endet (genaue Beschreibung und Abbildung siehe Seite 121).

2. Einstellung der Beatmungsparameter auf dem Jet-Respirator: In der primären Einstellung werden FiO_2, Atemwegsspitzendruck und PEEP gleich gewählt wie unter konventioneller Beatmung. Anschließend werden engmaschig Blutgasanalysen durchgeführt. Die Abstrahldrucke werden schließlich so verändert, daß der gleiche $paCO_2$ beibehalten wird wie unter konventioneller Beatmung, was in der Regel mit deutlich niedrigeren Beatmungsdrucken möglich ist.

Literatur

1. Aidins SJ, Lafferty J, Shapiro HM (1976) Intracranial responses to PEEP. Anesthesiology 45: 275
2. Aloy A, Schachner M, Spiss C, Cancura W (1990) Tubuslose translaryngeale superponierte jet-ventilation. Anaesthesist 39: 493–498
3. Astrup J (1977) Cortical evoked potentials and extracellular K and Na at critical levels of brain ischemia. Stroke 8: 51
4. Becker DP, Gade GF, Young HF *et al* (1990) Diagnosis and treatment of head injury in adults. In: Youmans JR (ed) Neurological surgery 3rd Ed. Sanders, Philadelphia, pp 2120–2129
5. Bednarczyk EM, Rutherford WF, Leisure GP, Munger MA, Panacek EA, Miraldi FD, Green JA (1990) Hyperventilation-induced reduction in cerebral blood flow: assessment by positron emission tomography. DICP 24: 456–460
6. Bunegin L, Smith RB, Sjostrand UH, Albin MS, Babinski MF, Helsel P, Borg U (1984) Regional organ blood flow during high-frequency positive-pressure ventilation (HFPPV) and Intermittent positive-pressure ventilation (IPPV). Anesthesiology 61: 416–419
7. Chan KH, Miller JD, Dearden NM, Andrews PJD, Midgley S (1992) The effect of changes in cerebral perfusion pressure upon middle cerebral artery blood flow velocity and jugular bulb venous oxygen saturation after severe brain injury. J Neurosurg 77: 55–61
8. Dernbach PD, Little JR, Jones SC, Ebrahim ZY (1988) Altered cerebral autoregulation and CO_2 reactivity after aneurysmal subarachnoid hemorrhage. J Neurosurg 22: 822–826

9. Hassler W, Chioffi F (1989) CO_2 reactivity of cerebral vasospasm after aneurysmal subarachnoid hemorrhage. Acta Neurochir (Wien) 98: 167–175
10. Jafar JJ, Crowell RM (1987) Focal ischemic thresholds. In: Wood JH (ed) Cerebral blood flow. Mc Graw Hill, New York 449–457
11. Lundberg N, Kjällquist Å, Bicu C (1959) Reduction of increased intracranial pressure by hyperventilation. A therapeutic aid in neurological surgery. Acta Psychiat Scand 34 [Suppl 139]
12. McDowall DG (1980) Cerebral blood flow. In: Gray TC, Nunn JE (eds) General anesthesia, Vol 1. Butterworths, London
13. Michenfelder JD, Theye RA (1969) The effects of profound hypocapnia and dilutional anemia on canine cerebral metabolism and blood flow. Anesthesiology 31: 449
14. Muizelaar JP, Lutz HA, Becker DP (1984) Effect of mannitol on ICP and CBF and correlation with pressure autoregulation in severe head-injured patients. J Neurosurg 61: 700–706
15. Obrist WD, Langfitt TW, Jaggi JL, Cruz J, Generelli TA (1984) Cerebral blood flow and metabolism in comatose patients with acute head injury. J Neurosurg 61: 241–253
16. O'Callahaghan T, Cunham CM, Belzberg H (1990) Intracranial hypertension: management options. Crit Care Rep 1: 389–394
17. Overgaard J, Tweed WA (1974) Cerebral circulation after head injury (Part 1) Cerebral blood flow and its regulation after closed head injury with emphasis on clinical correlation. J Neurosurg 41: 431–441
18. Paul RL, Polanco O, Turney JZ, McAslan TC, Cowley A (1972) Intracranial pressure response to alterations in arterial carbon dioxide pressure in patients with head injuries. J Neurosurg 36: 714–720
19. Rossanda M (1968) Prolonged hyperventilation in treatment of unconcious patients with severe brain injuries. Scand J Clin Lab Invest [Suppl] 102: 13
20. Toutant SM, Todd MM, Drummond JC, Shapiro HM (1983) Cerebral blood flow during high-frequency ventilation in cats. Crit Care Med 11: 712–715

3. Notfallmedizin

Anwendung der perkutanen transtrachealen Jet-Ventilation

Unter Notfallbedingungen stehen selten ein Hochfrequenzbeatmungsgerät und ein, in der Anwendung desselben erfahrener Arzt zur Verfügung. Die HFJV ist bei ihrem Einsatz in der Notfallmedizin mit deutlich höheren Risiken behaftet als bei elektiver Anwendung und ihr Einsatz in dieser Indikation bleibt wenigen Ausnahmefällen vorbehalten [2].

Traumen im Bereich von Gesicht, Larynx und proximaler Trachea

Massive Traumen im Bereich von Hals und Gesichtsschädel mit Blutungen, Weichteilverletzungen und Frakturen von Ober- und Unterkiefer stellen einerseits eine unbedingte Indikation zur Intubation des Patienten dar, da meist gleichzeitig eine Bewußtseinstrübung mit hohem Aspirationsrisiko besteht und dadurch und durch eine zunehmende Weichteilschwellung eine respiratorische Insuffizienz zu erwarten ist. Andererseits stellt dieses Verletzungsmuster eine extrem schwierige Situation für eine Intubation, häufig sogar eine Intubationsunmöglichkeit dar.

Durch Punktion der Trachea in Höhe der Krikoidmembran kann ein Katheter in die Trachea eingebracht werden, über den die Möglichkeit einer hochfrequenten Beatmung zur Oxygenierung des Patienten besteht [4]. Die Beatmung sollte jedoch nur dann durchgeführt werden, wenn mit Sicherheit ein ausreichendes Lumen für das Exspirationsgas vorhanden ist, da ein Barotrauma bei diesen oft schockierten Patienten ohne einen gesicherten Airway eine besonders schwerwiegende Komplikation darstellt.

Sind Punktion und Beatmung problemlos möglich, so sollte dennoch eine endotracheale Intubation angestrebt werden, da nur so ein sicherer Aspirationsschutz gewährleistet ist [1] und eine sichere Beatmung mit ausreichender CO_2 Elimination durchgeführt werden kann. Da die hochfrequente Beatmung eine suffiziente Oxygenierung des Patienten gewährleistet, steht für das Intubationsmanöver auch bei schwierigen Bedingungen ausreichend Zeit zur Verfügung.

Da weder die Punktion der Trachea noch die Beatmung unter Notfallbedingungen als völlig unproblematisch zu bewerten sind, sollte die Hochfrequenzbeatmung in dieser Indikation nur als Ultima Ratio eingesetzt werden, und nur von Ärzten, die mit der Technik vertraut sind.

Thoraxtraumen

Da unter hochfrequenter Beatmung nur sehr geringe Thoraxexkursionen auftreten, könnten Patienten mit komplexen knöchernen Thoraxtraumen theoretisch von dieser Beatmungsform profitieren.

Kardiopulmonale Reanimation

Als Alternative zu einer schwierigen Intubation kann eine hochfrequente Beatmungsform zur Anwendung kommen [3, 5, 6]. Es ist aber in jedem Fall einer endotrachealen Intubation der Vorzug zu geben.

Alternative zum Heimlich-Manöver

Über eine transtracheal eingeführte Kanüle wird die HFJV appliziert. Durch den zunehmenden Atemwegsdruck könnten Fremdkörper aus den oberen Luftwegen oberhalb der Kanüle herausgedrängt werden [2]. Es ist in jedem Fall aber die Wahrscheinlichkeit eines Barotraumas größer als die Wahrscheinlichkeit einer erfolgreichen Fremdkörperentfernung.

Literatur

1. Keszler H, Klain M, Nordin U (1981) High-frequency jet-ventilation prevents aspiration during cardiopulmonary resuscitation. Crit Care Med 9: 161
2. Klain M (1983) High-frequency ventilation. Anästh Intensivmed 24: 176–181
3. Klain M, Miller J, Kalla R (1981) Emergency use of high-frequency jet-ventilation. Crit Care Med 9: 160
4. Scheck PA, Mallios C (1989) Intraoperative Anwendung der Hochfrequenzbeatmung in der Chirurgie der oberen Atemwege. In: Suter PM, Baum M, Luger TJ (Hrsg) Beatmungsformen. Springer, Berlin Heidelberg New York Tokyo, S 43–49
5. Smith RB, Schaer WB, Pfaeffle H (1975) Percutaneous transtrachela ventilation for anaesthesia and resuscitation: a review and report of complications. Canad Anaesth Soc J 22: 607–612
6. Swartzman S, Wilson MA, Hoff BH, Bunegin L, Smith RB, Sjostrand U (1984) Percutaneous transtracheal jet-ventilation for cardiopulmonary resuscitation: evaluation of a new jet ventilator. Crit Care Med 12: 8–13

4. Postoperative Anwendung

Entwöhnung

Wenn die Akutphase des Lungenversagens überwunden ist, sollte möglichst frühzeitig mit einer schrittweisen Entwöhnung vom Respirator begonnen werden. Der erste Schritt dazu ist die Umstellung von einem kontrollierten zu einem assistierten Beatmungsmodus. Das Weaning wird in der Folge weiter forciert, und bevor eine Extubation durchgeführt wird, sollten folgende Kriterien erfüllt sein: Die Vitalkapazität des Patienten sollte 12 bis 15 ml/kg Körpergewicht betragen, die FiO_2 sollte maximal 0,4 betragen, der PaO_2 sollte mindestens 70 mmHg betragen, das $PaCO_2$ maximal 45 mmHg, der PEEP maximal 5 mm Hg [6].

Wenn eine längerdauernde Beatmung erforderlich war, so kann die Entwöhnung aufgrund vorbestehender pulmonaler Erkrankungen, mangelnder Kraft der Atemhilfsmuskulatur oder psychologischer Abhängigkeit des Patienten vom Respirator erschwert sein. Weiters können hämodynamische Instabilität, Fieber oder Infektionen das Weaning erschweren.

Meist wird anschließend an die kontrollierte Beatmung eine synchronisierte intermittierende Mandatory Ventilation oder eine druckunterstützte Spontanatmung durchgeführt [1]. Eine weitere Möglichkeit stellt das Weaning mittels BIPAP dar. Es wird dabei zunächst die Zeit für das untere Druckniveau verlängert und, bei zufriedenstellender Oxygenation und Ventilation, in der Folge das obere Druckniveau schrittweise reduziert, bis zuletzt eine CPAP Beatmung besteht.

Hochfrequente Beatmungsformen eignen sich sehr gut für die Entwöhnung vom Respirator, da sie der Spontanatmung der Patienten überlagert werden können. Da die High-Frequency Jet-Ventilation von den Patienten ausgezeichnet toleriert wird, sind keine Sedativa oder Muskelrelaxantien erforderlich, die Patienten können mit ihren Angehörigen kommunizieren, was sich sehr positiv auf die Psyche auswirkt [4, 5, 7].

Die High-Frequency Jet-Ventilation kann entweder über einen Adapter, der an einen herkömmlichen Endotrachealtubus konnektiert wird, appliziert werden, oder perkutan transtracheal über einen Katheter.

Die CO_2 Abatmung wird über den Arbeitsdruck beeinflußt, die Oxygenierung über die FiO_2 und, in geringerem Ausmaß, über den PEEP, den mittleren Atemwegsdruck und die Inspirationszeit reguliert. Wird mit einer Frequenz von über 300/Minute beatmet, so ist mit einem geringfügigen Ansteigen des $PaCO_2$ zu rechnen.

Wurde bereits intraoperativ, etwa bei thoraxchirurgischen Eingriffen, eine Hochfrequenzbeatmung durchgeführt, und waren die Blutgasanalysen zufriedenstellend, so wird die dabei verwendete Einstellung zunächst beibehalten. Wird die Hochfrequenzbeatmung für das Weaning begonnen, so wählt man zunächst folgende Respiratoreinstellung: Der Abstrahldruck sollte zwischen 2,5 und 3,5 bar betragen, bei einer Frequenz von 100 bis 200 pro Minute, mit 30% Inspirationszeit und einer FiO_2 von 0,4 bis 0,5. Ist ein PEEP von mehr als 2 mmHg erwünscht, so muß der Exspirationsschenkel des Biasflows mit einem PEEP-Ventil versehen werden [8]. Es ist auf eine ausreichende Befeuchtung des Atemgases zu achten. Dazu sollte einerseits das, über den Biasflow zugeführte Gas erwärmt und mit Feuchtigkeit gesättigt sein, andererseits ist eine Befeuchtung des Jet-Gases über handelsübliche Befeuchtungsgeräte oder durch Verneblung von physiologischer Kochsalzlösung vor der Düse nötig. Die weitere Respiratoreinstellung erfolgt nach den arteriellen Blutgasanalysen und nach dem klinischen Bild. Es wird ein PaO_2 von über 60 mmHg und ein $PaCO_2$ von unter 55 mmHg angestrebt. Die weitere Entwöhnung erfolgt bei entsprechender Oxygenierung über schrittweise Reduktion des Arbeitsdruckes um 0,25 bis 0,5 bar in Intervallen von mindestens 4 Stunden. Wenn bei einem Arbeitsdruck von einem bar zufriedenstellende Blutgaswerte bestehen, so kann eine Diskonnektion des Respirators versucht werden. Bleiben Oxygenierung und Ventilation unter CPAP für 5 bis 6 Stunden zufriedenstellend, kann der Patient mit großer Wahrscheinlichkeit erfolgreich extubiert werden [3].

Häufig ist es möglich, mit dieser Technik Patienten vom Respirator zu entwöhnen, bei denen andere Methoden versagt haben [2].

Literatur

1. Downs JB, Klein EF, Desautels D et al (1973) Intermittent mandatory ventilation: a new approach to weaning patients from mechanical ventilators. Chest 64: 331
2. Kalla R, Wald M, Klain M (1981) Weaning of ventilator dependent patients by high-frequency jet-ventilation. Crit Care Med
3. Klain M, Kalla R, Sladen A, Guntupalli K (1984) High-frequency jet-ventilation in weaning the ventilator-dependent patient. Crit Care Med 12: 780–781
4. Klain M, Smith RB, Babinski M (1978) High-frequency ventilation – an alternative to IMV? Crit Care Med 6: 95
5. Pasqual R, Schwartz L, Kalla RL (1981) Psychological aspects of endotracheal intubation. Crit Care Med 9: 191
6. Sahn SA, Lakshminarayan S, Petty TL (1976) Weaning from mechanical ventilation. JAMA 235: 2208
7. Schwartz L, Kalla RL, Klain M (1980) Psychiatric response pattern to conventional ventilation compared with high-frequency jet-ventilation. Crit Care Med 8: 243
8. Sladen A, Guntupalli K, Marquez J, Klain M (1984) High-frequency jet-ventilation in the postoperative period: a review of 100 patients. Crit Care Med 12: 782–787

5. Atemtherapie

Mukolyse

Die mukoziliäre Klärfunktion entsteht durch das Zusammenwirken des, in den Becherzellen des Bronchialepithels gebildeten Schleims mit dem Flimmerepithel des Respirationstrakts. Es wird so die Austrocknung der Schleimhaut verhindert und Fremdkörper und endogen produzierte Partikel werden nach oral weiterbefördert. Die Funktion des mukoziliären Systems ist nur dann gewährleistet, wenn der Schleim bestimmte rheologische Eigenschaften besitzt [1, 5].

Kommt es zu einer Störung dieses Systems, so ist eine Überproduktion von Schleim, der schlecht abtransportiert wird und schließlich die kleineren Bronchien verstopft, die Folge. Die nicht ventilierten Lungenareale sind hochgradig infektionsgefährdet. Durch den Zerfall der Leukozyten kommt es zur Freisetzung von Nukleoproteinen und zu einer Zunahme der Viskosität des Schleims. Es ist deshalb wichtig, durch physikalische Maßnahmen das Abhusten des Sekrets zu forcieren [8–10].

Eine länger dauernde maschinelle Beatmung führt trotz Anfeuchtung der Atemluft zu einer Schädigung des Flimmerepithels und zu einer Eindickung des Sekrets. Ist der Patient zusätzlich relaxiert, so entfällt der Hustenreflex. Bei vielen neurochirurgischen Krankheitsbildern sind während der hirndruckinstabilen Phase Lagerung und forcierte Physikotherapie ebenfalls nicht möglich. Es kommt deshalb trotz regelmäßiger sekretolytischer Therapie zur Ausbildung von Atelektasen in den basalen Lungenabschnitten, häufig gefolgt von pneumonischen Infiltraten.

Thorakale Klopf- und Vibrationsmassagen, meist kombiniert mit speziellen Lagerungen des Patienten, sind bewährte Verfahren, um eine Sekretolyse zu bewirken. Aufgrund der Thixotropie sinkt durch die wechselnden Schub- und Scherkräfte die Viskosität des Schleims, und er kann in der Folge besser abgesaugt werden [(2, 4].

Derselbe Wirkungsmechanismus liegt auch der Mukolyse durch die Hochfrequenzbeatmung zugrunde [7]. Durch die hochfrequenten Schwingungen werden ebenfalls Scherkräfte auf das Sekret frei, die zu einer Abnahme der Viskosität führen.

Die hochfrequente Beatmung mit einer Frequenz von 120 bis 300 pro Minute und einem Abstrahldruck von 1 bis 2 bar wird in der Regel über einen Adapter zusätzlich zur konventionellen Beatmung verabreicht, nachdem das normofrequente Tidalvolumen erniedrigt wurde, um eine Überblähung der Lunge zu verhindern. Diese kombinierte Beatmung wird mehrmals täglich für 20 bis 30 Minuten vor der Bronchialtoilette durchgeführt. Es werden dadurch Oxygenierung und CO_2 Abatmung verbessert und es kann vermehrt Schleim abgesaugt werden. Eine weitere Steigerung des Effekts kann durch gleichzeitige Verneblung von Sekretolytika über den konventionellen Respirator erreicht werden. Bei der Anwendung der Hochfrequenzbeatmung ist sorgfältig auf eine ausreichende Befeuchtung des Atemgases zu achten, da es andernfalls durch die Austrocknung der Schleimhaut und eine weitere Eindickung des Sekrets zu einer negativen Auswirkung auf den mukoziliären Transport kommen kann [3].

Der hochfrequente Beatmungsanteil führt weiters zu einer Vergrößerung der funktionellen Residualkapazität und kann dadurch die Öffnung von Atelektasen unterstützen.

Da die hochfrequente Beatmung auch während der Bronchialtoilette fortgesetzt werden kann, wird weiters ein massiver Abfall der Oxygenierung und Anstieg des $PaCO_2$ vermieden [2]. Vor allem bei gleichzeitig bestehender Hirndrucksymptomatik kann dies wesentlich zur Stabilisierung der Patienten beitragen.

Literatur

1. Fitzal S (1991) Dyskrinie. In: Kilian J, Benzer H, Ahnefeld FW (Hrsg) Grundzüge der Beatmung. Springer, Berlin Heidelberg New York Tokyo
2. Freitag L, Kasparek G, Bauer P, Konietzko N, Fichter P, Lunkenheimer P (1985) Visualization of phenomena via film images in high-frequency ventilation under clinical and experimental conditions. Prax Klin Pneumol 39: 563–564
3. Freitag L, Kim CS, Long WM, Venegas J, Wanner A (1989) Mobilization of mucos by airway oscillations. Acta Anaesthesiol Scand 33: 93–101
4. George RJD, Phillips MD, Zidulka A, Chang HK (1984) Tracheal mucus clearance in high-frequency oscillation. Chest wall versus mouth oscillation. Am Rev Respir Dis 130: 703–706
5. Hachenberg T, Wendt M, Deitmer T, Lawin P (1987) Viscoelasticity of tracheobronchial secretions in high-frequency ventilation. Crit Care Med 15: 95–98
6. Keszler H, Klain M (1980) Tracheobronchial toilet without cardiorespiratory impairment. Crit Care Med 8: 95–96
7. Kroesen G (1983) Effects of high-frequency ventilation on pulmonary secreton clearance. Anästh Intensivther Notfallmed 18: 169–173
8. Mazzocco MC, Owens GR, Kirilloff LH, Rogers RM (1986) Chest percussion and postural drainage in patients with bronchiectasis. Chest 88: 360—363
9. Sutton PP (1984) Respiratory physical therapy. Semin Respir Med 5: 353–356
10. Wanner A (1984) Does chest physical therapy move airway secretions? Am Rev Respir Dis 130: 701–702

6. Pädiatrie

Physiologische Besonderheiten bei Kindern

Bei Kindern stellt der Larynx ein wichtiges reflexbetontes Areal dar. Die laryngeale Schleimhaut ist besonders sensitiv gegenüber exogenen Reizen, sodaß sehr leicht ein Laryngospasmus ausgelöst werden kann.

Kinder haben einen höheren Sauerstoffbedarf als Erwachsene und benötigen höhere Minutenvolumina für die CO_2 Abatmung. Der Thorax ist mechanisch noch nicht so leistungsfähig und das Alveolarsystem ist noch nicht voll entwickelt.

Daher ist besonders bei eingeengten Atemwegen sorgfältig auf eine adäquate Beatmung zu achten.

6.1 Intraoperative Anwendung

Obstruktive Veränderungen im Larynxbereich, glottisch oder subglottisch gelegen, stellen sowohl für den Operateur als auch für den Anästhesisten ein schwieriges Problem dar. Mit dem Einzug des CO_2 Lasers in die operative Routine wurde es möglich, obstruktive Veränderungen endoskopisch zu behandeln. Es gibt nur wenige Anästhesietechniken, die einen völlig freien Zugang zum laryngealen Operationsgebiet ermöglichen. Das Einführen eines endotrachealen Tubus kann eine bestehende Läsion zusätzlich traumatisieren oder die Sicht auf die Läsion behindern.Das gleiche gilt für die Verwendung eines Bronchoskops.

Alternative Verfahren zur endotrachealen Intubation und zur elektiven Tracheotomie stellen Jet-Ventilationsverfahren mit Kathetern, transtrachealer Punktion oder tubusloser translaryngealer Applikation des Atemgases dar.

Indikationen

6.1.1 Inspektion, Diagnosesicherung

Eine Indikation zur Inspektion und Diagnosesicherung ergibt sich oft bei Säuglingen mit respiratorischer Insuffizienz, die unmittelbar post partum intubiert wurden und bei denen spätere Extubationsversuche einen frustranen Verlauf zeigten. Bei diesen Kindern soll ein morphologisches Substrat (Synechie, Stenose) im Bereich des Larynx ausgeschlossen werden. Gerade hier ist eine optimale Sicht zur Beurteilung der anatomischen Strukturen für den Operateur von ausschlaggebender Bedeutung.

6.1.2 Glottisverengende Prozesse

Bei glottisverengenden Prozessen ist es wichtig, zu unterscheiden, ob die Zufuhr des Jet-Gases von oberhalb oder unterhalb der Stenose erfolgen soll. Daraus resultiert, gleich wie bei Erwachsenen (siehe Seite 82), ein unterschiedliches Vorgehen bei der Respiratoreinstellung.

6.1.3 Subglottische Prozesse

Auch bei subglottischen Prozessen ist es entscheidend, ob die Zufuhr des Atemgases oberhalb oder unterhalb der Stenose erfolgt. Da das Verhalten des Gasrückstromes aus dem Bronchialsystem hier besonders schwer abgeschätzt werden kann, ist bei subglottischen Prozessen einer Beatmung von oberhalb der Stenose in jedem Fall der Vorzug zu geben.

6.1.4 Intratracheale Fremdkörper

Bei Kindern kann es zu Aspiration von Nahrungsteilen (z.B. unvollständig gekaute Nüsse oder Gummibärchen) und zu einer teilweisen Verlegung des Tracheobronchialsystems kommen (Farbabb. 22).

Die Schwierigkeiten bei der Entfernung der Partikel ergeben sich durch die eingeschränkten Platzverhältnisse, zumal der Eingriff in Narkose erfolgen muß und eine Beatmung des Kindes obligat ist.

Die Extraktion kann entweder bronchoskopisch mit einem starren Rohr erfolgen, wobei eine Jet-Ventilation über das Bronchoskop möglich ist.

Oder es wird die tubuslose, translaryngeale Jet-Ventilation (Farbabb. 1) über ein Beatmungslaryngoskop (Farbabb. 2) durchgeführt, die für den Operateur maximal freie Platzverhältnisse schafft. Durch das Fehlen des starren Bronchoskopierohres in der Trachea ist die Manipulationsfreiheit für das chirurgische Instrumentarium deutlich erhöht.

Applikationsformen des Jet-Gases

a. Translaryngeal über Katheter
Dünne Katheter werden translaryngeal eingeführt und subglottisch plaziert.

Vorteile: Diese Methode ist nicht invasiv, erfordert nur einen geringen technischen Aufwand und kann problemlos für Eingriffe (Inspektion, Diagnosesicherung) bei normaler Glottisweite angewendet werden.

Nachteile: Bei stenosierenden glottischen und subglottischen Prozessen ist Vorsicht geboten, da die Zufuhr des Atemgases unterhalb der Stenose erfolgt und das Risiko für ein Barotrauma bei Behinderung der Exspiration beträchtlich ist. Weiters ist auf eine korrekte Position des Katheters zu achten, da es leicht zu einer Dislokation kommen kann und eine suffiziente Beatmung dann nicht mehr gewährleistet ist.

Für laserchirurgische Eingriffe ist diese Applikationsform aufgrund der Brennbarkeit des Katheters ungeeignet.

b. Über transtracheale Punktion
Die Punktion erfolgt mit einer eigens dafür entworfenen Nadel (Abb. 42) durch die Krikoidmembran (genaue Beschreibung der Technik siehe Seite 37). Sie sollte stets unter Sicht (Einstellung der Punktionsstelle mit dem Bronchoskop) durchgeführt werden.

Vorteile: Diese Technik bietet optimale Arbeitsbedingungen für den Operateur. Sie ist für Eingriffe bei normaler Glottisweite geeignet, und beim

Vorliegen von Prozessen, die die Glottis nicht wesentlich einengen. Die Methode kann auch bei laserchirurgischen Eingriffen problemlos eingesetzt werden.

Nachteile: Bei höhergradigen Stenosen besteht auch hier ein beträchtliches Risiko für das Auftreten eines Barotraumas. Weiters kann es zu Komplikationen im Rahmen der Punktion kommen.

c. Translaryngeal tubuslos über ein Jet-Laryngoskop

Für die Anwendung dieser Beatmungsform in der Pädiatrie wurde ein eigenes Kinderlaryngoskop entwickelt, mit dem eine Beatmung auch bei Säuglingen möglich ist. Eine genaue Beschreibung des Aufbaus des Jet-Laryngoskops findet sich auf Seite 40.

Vorteile: Diese Beatmungstechnik eignet sich zur Inspektion des Larynx und zur Diagnosestellung, da es zu keinerlei Veränderung der anatomischen Strukuren kommt.

Die Domäne dieser Applikationsform stellt jedoch die Beatmung bei hochgradigen glottischen und subglottischen Stenosen (z.B. Larynxpapillomatose, Farbabb. 13–15) dar.

Da die Zufuhr des Atemgases oberhalb der Stenose erfolgt, kann es nicht zum Auftreten eines Barotraumas kommen. Weiters ist bei laserchirurgischen Eingriffen duch das völlige Fehlen von Tuben oder Beatmungskathetern eine Komplikation durch eine Interaktion mit diesen Materialien ausgeschlossen. Bedingt durch den hohen Gasflow bei dieser Technik kommt es bei Verwendung des Lasers im Gegensatz zur Beatmung über einen Lasertubus auch zu keiner Sichtbehinderung durch Rauchentwicklung. Dem Operateur werden optimale räumliche- und Sichtbedingungen geboten. Durch die besonderen Druck- und Strömungsverhältnisse im Operationsgebiet und das Vorliegen eines positiven endexspiratorischen Druckes durch die Superposition der hoch- und niederfrequenten Beatmung werden die Versprengung von Blut oder Gewebsteilen und die Aspiration wirksam verhindert.

Nachteile: Da die Applikation des Atemgases oberhalb der Stenose erfolgt, ist eine Beatmung nur bei einem Restlumen möglich. Wenn bei hochgradigen Stenosen eine optimale Position des Jet-Laryngoskops aufgrund der anatomischen Gegebenheiten nicht möglich ist, besteht die Gefahr, daß keine suffiziente Beatmung durchgeführt und eine Tracheotomie nicht vermieden werden kann.

Bei laryngealen Eingriffen in Jet-Ventilation ist folgendes Vorgehen empfehlenswert:

- Nach einer suffizienten Prämedikation sollte zunächst ein venöser Zugang gelegt werden.
- Die Anästhesie wird total intravenös (mit Propofol, Sufentanil und Vecuronium) durchgeführt.
- Eine kontrollierte Beatmung ist für laryngeale Eingriffe obligat.
- Das Monitoring erfolgt klinisch durch Beurteilung der Thoraxexkursionen und Auskultation, weiters mittels EKG, Pulsoxymetrie, arterieller Blutdruckmessung und Blutgasanalysen im Abstand von 5 Minuten.

6.2 Anwendung in der Intensivmedizin

6.2.1 Akutes Respiratorisches Distress Syndrom (ARDS)

Das Auftreten eines ARDS ist prinzipiell in jedem Lebensalter möglich, die multifaktorielle Genese dieses Krankheitsbildes ist in Teil B, Kapitel 2.1 zusammengefaßt. Bei Kindern liegt die Mortalität, gleich wie bei den Erwachsenen, bei etwa 75% [48].

Neben den bekannten konventionellen Beatmungstechniken können folgende hochfrequente Beatmungsformen beim kindlichen ARDS zur Anwendung kommen:

a. High-Frequency Oscillation
b. High-Frequency Jet-Ventilation
c. Kombinierte Hochfrequenzbeatmung

a. High-Frequency Oscillation

Wie klinische Studien belegen, läßt sich unter Anwendung der HFO eine bessere Oxygenation als unter konventioneller Beatmung erzielen [2, 7, 13, 22, 29]. Trotz des höheren Atemwegsmitteldruckes besteht keine höhere Inzidenz für das Auftreten von Barotraumen oder eines Pulmonary Air Leaks als unter konventioneller Beatmung. Angewendet wird auch eine Strategie der HFO, die darauf hinzielt, rasch ein Recruitment der Alveolarfläche und ein optimales Lungenvolumen zu erzielen („high volume" Strategie) [3]. Dieses Vorgehen ist gekennzeichnet durch eine rasche Verbesserung der Oxygenation und geht mit einer vorübergehenden Erhöhung des mittleren Atemwegsdruckes einher. Eine konventionelle Beatmung mit einer „high volume" Strategie kann die Oxygenierung verbessern, Studien zeigen jedoch, daß es dabei im Vergleich zur HFO bei identem Atemwegsdruck zu bronchoalveolären Schäden und zu einer Zunahme der Mortalität kommt. Als Promotor für ein Barotrauma ist der Atemwegsspitzendruck und nicht der mittlere Atemwegsdruck anzusehen.

Folgende Respiratoreinstellung ist bei diesem Krankheitsbild empfehlenswert:

Der mittlere Atemwegsdruck soll zunächst um 2 cm H_2O höher gewählt werden als unter konventioneller Beatmung. In der Folge werden in 30 minütigen Abständen arterielle Blutgasanalysen durchgeführt, jeweils gefolgt von einer Adaptation des Beatmungsdruckes, bis eine entsprechende Oxygenation erreicht ist. Unter Umständen sind extrem hohe mittlere Atemwegsdrucke notwendig, um ausreichende PaO_2 Werte zu erzielen. Die Ventilation wird durch die Amplitude der Oszillationen reguliert, die Einstellung sollte so erfolgen, daß das arterielle $PaCO_2$ in einem akzeptablen Bereich liegt. Ist keine suffiziente Ventilation zu erzielen, so kann über eine Verringerung der Frequenz das Tidalvolumen erhöht werden.

In einer klinischen Studie an 43 Kindern wiesen die, mittels HFO beatmeten Patienten eine höhere Überlebensrate auf (44).

b. High-Frequency Jet-Ventilation

Die HFJV kann mit Erfolg sowohl bei schwerem respiratorischen Versagen [43, 44] als auch bei der Kombination von Lungenversagen und kongenitaler Zwerchfellhernie eingesetzt werden [8, 41].

Im Vergleich zur konventionellen Beatmung kann mit dieser Beatmungsform eine Verbesserung von Oxygenation und Ventilation erzielt werden. Eine massive Beeinträchtigung des Kreislaufes wurde nicht beobachtet. Bei Langzeitbeatmung kann es jedoch zu Schäden der Trachealschleimhaut kommen.

c. Kombinierte Hochfrequenzbeatmung

Ein besonderer Stellenwert kommt der Kombination einer konventionellen Beatmung mit einer Form der Hochfrequenzbeatmung bei Patienten mit schwerstem Lungenversagen zu. Damit lassen sich einerseits Verbesserungen von Oxygenierung und Ventilation erzielen, andererseits können unter dieser Beatmungstechnik PEEP und Atemwegsspitzendruck reduziert werden, ohne einen wesentlichen Abfall des PaO_2 in Kauf nehmen zu müssen. Aufgrund der niedrigeren Beatmungsdrucke lassen sich hämodynamische Auswirkungen und das Risiko für ein Barotrauma vermindern [6, 46].

Die Verabreichung des Jet-Gases erfolgt bei dieser Technik über einen handelsüblichen zentralvenösen Katheter, der über ein Zwischenstück in den Endotrachealtubus plaziert wird [6, 37].

6.2.2 Respiratory Distress Syndrom (RDS) des Neugeborenen

Das Atemnotsyndrom ist ein Krankheitsbild unreifer Neugeborener. Es tritt bei bis zu einem Prozent aller Neugeborenen und bei bis zu 10% aller Frühgeborenen auf. Bei Kindern, die vor der 30. Schwangerschaftswoche geboren werden, muß in 60 bis 70% mit einem RDS gerechnet werden. Zahlreiche Studien untermauern laufend, daß bei Neugeborenen mit Lungenversagen hochfrequente Beatmungstechniken einer konventionellen Beatmung überlegen sind [21, 50] und widersprechen so den Ergebnissen anderer Autoren der HIFI Studiengruppe [32], die die CMV Beatmung als empfehlenswerte Behandlungsmethode bei Neugeborenen mit Lungenversagen angab. Gerade bei zusätzlichen pulmonalen Komplikationen wie interstitielles Emphysem oder Pneumothorax, können hochfrequente Beatmungstechniken weitere Vorteile, wie zum Beispiel die Anwendung niedrigerer Beatmungsdrucke, bringen.

Pathophysiologie

In der Lunge erfolgt um die 30. Schwangerschaftswoche die Differenzierung zwischen Typ I Alveolarzellen und Typ II Alveolarzellen. Letztere sind für die Surfactantproduktion verantwortlich.

Kommt es zur Geburt, bevor diese Differenzierung abgeschlossen ist, so sind nicht ausreichend Typ II Alveolarzellen vorhanden, und es kommt in der

Folge zu einem Mangel an Surfactant und dadurch zu einer Verkleinerung beziehungsweise zum Kollaps der Alveolen.

Bei Neugeborenen mit diesem Krankheitsbild sind das Tidalvolumen, die Compliance und die funktionelle Residualkapazität vermindert, die Atemfrequenz und der Totraum sind erhöht. Es besteht ein Mißverhältnis zwischen Ventilation und Perfusion, das die Ursache für die deutliche Zunahme des Rechts-Links-Shunts darstellt.

Folgende Arten der Hochfrequenzbeatmung können bei diesem Krankheitsbild zum Einsatz kommen:

a. High-Frequency Jet-Ventilation
b. High-Frequency Oscillation
c. High-Frequency Positive Pressure Ventilation
d. Combined High-Frequency Oscillatory Ventilation

a. High-Frequency Jet-Ventilation

Diese Beatmungstechnik kann einen zufriedenstellenden Gasaustausch bei teilweise deutlich niedrigeren mittleren Beatmungsdrucken als unter konventioneller Beatmung ermöglichen. Der inspiratorische Spitzendruck und die Atemwegsdruckschwankungen und damit auch die intrapulmonalen Scherkräfte,sind geringer als unter konventioneller Beatmung [4, 11, 12]. Dadurch wiederum wird das Risiko eines Barotraumas gesenkt.

b. High-Frequency Oscillation

Die HFO ist eine der am häufigsten in klinischer Anwendung stehenden hochfrequenten Beatmungstechniken. Sie wird entweder allein eingesetzt oder mit einem konventionellen Beatmungsmuster (IMV) kombiniert.

Die Verbesserung von Oxygenation und Ventilation unter HFO gegenüber einer konventionellen Beatmung wird auf einen völlig andersgearteten Wirkungsmechanismus des, über diese Technik applizierten Beatmungsgases zurückgeführt.

So sind neben speziellen druckdynamischen Veränderungen unter der HFO auch spezifische strömungsdynamische Vorgänge in Betracht zu ziehen.

Eine besonders wichtige Rolle unter den druckdynamischen Vorgängen kommt dem mittleren Beatmungsdruck zu. Ausgehend davon haben sich in der klinischen Praxis zwei gegensätzliche Beatmungsstrategien entwickelt [18].

Die erste zeichnet sich durch einen niedrigen mittleren Beatmungsdruck („Low-Pressure Strategie“) aus, bei der zweiten werden bewußt hohe mittlere Beatmungsdrucke eingesetzt („High-Pressure Strategie“).

Die „Low-Pressure Strategie“ zielt darauf ab, mit möglichst niedrigen Atemwegsdrucken akzeptable Blutgaswerte zu erzielen. Dieser Vorgangsweise liegen Erfahrungen mit konventionellen Beatmungstechniken zugrunde, die zeigen, daß die Applikation hoher Drucke mit einem schlechteren Outcome vergesellschaftet ist, wobei man die Meinung vertrat, daß der Mitteldruck und der Atemwegsspitzendruck in gleicher Weise für die Entstehung von Barotraumen verantwortlich sind.

Die „High-Pressure Strategie" hat das Ziel, durch die Applikation eines hohen mittleren Atemwegsdruckes und eines Tidalvolumens, das über dem alveolären Verschlußvolumen liegt, ein Recruitment von Alveolen zu erreichen. Diese Beatmungsstrategie geht von der Erkenntnis aus, daß die Beatmungsspitzendrucke die Ursache für die Entstehung von Barotraumen darstellen, nicht aber der mittlere Beatmungsdruck [31]. Gerade unter HFO ist es möglich, hohe mittlere Atemwegsdrucke bei niedrigeren Spitzendrucken als unter konventioneller Beatmung zu applizieren.

In tierexperimentellen Studien zeigte sich, daß bei frühzeitigem Einsatz der HFO mit hohen mittleren Atemwegsdrucken der Verlauf eines Lungenversagens günstig beeinflußt werden kann [19]. Sind jedoch bereits progressive morphologische Lungenveränderungen vorhanden, so können diese auch durch Beatmung mit HFO kaum noch günstig beeinflußt werden. Wird die HFO mit gleich hohen mittleren Beatmungsdrucken durchgeführt wie die konventionelle Beatmung, so ist die Verbesserung des pulmonalen Gasaustausches auch bei frühzeitigem Einsatz deutlich geringer als bei der Anwendung hoher mittlerer Beatmungsdrucke.

Ein optimales experimentelles Ergebnis unter HFO an einem Atelektasenmodell mit Surfactantmangel findet sich dann, wenn zunächst ein Alveolenrekruitment durchgeführt wird und anschließend die Alveolen durch einen adäquaten mittleren Atemwegsdruck in expandiertem Zustand gehalten werden. Durch diese Vorgangsweise werden große Volumsschwankungen und damit tangentiale Scherbewegungen an den Alveolen, die zu Mikrozerreißungen der Alveolarmembran führen können, vermieden [38, 40]. So verursacht eine high-volume Oszillation signifikant geringere morphologische Veränderungen als eine high-volume Strategie unter konventioneller Beatmung [27]. Tierexperimentelle Studien zeigen, daß die HFO den Surfactantumsatz in der Lunge dahingehend beeinflußt, daß sowohl die Produktion als auch die Funktion gesteigert werden [38].

Im klinischen Einsatz bei Kindern ermöglicht diese Vorgangsweise eine Verbesserung der Oxygenation und dadurch eine rasche Reduktion der FiO_2 [17, 24, 39]. Es besteht unter dieser Beatmungsform auch eine geringere Inzidenz für die Entwicklung von chronischen Lungenerkrankungen [14]. Klinische Ergebnisse zeigen, daß eine direkte Beziehung zwischen Atemwegsmitteldruck und arterieller Oxygenierung besteht [9], während die CO_2 Elimination durch die Frequenz und das Tidalvolumen bestimmt wird [45].

Andererseits muß auch festgehalten werden, daß es unter der HFO mit hohem mittleren Atemwegsdruck zu spezifischen, teilweise schwerwiegenden Komplikationen kommen kann (siehe Teil B, Kapitel III), die Schädigung der Atemwege ist im Vergleich zur konventionellen Beatmung aber nicht stärker ausgeprägt [16]. Eine weitere mögliche Strategie bei der Anwendung der HFO ist die Verwendung eines niedrigen mittleren Atemwegsdruckes mit intermittierender Überlagerung einer Insufflation mit einer größeren Volumsmenge, um atelektatische Areale zu eröffnen. Für dieses Vorgehen spricht, daß eine ausreichende Oxygenation auch bei niedrigem mittleren Atemwegsdruck aufrechterhalten werden kann und kardiovaskuläre Probleme, die auf die hohen Drucke zurückzuführen sind, dadurch vermieden werden.

Insgesamt kann aus den experimentellen und klinischen Studien folgende Vorgangsweise als geeignet für die Beatmung von Kindern mit hyalinen Membranen abgeleitet werden:

Frühzeitiges Rekruitment von Alveolen durch Anwendung eines hohen mittleren Atemwegsdruckes und ein entsprechendes Monitoring des Lungenvolumens mit Anpassung des mittleren Atemwegsdruckes, um eine Überblähung der Lunge zu vermieden. Als Beatmungsfrequenz werden 10 bis 15 Hz empfohlen, als I : E-Ratio 1 : 2.

c. High-Frequency Positive-Pressure Ventilation

Die HFPPV ermöglicht die Abgabe kleiner Atemgasvolumina bei niedrigerer Frequenz als die HFJV. In ihrer Effektivität ist sie mit dieser zu vergleichen. Es kann mit einem geringeren Atemwegsspitzendruck und mit geringeren Atemwegsdruckschwankungen beatmet werden. Auch hier ist bei einem Ansprechen auf diese Beatmungstechnik eine rasche Reduktion der FiO_2 möglich. Gleich wie bei der HFO ist auch bei der HFPPV die Verbesserung der Oxygenierung in Abhängigkeit vom mittleren Atemwegsdruck zu sehen [20]. Übersteigt der mittlere Atemwegsdruck den Eröffnungsdruck der Alveolen, so kann durch das Recruitment von Alveolen die Gasaustauschoberfläche vergrößert werden.

d. Combined Oscillatory Ventilation

Zur Anwendung kommen eine Hochfrequenzoszillation mit 10 bis 15 Hz und ein konventionelles Beatmungsmuster im IMV-Modus [10, 34, 36]. Sowohl klinische, als auch experimentelle Ergebnisse zeigen, daß mit einer kombinierten Hochfrequenzbeatmung ein besserer Gasaustausch erzielt weren kann als unter alleiniger konventioneller Beatmung. Auch bei dieser Beatmungstechnik ist die Oxygenation direkt vom mittleren Beatmungsdruck abhängig. Ist der mittlere Beatmungsdruck in den terminalen Lungenabschnitten zu niedrig, so kommt es zu einem Kollabieren der Alveolen und daraus resultiert ein Mißverhältnis zwischen Ventilation und Perfusion. Wird der Atemwegsmitteldruck zu groß gewählt, so kann über eine Abnahme des pulmonalen Blutflusses eine Verschlechterung der Oxygenierung verursacht werden.

Manche Respiratoren bieten die Möglichkeit, eine Oszillation entweder über den gesamten Atemzyklus durchzuführen, oder eine exspiratorische Oszillationspause zwischen zwei mandatorischen Beatmungshüben zu wählen.

Die Einstellung des IMV-Modus sollte sich zunächst nach den Atemwegsspitzendrucken und dem PEEP unter konventioneller Beatmung orientieren. Anschließend sollte eine Oszillation in einem Frequenzbereich von 15 bis 20 Hz überlagert werden. Kommt es so zu einer Verbesserung der Blutgase, kann eine Reduktion des Atemwegsspitzendruckes erwogen werden.

6.2.3 Pulmonary Air Leak

Unter diesem Begriff sind folgende pulmonale Schädigungsmuster, die in unterschiedlicher Ausdehnung vorkommen können, zusammengefaßt:

a. Interstitielles Emphysem
b. Bronchopulmonale Fistel
c. Pneumothorax·

a. Interstitielles Emphysem

Das pulmonale interstitielle Emphysem des Frühgeborenen stellt eine Komplikation der maschinellen Beatmung zur Therapie eines Lungenversagens dar [1]. Seine Inzidenz bei Patienten mit RDS beträgt 20 bis 30% [28, 30]. Eine Überdehnung und Ruptur der terminalen Bronchiolen unter positiver Druckbeatmung kann zur Entwicklung eines interstitiellen Emphysems bei Kindern mit RDS führen.

Es kommt zur Ausbreitung von Luft in das Interstitium mit Dissektion der perivaskulären, peribronchialen und -bronchiolären Räume. In weiterer Folge kann ein großes Air Leak mit Pneumothorax, Pneumomediastinum, Pneumopericard und Pneumoperitoneum entstehen.

In der Therapie des interstitiellen Emphysems kommt der Absenkung des Atemwegsspitzendruckes die entscheidende Rolle zu, da nur so eine weitere Ausbreitung der Luft verhindert werden kann [15].

Folgende Beatmungstechniken können bei diesem Krankheitsbild mit Erfolg eingesetzt werden:

- High-Frequency Oscillation,
- High-Frequency Positive Pressure Ventilation,
- High-Frequency Jet-Ventilation,
- High-Frequency Flow Interruption.

Allen diesen Beatmungstechniken ist gemeinsam, daß ein geringer Atemwegsspitzendruck für einen suffizienten Gasaustausch ausreicht [23]. Der Respirator sollte so eingestellt werden, daß eine akzeptable Oxygenierung und Ventilation mit dem niedrigst möglichen Beatmungsdruck erzielt wird. Nur so kann eine weitere Ausbreitung des pulmonalen interstitiellen Emphysems hintangehalten werden.

b. Bronchopulmonale Fistel

Eine bronchopulmonale Fistel kann während der mechanischen Beatmung durch Ruptur eines Bronchus oder von Lungenparenchym verursacht werden, wenn so eine Verbindung zwischen dem Bronchialsystem und dem Pleuraraum entsteht.

Durch konventionelle Beatmung mit PEEP und hohen Spitzendrucken kann der Heilungsprozeß der Fistel verzögert werden.

In dieser Indikation stellen folgende Beatmungstechniken die Therapie der ersten Wahl dar:

- High-Frequency Oscillation,
- High-Frequency Jet-Ventilation,
- Kombination von hoch- und normofrequenter Beatmung.

Durch den Einsatz dieser Beatmungsformen kann der Beatmungsdruck reduziert werden, und es wird so ein rascherer spontaner Verschluß der Fistel ermöglicht.

c. Pneumothorax

Auch bei diesem Krankheitsbild sind hochfrequente Beatmungsformen aufgrund der niedrigeren Beatmungsdrucke indiziert. Bei Frühgeborenen, bei denen eine mechanische Beatmung erforderlich ist, kann ein dadurch bedingter Pneumothorax das Risiko für die Entstehung einer intraventrikulären Blutung erhöhen. Pathophysiologischerseits verursacht ein Pneumothorax eine Zunahme des intrathorakalen Druckes, welcher zu einer Abnahme des venösen Rückflusses zum Herzen führt, wodurch wiederum der Cardiac Output abnimmt. Dieser Abnahme folgen eine kompensatorische Zunahme der peripheren vaskulären Resistance und ein Anstieg des mittleren arteriellen Blutdruckes. Ein zusätzlicher Anstieg des arteriellen $paCO_2$ erhöht die zerebrale Blutflußgeschwindigkeit. Daraus resultiert eine generalisierte venöse zerebrale Kongestion mit einem Anstieg des zerebral venösen Druckes. Gerade das kapilläre zerebrale Gefäßbett ist in einer solchen Stressituation sehr vulnerabel und neigt zu einer Ruptur, aus der eine intraventrikuläre zerebrale Blutung resultiert [33]. Experimentelle Ergebnisse zeigen, daß hochfrequente Beatmungstechniken wie die HFO das Risiko für eine intrakranielle Blutung nicht erhöhen [47].

Folgende hochfrequente Beatmungstechniken können zur Anwendung kommen:

- High-Frequency Oscillation,
- High-Frequency Jet-Ventilation.

Voraussetzung für jede Form der mechanischen Beatmung bei Vorliegen eines Pneumothorax ist das Anlegen einer suffizienten Thoraxdrainage.

6.2.4 Kongenitale Zwerchfellhernie, Lungenhypoplasie

Es handelt sich bei der kongenitalen Zwerchfellhernie um ein Krankheitsbild, das eine intrauterine Entwicklungshemmung der Lunge auf der ipsilateralen Seite, teilweise auch auf der kontralateralen Seite, in unterschiedlichem Ausmaß bedingt. Der Bronchus ist zwar angelegt, er entwickelt sich aber nicht zu seiner normalen Größe. Infolge einer Entwicklungshemmung endet er in einer mesenchymalen Masse. Die Lunge weist eine verminderte Zahl und Größe acinärer Einheiten auf. Eine schwere pulmonale Hypoplasie ist häufig mit renaler Agenesie und Oligohydramnion kombiniert und durch eine verminderte Lungengröße mit spitz zulaufenden Atemwegen, einer verkümmerten Epitheldifferenzierung und einer Störung der Surfactantfunktion. Häufig liegt bei diesen Kindern auch eine Fehlentwicklung der pulmonalen Gefäße vor, mit einem durch eine anatomische Obstruktion, sowie durch Verminderung glatter Muskulatur in der Arteria pulmonalis und eine Verminderung der Gefäße pro Lungeneinheit hervorgerufenen erhöhten pulmonalen Gefäßwiderstand. Bei gleichzeitigem Vorliegen einer kongenitalen Zwerchfellhernie ist die Lungenhypoplasie auf der ipsilateralen Seite häufig schwerer als auf der kontralateralen Seite. Diese Mißbildungskonstellation ist mit einer höheren Mortalität behaftet (20–80%) [26], die auch durch optimale Planung des operativen Eingriffes und den Einsatz der ECMO nicht wesentlich positiv beeinflußt werden konnte. Eine weitere Mißbildungskonstellation, die mit einer sehr hohen Mortalität einhergeht, ist die Kombination von kongenitaler Zwerchfellhernie mit persistierender fetaler Zirkulation. Diese Konstellation zieht sehr häufig ein respiratorisches Versagen nach sich.

Folgende hochfrequente Beatmungstechniken kommen zur Anwendung:

a. Hochfrequenzoszillation

Die Hochfrequenzoszillation bietet sich als erfolgreiche alternative Beatmungsform bei Kindern mit Lungenversagen bei peristierender fetaler Zirkulation nach Korrektur einer kongenitalen Zwerchfellhernie an, da sie eine suffiziente Oxygenierung gewährleistet, ist ihr frühzeitiger Einsatz durchaus gerechtfertigt [25].

Der mittlere Atemwegsdruck wird in Schritten von jeweils einem cm H_2O erhöht, bis ein optimales Lungenvolumen erzielt ist. Die Amplitude der Oszillation sollte so gewählt werden, daß sich ein arterieller $PaCO_2$ um 50 mmHg einstellt. Häufig können mittels Oszillation auch niedrigere $PaCO_2$ Werte erzielt werden.

b. High-Frequency Jet-Ventilation

Die Vorteile dieser Beatmungstechniken gegenüber der konventionellen Beatmung liegen in der Möglichkeit der Anwendung niedrigerer Beatmungsdrucke für eine vergleichbare Oxygenierung und Ventilation.

6.2.5 Pulmonale Hypertonie

Eine persistierende pulmonale Hypertonie kann primär (idiopathisch) oder sekundär, ausgelöst etwa durch Aspiration von Mekonium oder eine Sepsis, bedingt sein.

Diese Kinder weisen eine erhöhte pulmonal vaskuläre Reaktivität auf, die zu einer persistierenden pulmonalen Hypertonie und zu einem Rechts-Links-Shunt mit daraus resultierender Hypoxämie führt. Es besteht weiters eine Hypertrophie der glatten pulmonalarteriellen Muskulatur, die sich bis zu den, normalerweise nicht mit Muskelzellen versehenen intraacinären Arterien erstreckt. Aus dieser Verengung des Gefäßlumens resultiert eine mechanische Behinderung des Blutflusses. Eine Abnahme einer erhöhten pulmonalvaskulären Resistance kann durch Hyperventilation versucht werden, durch Gabe von Vasodilatatoren, durch Verbesserung des Säure-Basen-Haushaltes oder durch Einsatz der ECMO. Ziel beatmungstechnischer Maßnahmen ist es, eine ausreichende Oxygenation sicherzustellen und eine Hyperventilation zu erzielen, welche zu einer Abnahme des pulmonal-arteriellen Druckes führt [42]. Werden zu hohe Beatmungsdrucke angewendet, so wird die pulmonale Perfusion beeinträchtigt. Hochfrequente Beatmungstechniken ermöglichen eine suffiziente Oxygenierung bei niedrigen Spitzendrucken und sind deshalb zur Beatmung bei pulmonaler Hypertonie gut geeignet.

Folgende hochfrequente Beatmungstechniken sind zur Beatmung dieser Patienten geeignet:

a. High-Frequency Oscillation,
b. Kombinierte Formen der Hochfrequenzbeatmung.

a. High-Frequency Oscillation

Es ist eine gesicherte Tatsache, daß sich durch Einsatz der HFO bei diesem Krankheitsbild eine signifikante Verbesserung von Oxygenation und Ventilation gegenüber der konventionellen Beatmung erzielen läßt [35]. Häufig ist es bereits nach 12 stündiger Anwendung dieser Ventilationstechnik möglich, den mittleren Atemwegsdruck schrittweise zu senken. Im Vergleich zur konventionellen Beatmung kommt es trotz des anfänglich höheren mittleren Atemwegsdruckes zu keinem vermehrten Auftreten von Barotraumen.

Die Beatmung mittels HFO sollte zunächst mit der selben FiO_2 und dem selben mittleren Atemwegsdruck durchgeführt werden wie die vorangegangene konventionelle Beatmung. Unter engmaschiger Kontrolle der arteriellen Blutgase kann der mittlere Atemwegsdruck in Schritten von einem cm H_2O angehoben werden, bis eine zufriedenstellende Oxygenierung erreicht ist. Das weitere Vorgehen richtet sich nach dem klinischen Bild und den Blutgaswerten.

b. Kombinierte Formen der Hochfrequenzbeatmung

Bei Säuglingen mit pulmonaler Hypertonie nach kardiochirurgischen Eingriffen stellt die kombinierte Hochfrequenzbeatmung eine effektive Möglichkeit zur Behandlung therapieresistenter Oxygenierungsstörungen dar. Klinische Ergebnisse zeigen, daß unter dieser Beatmungsform sowohl der erhöhte pulmonalarterielle Widerstand als auch der Rechts-Links-Shunt rascher abnehmen als unter alleiniger konventioneller Beatmung [49].

Zur Anwendung kommt oft eine HFO, kombiniert mit einer Beatmung im IMV-Modus. Eine optimale Geräteeinstellung richtet sich zunächst nach den Beatmungsdrucken unter konventioneller Beatmung. Die Amplitude der Oszillation wird ausgehend von geringen Werten so lange erhöht, bis klinisch Vibrationen am Thorax erkennbar sind. Die weitere Geräteeinstellung erfolgt nach den registrierten Beatmungsdrucken und den Blutgasen.

6.2.6 Myocardiale Dysfunktion in der Sepsis

Bei Kindern mit einem septischen Zustandsbild ist das Myokard anfänglich hyperdynam, der systemisch vaskuläre Widerstand ist niedrig. Die Patienten sind in dieser Phase meist hypovoläm.

Bei Ausbildung eines septischen Schocks kommt es zu einer Depression der linksventrikulären Funktion, zu einer Dilatation beider Ventrikel mit Verminderung der Ejactionsfraktion und entsprechenden Veränderungen an der Frank-Starling Kurve.

Septische Zustandsbilder mit myokardialer Dysfunktion und verminderter Auswurfleistung galten lange Zeit als relative Kontraindikation für den Einsatz hochfrequenter Beatmungsformen. In der letzten Zeit zeigte sich jedoch, daß die HFO auch bei diesem Krankheitsbild erfolgreich ingesetzt werden kann, soferne für ein ausreichendes intravasales Volumen gesorgt ist, und die myokardiale Kontraktion durch den Einsatz von Katecholaminen unterstützt wird.

Nach Optimierung des enddiastolischen Volumens und der Herzfunktion wird die HFO zunächst mit der selben FiO_2 und dem selben mittleren Atemwegsdruck begonnen wie die konventionelle Beatmung. Die weitere Adaptation der Beatmungsparameter wird nach den Blutgaswerten und dem klinischen Bild durchgeführt.

6.2.7 Nicht-homogene Lungenveränderungen

Nicht-homogene beziehungsweise unilaterale Lungenpatologien stellen in erster Linie fokale Pneumonien und Aspirationspneumonien dar. Durch das aspirierte Material kommt es weiters zur Obstruktion von Bronchien und zur Bildung von Atelektasen im dahintergelegenen Lungenparenchym. In Bezirken mit teilweiser Obstruktion kann es zur Überblähung der Lunge durch ein Air-Trapping kommen. Aus diesen Lungenveränderungen resultiert ein Ventilations-Perfusions-Mißverhältnis mit Acidose, Hypoxämie, pulmonaler Hypertension und Air-Leaks.

Die Beatmungsstrategie sollte so gewählt werden, daß Atelektasen eröffnet werden, ohne daß es zu einer Überblähung der gesunden Lungenanteile kommt.

Von den hochfrequenten Beatmungsformen kommen High-Frequency Oscillation und kombinierte Hochfrequenzbeatmung zum Einsatz. Auch bei diesem Krankheitsbild sollten FiO_2 und mittlerer Atemwegsdruck zunächst gleich gewählt werden wie unter konventioneller Beatmung, mit anschließender individueller Anpassung der Beatmungsparameter an die klinischen Erfordernisse.

6.2.8 Sauerstofftoxizität

Inspiratorische Sauerstoffkonzentrationen von über 50% führen zu einer lokalen Anhäufung von freien Radikalen, wie Hydrogenperoxiden und Superoxiden, die toxisch wirken. Im Tierexperiment wurde nachgewiesen, daß eine Tracheobronchitis bereits nach einer Expositionszeit von 12 Stunden auftreten kann, in der Folge kam es bei Beibehaltung der hoher FiO_2 zur Ausbildung eines interstitiellen Lungenödems und schließlich zu einer Lungenfibrose. Es sollte deshalb angestrebt werden, unter Aufrechterhaltung einer akzeptablen Oxygenierung die FiO_2 möglichst rasch zu reduzieren. Eine FiO_2

von 1,0 sollte, wenn irgend möglich, nicht länger als 12 Stunden, eine FiO_2 von 0,8 nicht länger als 24 Stunden angewendet werden [5].

Besonders beim unreifen Frühgeborenen kann es durch verstärkte Proliferation des noch unreifen retinalen Gefäßsystems zu einer retrolentalen Fibroplasie kommen.

Ein wesentlicher Vorteil der hochfrequenten Beatmungstechniken liegt in der Möglichkeit, eine suffiziente Oxygenierung bei deutlich niedrigerer FiO_2 als unter konventioneller Beatmung zu erzielen.

Literatur

1. Ackermann NB, Coalson JJ, Kuchl TJ (1984) Pulmonary interstitial emphysema in the primature baboon with hyaline membrane disease. Crit Care Med 12: 512
2. Arnold JH, Hanson JH, Anglin DL (1993) High-frequency oscillatory ventilation (HFOV) vs conventional mechanical ventilation (CV) in pediatric respiratory failure. Anesthesiology V79: A1221
3. Arnold JH, Truog RD, Thompson E, Fackler JC (1993) High-frequency oscillatory ventilation in pediatric respiratory failure. Crit Care Med 21: 272–278
4. Bancalari A, Gerhardt T, Bancalari E, Suguihara C, Hehre D, Reifenberg L, Goldberg RN (1987) Gas trapping with high-frequency ventilation: jet versus oscillatory ventilation. J Pediatr 110: 617–622
5. Benumof JL (1991) Anaesthesie in der Thoraxchirurgie. Gustav Fischer, Stuttgart
6. Berner ME, RougeJC, Suter PM (1991) Combined high-frequency ventilation in children with severe adult respiratory distress syndrome. Intensive Care Med 17: 209–214
7. Bohn D (1989) High-frequency oscillation. Br J Anaesth 63: 16S–23S
8. Boros SJ, Mammel MC, Coleman JM, Lewallen PK, Gordon MJ, Bing DR, Ophoven JP (1985) Neonatal figh-frequency jet-ventilation: four years experience. Pediatrics 75: 657–663
9. Boros SJ, Campbell K (1980) A comparison of the effects of high-frequency – low tidal volume and low frequency – high tidal volume mechanical ventilation. J Pediatr 97: 108
10. Boynton BR, Mannino FL, Davis RF, Kopotic RJ, Friedrichsen G (1984) Combined high-frequency oscillatory ventilation and intermittent mandatory ventilation in critically ill neonates. J Pediatr: 297–302
11. Carlo WA, Chatburn RL, Martin RJ (1987) Randomized trial of high-frequency jet-ventilation versus conventional ventilation in respiratory distress syndrome. J Pediatr 275–282
12. Carlo WA, Chatburn RL, Martin RJ, Lough MD, Shivpuri CR, Anderson JV, Fanaroff AA (1984) Decrease in airway pressure during high-frequency jet-ventilation in infants with respiratory distress syndrome. J Pediatr: 101–107
13. Carter MJM, Gerstmann DR, Clark MRH, Snyder MG, Cornish JD, Null DM, deLemos RA (1990) High-frequency oscillatory ventilation and extracorporal membrane oxygenation for the treatment of acute neonatal respiratory failure. Pediatrics 85: 159–164
14. Clark RH, Gerstmann DR, Null DM, deLemos RA (1992) Prospective randomized comparison of high-frequency oscillatory and conventional ventilation in respiratory distress Syndrome. Pediatrics 89: 5–12
15. Clark RH, Gerstmann DR, Null DM, Yoder BA, Cornish JD, Glasier CM, Ackermann NB, Berll RE, deLemos RA (1986) Pulmonary interstitional emphysema treated by high-frequency oscillatory ventilation. Crit Care Med 14: 926–930

16. Clark RH, Wiswell TE, Null DM, DeLemos RA, Coalson JJ (1987) Tracheal and bronchial injury in high-frequency oscillatory ventilation compared with conventional positive pressure ventilation. J Pediatr 111: 114–118
17. Cortambert, Salle BL, Putet G, Deiber M, Claris O (1989) High-frequency ventilation (oscillation) in a neonatal unit. Acta Anaesthesiol Scand 33: 131–133
18. DeLemos RA, Gerstmann DR (1989) High-frequency oscillation
19. DeLemos RA, Coalson JJ, Meredith KS, Gerstmann DR, Null DM (1989) A comparison of ventilation strategies for the use of high-frequency oscillatory ventilation in the treatment of hyaline membrane disease. Acta Anaesthesiol Scand 33: 102–107
20. Eyal FC, Arad ID, Godder K et al (1984) High-frequency positive pressure ventilation in neonates. Crit Care Med 1984/12: 793
21. Field D, Milner AD, Hopkin IE (1984) High and conventional rates of positive pressure ventilation. Arch Dis Child 59: 1151–1154
22. Fösel TH, Kraus GB (1993) Beatmung von Kindern in Anästhesie und Intensivmedizin. Springer, Berlin Heidelberg New York Tokyo
23. Frantz ID, Werthammer J, Stark AR (1983) High-frequency ventilation in premature infants with lung disease: adequate gas exchange at low tracheal pressure. Pediatrics 71: 483–488
24. Froese AB, Butler PO, Fletcher WA, Byland LI (1987) High-frequency oscillatory ventilation in premature infants with respiratory failure: a preliminary report. Anesth Analg 66: 814–824
25. Fujino Y, Takezawa J, Nishimura M, Imanaka H, Taenaka N, Yoshiya I (1989) High-frequency oscillation for persistent fetal circulation after repair of congenital diaphragmatic hernia. Crit Care Med 17: 376–377
26. Geggel RL, Murphy JD, Langleben D, Crone RK, Vacanti JP, Reid LM (1985) Congenital diaphragmatic hernia: arterial structural changes and persistent pulmonary hypertension after surgical repair. J Pediatr: 457–464
27. Gerstmann DR, Fouke JM, Winter DC et al (1990) Proximal tracheal and alveolar pressures during high-frequency oscillatory ventilation in a normal rabbit model. Pediatr Res 28: 367–373
28. Greenough A, Dixon AK, Robertson NR (1984) Pulmonary interstitial emphysema. Arch Dis Child 59: 1046
29. Hamilton PP, Onayem A, Smyth JA et al (1983) Comparison of conventional and high-frequency ventilation: oxygenation and lung pathology. J Appl Physiol 55: 131–138
30. Hart SM, McNair M, Gamsu HR et al (1983) Pulmonary interstitial emphysema in very low birth weight infants. Arch Dis Child 48: 612
31. Hickling KG (1990) Ventilatory management in ARDS: can it affect outcome? Intensive Care Med 16: 219–226
32. The HIFI Study Group (1989) High-frequency oscillatory ventilation compared with conventional mechanical ventilation in the treatment of respiratory failure in preterm infants. New Engl J Med 12: 88–93
33. Hill A, Perlmann JM, Volpe JJ (1982) Relationship of pneumothorax to occurence of intraventricular hemorrhage in the premature newborn. Pediatrics 69: 144–149
34. Hoskyns EW, Milner AD, Hopkin JE (1991) Combined conventional ventilation with high-frequency oscillation in neonates. Eur J Pediatr 150: 357–361
35. Kohelet D, Perlman M, Kirpalani H, Hanna G, Koren G (1988) High-frequency oscillation in the rescue of infants with persistent pulmonary hypertension. Crit Care Med 16: 510–516
36. Kolton M, Cattran CB, Kent G, Volgyesi G, Froese AB, Bryan AC (1982) Oxygenation during high-frequency ventilation compared with conventional mechanical ventilation in two models of lung injury. Anesth Analg 61: 323–332
37. Kopotic RJ, Mannini FL, Boynton BR (1986) A system for high-frequency oscillatory ventilation and intermittent mandatory ventilation in neonates. Crit Care Med 14: 642–645

38. Mannino FL, McEvoy RD, Hallmann M (1982) Surfactant turnover in high-frequency oscillatory ventilation (HFOV). Pediatric Res 16: 356
39. Marchak BE, Thompson WK, Duffty P, Miyaki CBT, Bryan MH, Froese AB (1981) Treatment of RDS by high-frequency oscillatory ventilation: a preliminary report. J Pediatr 287–292
40. McCulloch PR, Farkert PG, Froese AB (1988) Lung volume maintenance prevents lung injury during high-frequency oscillatory ventilation in surfactant deficient rabbits. Am Rev Respir Dis 137: 1185-1192
41. Neu J, Hamilton L, Linehan J, Rich M, Murkowski K, Wilson A, Oechler H: Long-term high-frequency jet-ventilation in neonates. Crit Care Med 12: 833–835
42. Peckham GJ, Fox WW (1978) Physiologic factors affecting pulmonary artery pressure in infants with persistent pulmonary hypertension. J Pediatr 93: 1005–1010
43. Pokora T, Bing D, Mammel M, Boros S (1983) Neonatal high-frequency jet-ventilation. Pediatrics 72: 27–32
44. Sarnaik A, Lieh-Lai M, Pappas M, Hasan R, Meert K (1993) Efficacy of high-frequency ventilation (HFV) in chidren with severe acute respiatory failure (SARF). Crit Care Med S154
45. Schindler M, Seear M (1991) The effect of lung mechanics on gas transport during high-frequency oscillation. Pediatric Pulmonol 11: 335–339
46. Schranz D (1993) Pädiatrische Intensivtherapie, 2. Aufl. Gustav Fischer, Stuttgart
47. Tamura M, Hishi T, Ishii T, Wakita S, Oho S, Shibuya K, Miyasaka K, Takashima S (1992) comparison of the incidence of intracranial hemorrhage following conventional mechanical ventilation and high-frequency oscillation in Beagle puppies. Acta Paediatr Jpn 34: 398-403
48. Timmons OD, Dean JM, Vernon DD (1991) Mortality rates and prognostic variables in children with adult respiratory distress syndrome. J Pediatr: 896–899
49. Zilow EP, Schmidt-Ott SC, Hagl S, Ulmer HE, Schmidt KG (1993) Verbesserung der Oxygenierung durch Hochfrequenzoszillationsbeatmung (HFOV) bei Säuglingen mit pulmonaler Hypertension nach kardiochirurgischem Eingriff. Intensivmedizin und Notfallmedizin, Band 30: 472
50. High-frequency ventilation for immature infants (1982) Report of a conference March 2–4, Pediatrics 71: 280–287

II. Hämodynamische Auswirkungen der Hochfrequenzventilation

Über die hämodynamischen Auswirkungen dieser Beatmungsform gibt es kontroverse Aussagen. Eine Zunahme von Cardiac Index und systemischem Blutdruck wird ebenso berichtet wie eine deutliche Verschlechterung der hämodynamischen Situation.

Bei der Hochfrequenzventilation sind, gleich wie bei der konventionellen Beatmung, die hämodynamischen Auswirkungen direkt proportional zu PEEP und mittlerem Atemwegsdruck [1, 8]. Bei hypovolämen und kreislaufinstabilen Patienten sind hämodynamische Effekte besonders ausgeprägt.

Unter Hochfrequenz-Jet-Ventilation werden hohe Spitzendrucke in der Regel vermieden, es kommt aber häufig zu einer deutlichen Zunahme des Lungenvolumens und in der Folge zu einer Abnahme des Cardiac Index [6]. Können Atemwegsmitteldruck und PEEP unter Hochfrequenzbeatmung niedrig gehalten werden, so bleibt der Cardiac Index gleich oder steigt an.

Für die Hämodynamik der Patienten wäre eine Abnahme des intrapleuralen Druckes in der linksventrikulären Füllungsphase ideal, um den venösen Rückstrom zu erleichtern, in der Auswurfphase sollte der intrapleurale Druck jedoch höher sein, um die Nachlast niedrig zu halten [4].

1. Anwendung in einem offenen Beatmungssystem

Ein offenes System liegt bei Applikation der Hochfrequenzbeatmung über ein Beatmungslaryngoskop vor, bei Applikation über Düsen, die in normale Laryngoskope eingehängt werden, sowie bei Beatmung über Katheter, die translaryngeal oder transtracheal gelegt werden, sofern keine Stenose oberhalb der Düsenöffnung besteht.

Bei dieser Technik liegen die in der Trachea gemessenen Spitzendrucke in der Regel unter 15 mmHg, es werden PEEP-Werte zwischen 2 und 5 mmHg registriert. Diese niedrigen Beatmungsdrucke zeitigen bei kreislaufstabilen Patienten keine hämodynamischen Auswirkungen.

2. Anwendung in einem nicht völlig offenen Beatmungssystem

Wird das Jet-Gas unterhalb einer Stenose verabreicht, oder wird das Entrainment über einen Biasflow bezogen, der mit einem Abstromwiderstand versehen ist, so liegt kein völlig offenes System vor, und es ist auf ein kontinuierliches Monitoring des Beatmungsdruckes zu achten.

Entsprechend den höheren Drucken sind hier Auswirkungen auf den Kreislauf des Patienten zu erwarten.

Die hämodynamischen Auswirkungen der Hochfrequenzbeatmung können verringert werden, wenn man eine Senkung des intrapleuralen Druckes durch Kombination von Hochfrequenzbeatmung und Spontanatmung des Patienten erreicht [5, 7]. Diese Maßnahme führt dann zu einer Verbesserung des Cardiac Output, wenn die Compliance der Lunge noch gut ist, da bei schlechter Compliance die Abnahme des intrapleuralen Druckes eine Zunahme der linksventrikulären Nachlast bewirkt [9].

Eine weitere Möglichkeit, die hämodynamischen Auswirkungen zu minimieren, besteht durch Synchronisation von hochfrequenten Impulsen mit der Herzfrequenz [2, 12].

Wird die Hochfrequenzbeatmung in Synchronisation mit der Systole mit einem Modus von 1 : 2 appliziert, so sinkt der Druck im rechten Vorhof und linksventrikuläre Vorlast und rechtsventrikulärer Rückstrom werden nicht negativ beeinflußt. Unter dieser Respiratoreinstellung ist der intrathorakale Druck niedriger als bei anderen Beatmungsformen [11]. Bei Anwendung eines 1 : 1-Modus oder Anwendung einer konventionellen Beatmung kommt es zu einer Abnahme der linksventrikulären Vorlast.

Generell besteht bei normovolämen, lungengesunden Patienten bei gleichen Beatmungsdrucken bezüglich der Hämodynamik kein Unterschied zwischen konventioneller Beatmung und Hochfrequenzbeatmung [10]. Bei Patienten mit Rechtsherzinsuffizienz sind bei gleicher alveolärer Ventilation die Beatmungsdrucke unter Hochfrequenzbeatmung niedriger als unter konventioneller Beatmung, und sie wird deshalb von den Patienten besser toleriert. Von hypovolämen Patienten wird die hochfrequente Beatmung gut toleriert, weil der Barorezeptorenreflex aufrechterhalten wird. Unter konventioneller Beatmung werden die Dehnungsrezeptoren stimuliert, und es kommt in der Folge über die Inhibition des Barorezeptorenreflexes zu einer Abnahme der Aktivität des Sympathikus und zu einer arteriellen Vasodilatation und reflektorischen Bradykardie [3].

Literatur

1. Banner MJ, Gallagher J, Banner TC (1985) Frequency and percent inspiratory time for high-frequency jet-ventilation. Crit Care Med 13: 395–398
2. Bayly R, Sladen A, Guntupammi K, Klain M (1987) Synchronous versus non synchronous high-frequency jet-ventilation: effects on cardiorespiratory variables and airway pressures in postoperative patients. Crit Care Med 15: 915–917

3. Bouby JJ, Houissa M, Brichant JB, Baron JF, McMillan C, Arthaud M, Amzallag P, Ciars P (1987) Effects of high-frequency jet-ventilation on arterial baroreflex regulation of heart rate. J Appl Physiol 63: 2216–2222
4. Carlon GC, Pierri MK, Howland WS (1982) High-frequency jet-ventilation chest 81: 350–354
5. Downs JB, Douglas ME, Sanfelipo PM, Stanford W, Hodges MR (1977) Ventilatory pattern, intrapleural pressure and cardiac output. Anesth Analg 56: 88
6. Holzapfel L, Robert D, Perrin F, Gaussorgues P, Giudicelli DP (1987) Comparison of high-frequency jet-ventilation to conventional ventilation in adults with respiratory distress syndrome. Intensive Care Med 13: 100–105
7. Hudson LD, Tooker J, Haisch C, Weaver J, Carrico CJ (1978) Comparison of assisted ventilation and PEEP with IMV and CPAP in ARDS patients. Am Rev Respir Dis 117: 129
8. Jousela I, Mäkeläinen A, Linko K (1992) The effect of combined high-frequency ventilation with and without continuous positive airway pressure in experimental lung injury. Acta Anaesthesiol Scand 36: 508–512
9. Kirby RR (1980) High-frequency positive-pressure ventilation (HFPPV): what role in respiratory insufficiency? Crit Care Med 8: 275–280
10. Mikhail MS, Banner MJ, Gallagher TJ (1985) Hemodynamic effects of positive end-expiratory pressure during high-frequency ventilation. Crit Care Med 13: 733–737
11. Schulman DS, Biondi JW, Bell L, Rutlen DL (1991) Hemodynamic effects of 1 : 2 ECG-coupled ventilation in the dog. Am Rev Respir Dis 144: 819–825
12. Ushijima K, Dahm M, Yellin EL, Oka Y, Goldimer PL (1989) Hemodynamic effects of high-frequency jet-ventilation in dogs with a chronically banded pulmonary artery. Crit Care Med 17: 541–546

III. Komplikationen der Hochfrequenzventilation

Obwohl verschiedene Formen der Jet-Ventilation schon seit mehr als 20 Jahren klinisch im Einsatz sind, sind Berichte über Komplikationen selten und beschränken sich auf einzelne Falldarstellungen [25]. Komplikationen, die typisch für eine bestimmte Applikationsform oder Indikation sind, wurden bei den entsprechenden Kapiteln beschrieben. Hier sollen sie noch einmal zusammengefaßt werden.

1. Hypoventilation

Experimentell und im klinischen Einsatz bei Lungengesunden zeigen alle Formen der Jet-Ventilation einen ausgezeichneten Gasaustausch [4].

Zu einer Hypoventilation kann es aber bei einer schlechten Compliance der Lunge kommen, oder bei anatomischen Gegebenheiten, die eine optimale Applikation des Jet-Gases unmöglich machen.

Es gibt keine verbindlichen Richtlinien für eine präoperative Auswahl von Patienten mit eingeschränkter Compliance (COPD, Adipositas) oder obstruktiven Erkrankungen der Lunge (Asthma bronchiale). Die Indikation muß nach Untersuchung des Patienten individuell gestellt werden, wobei für die Anwendung von monofrequenten Formen der Jet-Ventilation eine wesentlich restriktivere Auswahl getroffen werden muß als bei der Anwendung von superponierten Formen (durch die Überlagerung zweier Jet-Gasströme ist eine bessere Lungenfüllung möglich). In jedem Fall ist intraoperativ eine laufende Kontrolle der Beatmung (Thoraxexkursionen, Auskultation, Pulsoxymeter, regelmäßige Blutgasanalysen) erforderlich. Viele Autoren weisen auf die Notwendigkeit einer völligen Muskelrelaxierung hin, um eine optimale Compliance zu erreichen [17].

Bei Patienten mit kurzem, steifen Hals kann das Einstellen des Laryngoskops so erschwert sein, daß der Jet-Gasstrom nicht median in die Trachea appliziert wird, sondern gegen die Trachealwand gerichtet ist. Dadurch wird die Gasgeschwindigkeit so stark reduziert, daß eine suffiziente Beatmung der Patienten, besonders bei gleichzeitig bestehender Adipositas, nicht möglich ist. Weiters kann es durch eine ungenügende Abdichtung zwischen Laryngoskop und Glottis zu Verlusten durch das Abströmen des Jet-Gases kommen [29].

Bei Patienten mit einer großen Glottis, die durch ein breites Laryngoskop beatmet werden, kann es aufgrund der Abhängigkeit des Venturieffektes vom Durchmesser des Rohrlumens, in das der Jet-Strahl appliziert wird, zu einem nur geringen Entrainment und dadurch zu einer ungenügenden Beatmung kommen [22]. Es wären in diesem Fall Abstrahldrucke erforderlich, die mit den erhältlichen Respiratoren nicht erzeugt werden können. Auch dieses Problem zeigt besonders dann klinische Auswirkungen, wenn Patienten mit hochgradigen Stenosen oberhalb der Stenose beatmet werden, oder bei adipösen Patienten.

2. Pneumothorax, Pneumomediastinum, subkutanes Emphysem

Bei Einrissen in der Schleimhaut von Pharynx oder Tracheobronchialsystem mit Ruptur von Alveolen kommt es zum Einströmen von Gas in das umgebende Gewebe [5]. Ursache kann entweder eine mechanische Läsion sein, die beim Einführen des Laryngoskops oder während der Intubation gesetzt wurde, oder ein exzessives Ansteigen des intrapulmonalen Druckes, ausgelöst durch die Behinderung des exspiratorischen Gasabstromes oder die Applikation eines exzessiv hohen Druckes [30,18].

Das, aus den Alveolen in das Gewebe einströmende Gas breitet sich in Richtung Hilus (Pneumomediastinum) und entlang der Faszien zum Hals (subkutanes Emphysem) aus. Es kann sogar zur Ausbildung eines Pneumoperitoneums kommen. Es ist vor allem auf das Entstehen eines Pneumothorax zu achten, der durch wesentlich geringere Drucke, als sie durch Maskenbeatmung entstehen, unterhalten werden kann.

Wenn die Exspiration behindert ist, sei es durch hochgradige Stenosen oder längerdauernde Instrumentation an der Glottis, kann es durch den Anstieg des intrathorakalen Druckes zur Entstehung von Barotraumen kommen. Diese Gefahr besteht vor allem bei der Beatmung mittels oro- oder nasotrachealer Katheter oder bei perkutaner transtrachealer Jet-Ventilation.

Insgesamt liegt die Inzidenz des Pneumothorax bei endolaryngealen Eingriffen unter HFJV bei 0,42% [21].

3. Schädigung der Trachealschleimhaut

Schädigungen der Trachealschleimhaut treten bei jeder Form der mechanischen Beatmung auf [10]. Unbestritten ist der Einfluß des Feuchtigkeitsgehaltes der Atemgase [2, 12]. Für die Formen der Hochfrequenzbeatmung ist, aufgrund des hohen Gasflows, dieses Problem noch nicht zufriedenstellend gelöst. Bei Jet-Ventilation für Eingriffe bis zu einer Stunde ist die mangelhafte Befeuchtung klinisch nicht relevant, wohl aber für Langzeitbeatmung in der Intensivmedizin. Hier kann es zu Austrocknung der Trachealschleimhaut und zu Arrosionen kommen. Weitere pathogenetische Mechanismen für die Schädigung der Trachealschleimhaut sind die Dauer der Beatmung, Störungen des mukoziliären Transportes, Toxizität von O_2, Ischämie und Frequenz der Jet-Impulse [8, 13, 14, 16, 19].

Im Extremfall kann es sogar zum Auftreten einer nekrotisierenden Tracheobronchitis kommen. Diese schwerwiegende Komplikation einer mechanischen Beatmung bei Neugeborenen wurde sowohl unter konventioneller als auch unter Hochfrequenzbeatmung beobachtet, die Inzidenz ist unter HFJV höher als unter konventioneller Beatmung [3]. Eine nekrotisierende Tracheobronchitis trat in Einzelfällen auch bei Erwachsenen auf, die nach respiratorischem Versagen unter konventioneller Beatmung mittels HFJV beatmet wurden, in einem Fall bei Anwendung von trockenem, kalten Gas bereits nach 3 Stunden [6].

4. Verschleppung von Blut oder Tumorzellen

Trotz des raschen Druckabfalls von der Düse zur Trachea und der niedrigen Beatmungsdrucke kann es theoretisch zur Verschleppung von Blut und Tumorzellen in die unteren Luftwege kommen. Man kann dieser Gefahr durch Unterbrechung der Beatmung während der Biopsie begegnen. Wenn man die Frequenz und das Atemzeitverhältnis aber so wählt, daß trotz des offenen Systems ein positiver endexspiratorischer Druck bestehen bleibt, wie es vor allem bei der SHFJV problemlos möglich ist, so wird die Versprengung von Blut und Verschleppung von Gewebe vermieden [2]. Wir haben bei Patienten, bei denen Tumoren oder Papillome abgetragen wurden, Bronchoskopien und Ösophagoskopien durchgeführt und in keinem Fall Hinweise für die Verschleppung von Biopsiematerial gefunden.

5. Verbrennungen bei laserchirurgischen Eingriffen

Bei Verwendung eines Endotrachealtubus oder eines Injektors kann es zum Tubusbrand kommen [11, 28]. Trotz Umwicklung mit Alufolie oder Verwendung eines laserresistenten Tubus kann dieses Risiko nicht völlig ausgeschlossen werden. Teflon etwa ist zwar nicht brennbar, schmilzt aber bei hohen Temperaturen.

Durch Verwendung des Jet-Laryngoskops wird die Verwendung von Tuben oder Injektoren jeder Art unnötig. Durch Verschleppung von brennbarem Material ist trotzdem ein Brand möglich [11, 20, 24, 27]. Es soll deshalb die FiO_2 so niedrig wie möglich gewählt werden. Manche Zentren nennen 30% als obere Grenze. Durch das Entrainment wird aber die eingestellte FiO_2 ohnehin erniedrigt.

6. Massive Blähung des oberen Gastrointestinaltraktes

Luftinsufflation entsteht sowohl durch die Maskenbeatmung bei der Einleitung, als auch durch die Jet-Ventilation. Zu einer massiven Überblähung des

Gastrointestinaltraktes kann es durch Verrutschen des Jet-Katheters kommen. In einem Fall ist sogar eine Magenruptur beschrieben [5].

7. Komplikationen bei der trachealen Punktion

Es sind einerseits Fehlpunktionen (Ösophagus) möglich, andererseits ist mit Blutungen oder der Ausbildung eines Hämatoms zu rechnen [7, 9]. Bei ausgedehnten Tumoren kann die Punktion der Trachea unmöglich sein.

Insgesamt ist die Inzidenz der Komplikationen aber bei Elektiveingriffen niedrig (subkutanes Emphysem in 9,6%), bei Notfallseingriffen liegt die Komplikationsrate bei 29% [1, 18, 23, 25].

Literatur

1. Benumof JL, Scheller MS (1989) The importance of transtracheal jet-ventilation in the management of the difficult airway. Anesthesiology 71: 769
2. Borland LM, Reilly JS (1987) Jet-ventilation for laser laryngeal surgery in children: modification of the Saunders jet-ventilation technique. Int J Pediatr Otorhinollaryngol 14: 65–71
3. Boros SJ, Mammel MC, Lewallen PK, Coleman JM, Gordon MJ, Ophoven J (1986) Necrotizing tracheobronchitis: a complication of high-frequency jet-ventilation. J Pediatr 109: 95
4. Carlon CG, Ray C, Pierri MK, Groeger J, Howland WS (1981) High-frequency jet-ventilation. Theoretical considerations and clinical observations. Chest 81: 350
5. Chang JL, Meeuwis H, Bleayaert A (1978) Severe abdominal distension following jet-ventilation during eneral anaesthesia. Anesthesiology 49: 216–219
6. Cicero LE, Heard SO, Griffiths E, Nash G (1991) Overwhelming necrotizing tracheobronchitis due to inadequate humidification during high-frequency jet ventilaton. Chest 100: 268–269
7. Craft TM, Chambers Ph, Ward ME, Goat VA (1990) Two cases of barotrauma associated with transtracheal jet-ventilation. Br J Anesth 64: 524
8. Delafosse C, Chevrolet JC, Suter P, Cox JN (1988) Necrotizing tracheobronchitis: a complication of high-frequency jet-ventilation. Virchows Arch Pathol Anat 413: 257
9. Delisser EA, Mravchick S (1981) Emercency transtracheal ventilation. Anesthesiology 55: 606
10. Doyle HJ, Napolitano AE, Lippman R (1984) Different humidification systems for high-frequency ventilation. Crit Care Med 12: 815
11. Fried MP (1984) A survey of the complications of laser laryngoscopy. Arch Otolaryngol 110: 31
12. Hirsch JA, Tokayer JL, Robinson MJ (1975) Effects of dry air and subsequent humidification on tracheal mucosa velocity in dogs. J Appl Physiol 39: 242
13. Mammel MC, Ophoven JP, Lewallen PK, Gordon MJ, Boros SJ (1991) Acute airway injury during high-frequency jet-ventilation and high-frequency oscillatory ventilation. Crit Care Med 19: 394–398
14. McEvoy RD, Davies NJH, Hedenstierna G (1982) Lung mucociliary transport during high-frequency jet-ventilation. Am Rev Respir Dis 126: 452
15. Newton MI, Adams AP (1978) Excessive airway pressure during anesthesia. Anesthesia 33: 689–699
16. Nordin U, Keszler H, Klain M (1981) How does high-frequency jet-ventilation effect the mucociliary transport? Crit Care Med 9: 160

17. Norton ML, Strong MS, Snow JC (1976) Endotracheal intubation and venturi jet-ventilation for laser microsurgery of the larynx. Ann Otolrhinollaryngol 85: 656–663
18. Oliverio R, Ruder CB, Fermon C (1979) Pneumothorax secundary to a ball valve obstruction during jet-ventilation. Anesthesiology 51: 255–256
19. Ophoven JB, Mammel MC, Gordon MJ (1984) Tracheobronchial histopathology associated with high-frequency jet-ventilation. Crit Care Med 12: 829
20. Rontal E, Rontal M, Wenokur ME (1985) Jet insufflation anesthesia for endolaryngeal surgery: a review of 318 consecutive cases. Laryngoscope 95: 990
21. Shikowitz MJ, Abramson AL, Liberatore L (1991) Endolaryngeal jet-ventilation: a 10-year review. Laryngoscope 101: 455–460
22. Smith RB, Babinski M, Petruscak J (1974) A method of ventilating patients during laryngoscopy. Laryngoscope 84: 553–559
23. Smith BR, Babinski M, Klain M, Pfaeffle H (1976) Percutaneous transtracheal jet-ventilation. J Am Coll Emerg Physicians 5: 765
24. Snow JC (1976) Fire hazard during CO_2 laser microsurgery on the larynx and the trachea. Anesth Analg 55: 146
25. Sullivan T, Healy GB (1985) Complications of venturi jet-ventilation during microlaryngeal Surgery. Arch Otolaryngol 111: 127–131
26. Todd DA, John E, Osborn RA (1991) Tracheal damage following conventional and high-frequency ventilation at low and high humidity. Crit Care Med 19: 1310–1316
27. Wegrzynowicz ES, Niels FJ, Pearson KS, Wachtel RE, Scamman FL (1992) Airway fire during jet-ventilation for laser excision of vocal cord papillomata. Anesthesiology 76: 468
28. Werner JA, Schade W, Jeckström W, Lippert BM (1990) Comparison of endotracheal tube safety during carbon dioxide laser surgery: an experimental study. Laser Med Surg 6: 184
29. Winnermann I, Ezra S, Man A (1982) Limitations of jet-ventilation through the laryngoscope. Can Anesthesiol Soc J 29: 117–120
30. Woo P, Eurenius S (1982) Dynamics of venturi jet-ventilation through the operating laryngoscope. Ann Otolrhinollaryng 91: 615–621

IV. Grenzen der Hochfrequenzventilation

Obwohl diese Beatmungsform im operativen Bereich sowohl in der Thoraxchirurgie als auch bei mikrolaryngealen Eingriffen neue operationstechnische Möglichkeiten eröffnet, und zusätzlich die Sicherheit für den Patienten verbessert werden kann, müssen die Grenzen und Risiken dieser Technik sorgfältig beachtet werden. Das gilt in besonderer Weise auch für die Indikationen im Bereich der Intensivmedizin, wo noch wenig Erfahrungen vorliegen und in der Literatur nur von kleinen Patientenzahlen berichtet wird.

1. Grenzen im klinischen Bereich

Mit der Jet-Beatmung ist bei normaler Glottisweite, sowohl bei alleiniger hochfrequenter Beatmung als auch bei einer Kombination mit einer normofrequenten Ventilation, bei pulmonal gesunden, normalgewichtigen Patienten in der Regel ein zufriedenstellender Gasaustausch zu erzielen. Kommen jedoch zusätzliche Risikofaktoren für die Beatmung dazu, zum Beispiel eine hochgradige laryngeale Stenose, eine schwere obstruktive oder restriktive Lungenerkrankung oder eine massive Adipositas, so kann eine suffiziente Beatmung problematisch sein (siehe Farbabb. 24–26).

Bei schwierigen Verhältnissen und Risikopatienten sollten nur die Ärzte die Beatmung vornehmen, die über eine ausreichende Erfahrung mit der Beatmungsform verfügen. Es ist in diesen Fällen genau abzuwägen, mit welcher Technik die Beatmung am sichersten durchgeführt werden kann. Wir haben unsere Erfahrungen und die zu erwartenden Komplikationen in den jeweiligen Kapiteln detailliert beschrieben. In Einzelfall muß aber individuell entschieden werden, auf welche Weise am ehesten eine suffiziente Beatmung durchgeführt werden kann, oder ob überhaupt einer konventionellen Technik der Vorzug gegeben werden soll.

Auch der Einsatz in der Thoraxchirurgie erfordert ein maßvolles Vorgehen. Da speziell bei Operationen am Lungenparenchym bei der Auswahl des Beatmungsmodus auch die Wünsche des Chirurgen berücksichtigt werden müssen, ist der Anästhesist bei der Respiratoreinstellung eingeschränkt, und es ist deshalb entscheidend für den Erfolg der Beatmung, daß die relativen Kontraindikationen für die gewählte Beatmungsform sorgfältig beachtet werden.

Absolute Kontraindikationen stellen massive laryngeale oder tracheale Blutungen und schwerste obstruktive Lungenerkrankungen dar.

Wie in Teil B, Kapitel 1.2 im Detail ausgeführt, können sowohl mittels kombinierter als auch mittels superponierter Hochfrequenz Jet-Ventilation bei Patienten mit Lungenversagen, bei denen mittels konventioneller Beatmung eine Hypoxie nicht mehr verhindert werden kann, überraschend positive Ergebnisse erzielt werden. Auch hier sei davor gewarnt, die Jet-Beatmung als „Wundermittel" zu betrachten. Gerade in dieser Indikation erfordert die Respiratoreinstellung extrem viel Erfahrung. Und da die Jet-Beatmung bei diesen Patienten in der Regel erst als Ultima Ratio bei drohender Hypoxie eingesetzt wird, können die günstigen strömungsdynamischen Verhältnisse bei dieser Beatmung nicht mehr entsprechend zur Wirkung kommen, sodaß es letztlich Einzelerfolge sind, die mit dieser Beatmungsform im Bereich der Intensivmedizin erzielt werden. Es wäre die Durchführung einer randomisierten Studie bei Patienten mit Lungenversagen wünschenswert, um die Ergebnisse der Jet-Beatmung bei vergleichbarer Ausgangssituation mit denen einer konventionellen Beatmung vergleichen zu können.

Da das Problem der Befeuchtung und Erwärmung des Jet-Gases bislang nicht zufriedenstellend gelöst ist (siehe Teil A, Kapitel VIII), ist die Dauer der Jet-Beatmung bei Austrocknung und Schädigung der Trachealschleimhaut limitiert. Die Empfindlichkeit der Trachealschleimhaut gegen Austrocknung ist ist individuell verschieden. Da es zu schwerwiegenden Komplikationen kommen kann (siehe Teil B, Kapitel III), muß die Jet-Beatmung bei ersten Anzeichen einer Schleimhautschädigung unterbrochen werden.

2. Grenzen im technischen Bereich

Eine weitere Grenze ist dieser Beatmungstechnik durch die Tatsache gesetzt, daß kaum Jet-Katheter oder Adapter erhältlich sind, die speziell für die Jet-Beatmung gefertigt wurden. Es ist deshalb oft erforderlich, das Jet-Gas über zentralvenöse Katheter, Magensonden, Arterienlines oder ähnliche Behelfe zu applizieren, die eigentlich einer anderen Verwendung zugedacht sind und für deren Herstellung deshalb auch andere Richtlinien maßgeblich waren. Es ist bei Verwendung solcher Behelfe sehr wichtig, vor einem klinischen Einsatz am Lungensimulator zu prüfen, ob die gewählten Katheter für die Jet-Ventilation geeignet sind (siehe Teil A, Kapitel VI).

Jeder der im Handel erhältlichen Jet-Respiratoren hat andere Vorzüge und Schwächen (siehe Teil A, Kapitel IV). Elektronische Geräte sind einfach und genau einzustellen, die jeweiligen Einstellungen sind gut reproduzierbar. Pneumatische Respiratoren erfordern größere Erfahrung bei der Einstellung, sind aber beträchtlich kostengünstiger in der Anschaffung, bieten extrem selten technische Probleme und sind im Betrieb unabhängig von der Stromzufuhr. Weiters sind die einzelnen Jet-Geräte unterschiedlich gut mit konventionellen Respiratoren kompartibel und sicherheitstechnisch unterschiedlich gut ausgerüstet (Druckbegrenzung, Diskonnektionsalarm, ...). Für eine sichere und suffiziente Beatmung ist es wichtig, ein geeignetes Beatmungsgerät auszuwählen und mit den Möglichkeiten dieses Respirators wirklich vertraut zu sein.

Insgesamt ist die Jet-Beatmung bei zahlreichen Indikationen vor allem im operativen Bereich etabliert und hat eine wesentliche Verbesserung der Sicherheit für den Patienten, eine Verbesserung der Operationstechnik und eine Verringerung der Operationsdauer ermöglicht.

Bei einer Reihe weiterer Indikationen steht man aber erst am Beginn einer neuen Entwicklung, und es bedarf weiterer Forschungsarbeit und weiterer klinischer Erfahrungen, um die Möglichkeiten, die die verschiedenen Formen der Hochfrequenzbeatmung bieten, weiter zu erschließen und optimal zur besseren Versorgung der Patienten einsetzen zu können.

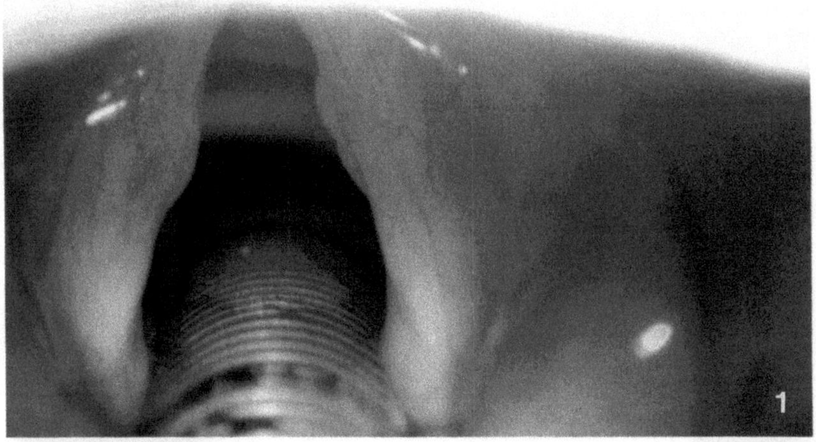

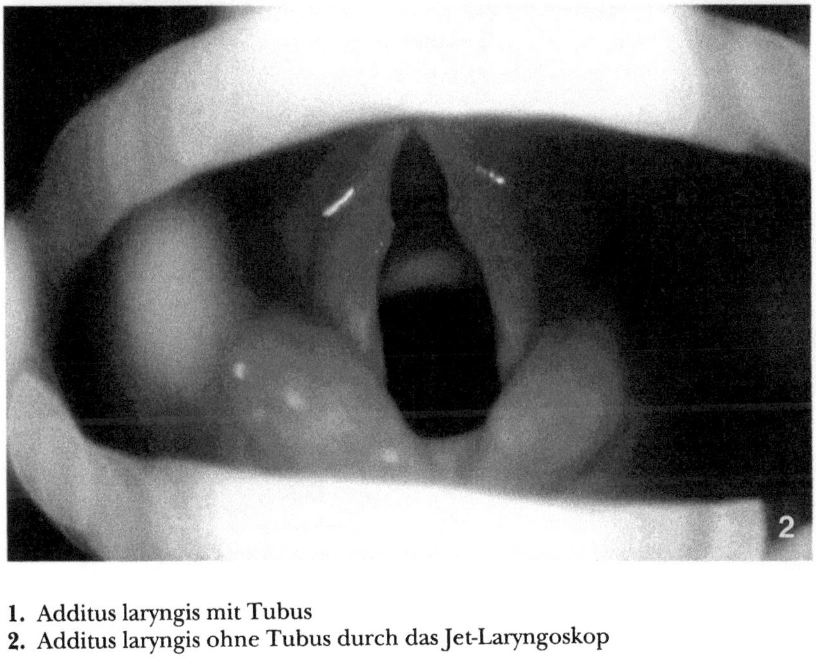

1. Additus laryngis mit Tubus
2. Additus laryngis ohne Tubus durch das Jet-Laryngoskop

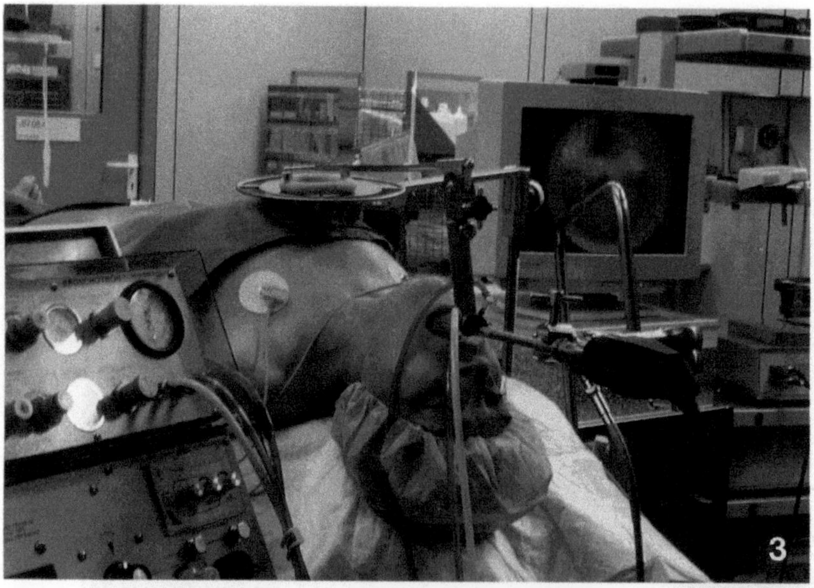

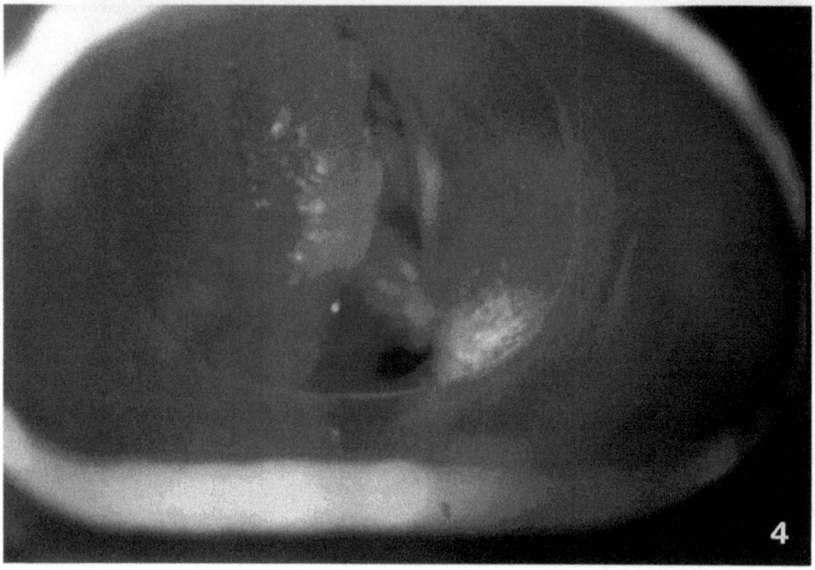

3. 3-D Endoskop, eingeführt durch das Jet-Laryngoskop, mit Videoschirm und Respirator
4. Massive tumorbedingte laryngeale 90% Stenose, endotracheale Intubation nicht möglich, Beatmung tubuslos mittels SHFJV

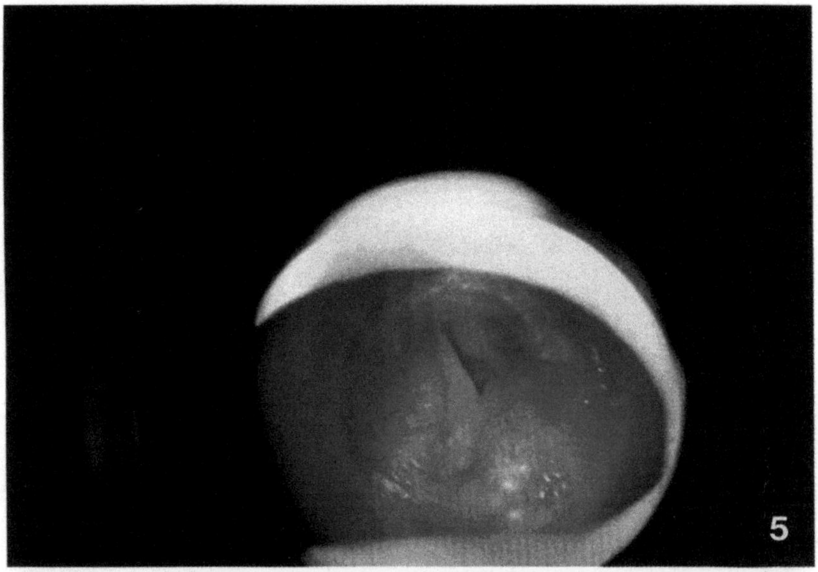

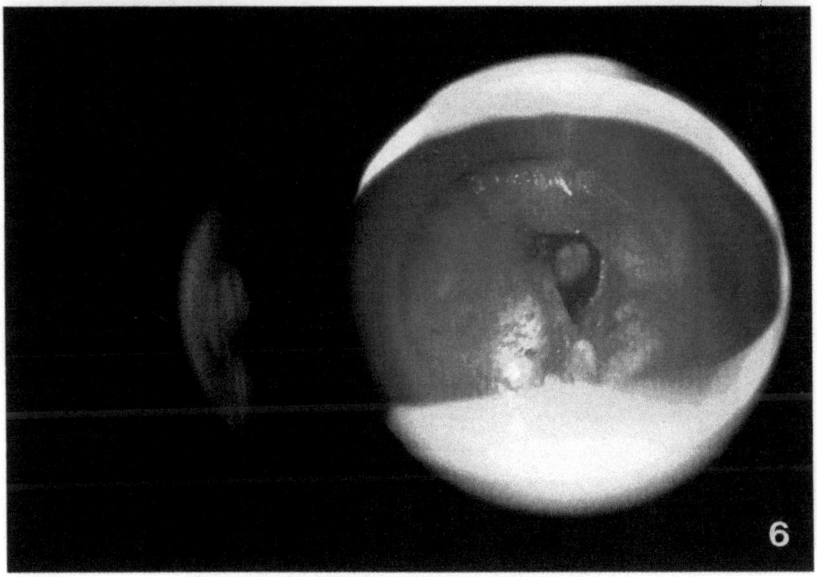

5. Tumorbedingte laryngeale 90% Stenose, durch das Jet-Laryngoskop
6. Der Larynx des selben Patienten wie auf **5**, nach der laserchirurgischen Erweiterung

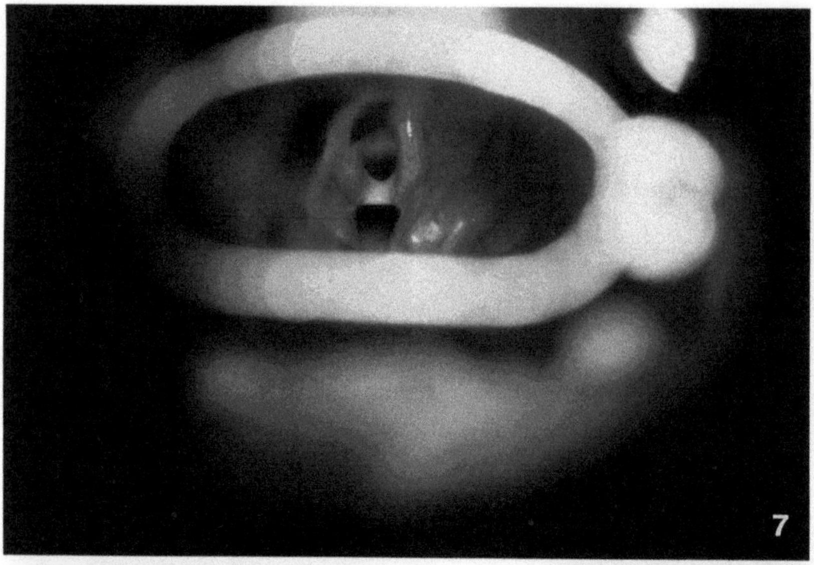

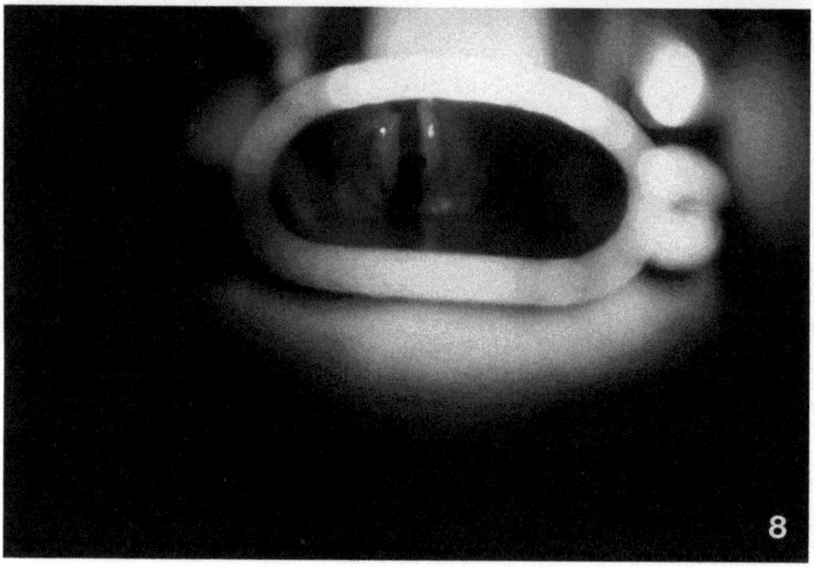

7. Stimmbandsynechie nach Langzeitintubation
8. Zustand nach der laserchirurgischen Durchtrennung der Stimmbandsynechie

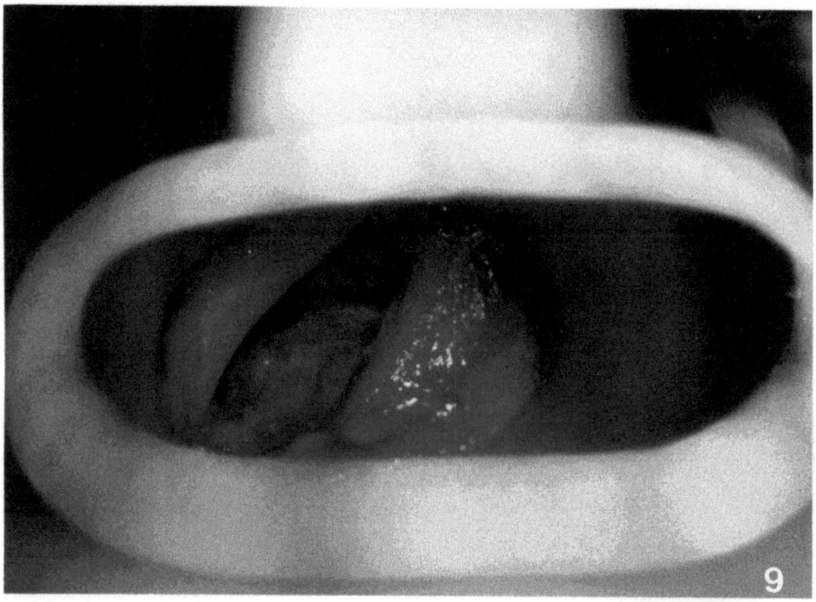

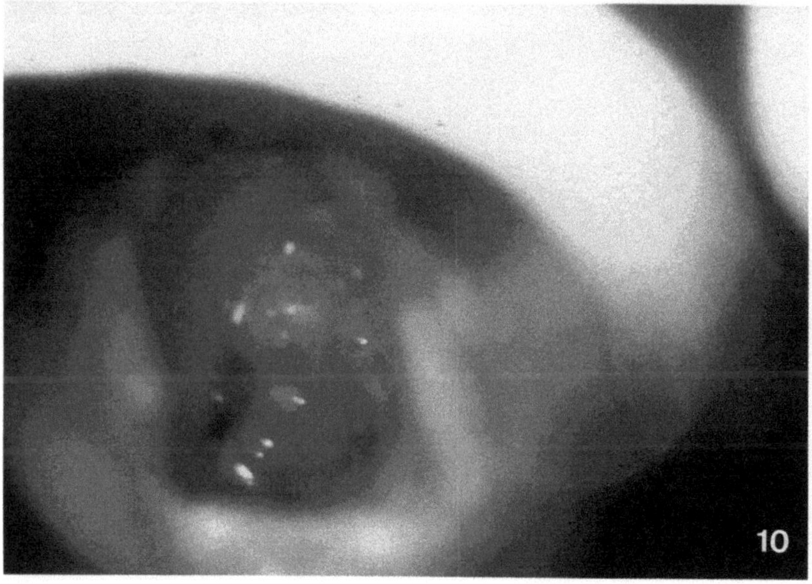

9. Subglottischer Tumor, 90% Einengung der Trachea, Intubation unmöglich. Problemlose Beatmung unter SHFJV
10. 90% subglottische Stenose präoperativ; Patient wurde mit einem Stent versorgt

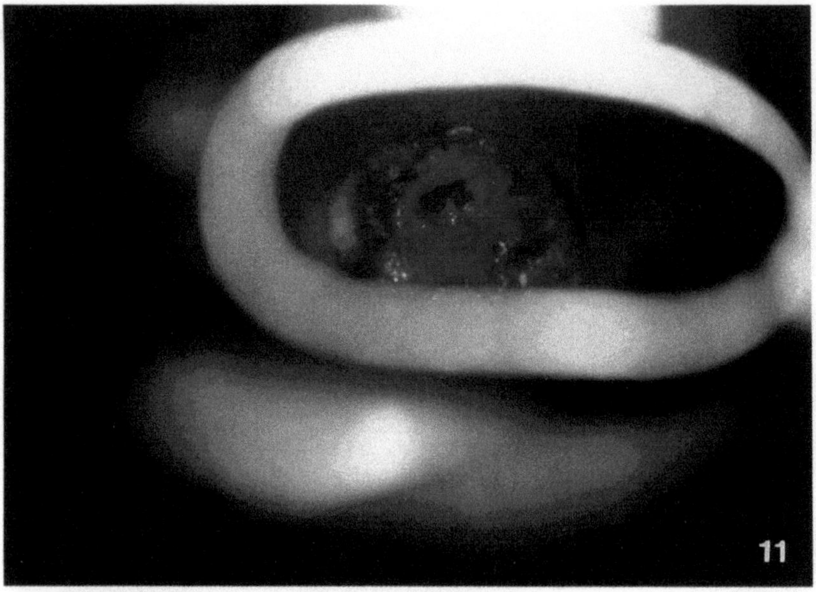

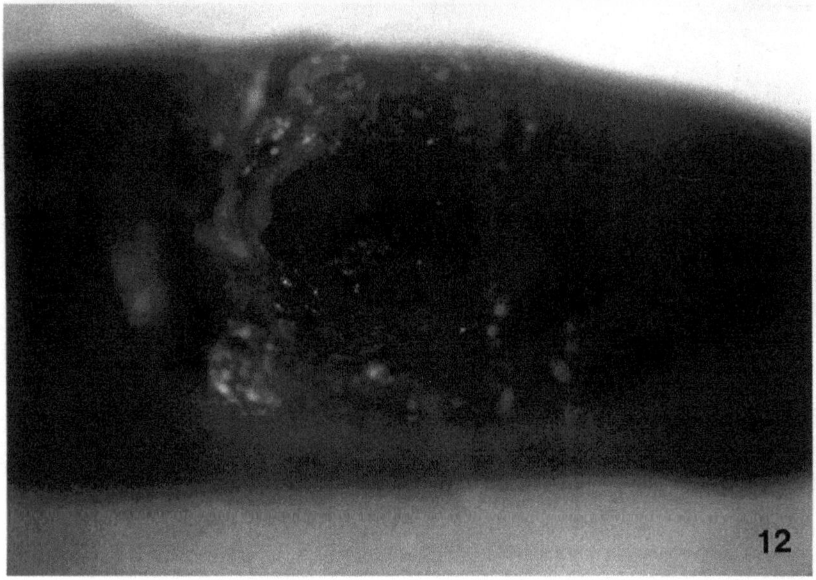

11. 90% laryngeale Stenose präoperativ
12. Larynx des selben Patienten nach laserchirurgischer Erweiterung

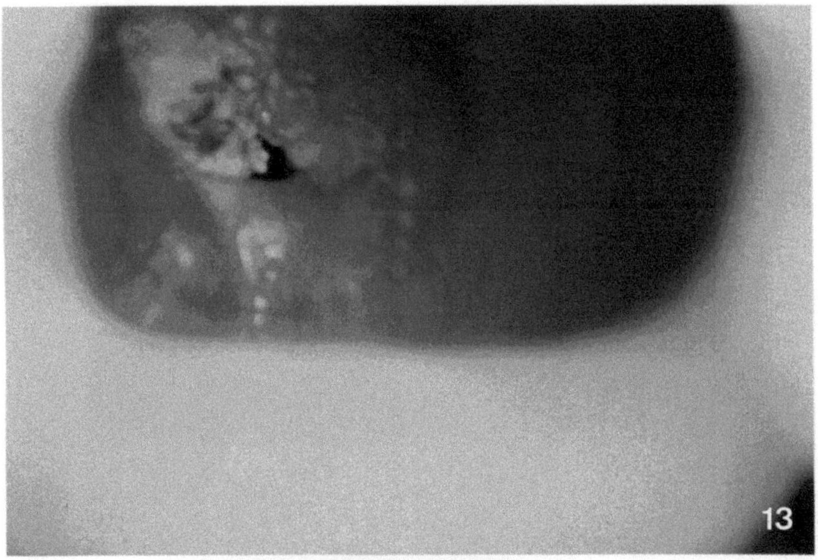

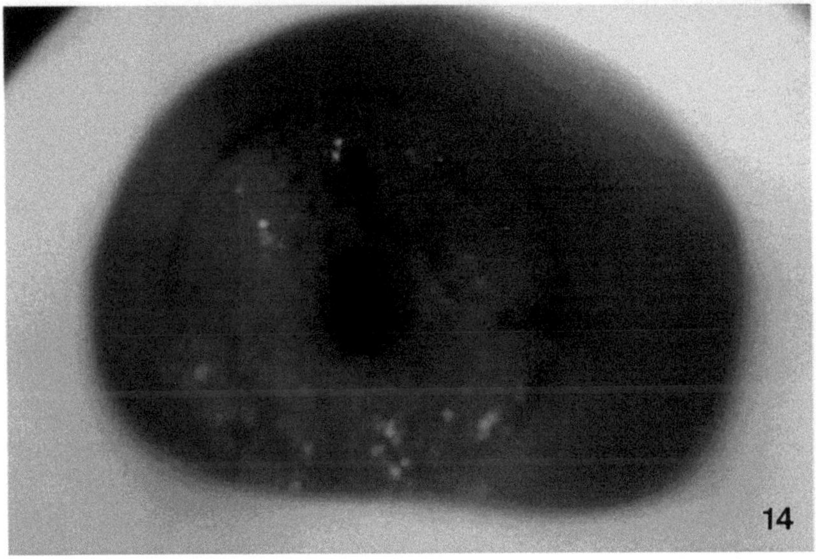

13. Larynxpapillomatose bei einem 3-jährigen Kind, Blick durch das Jet-Laryngoskop zur Glottis vor Abtragung der Papillome
14. Zustand nach Abtragung der Papillome

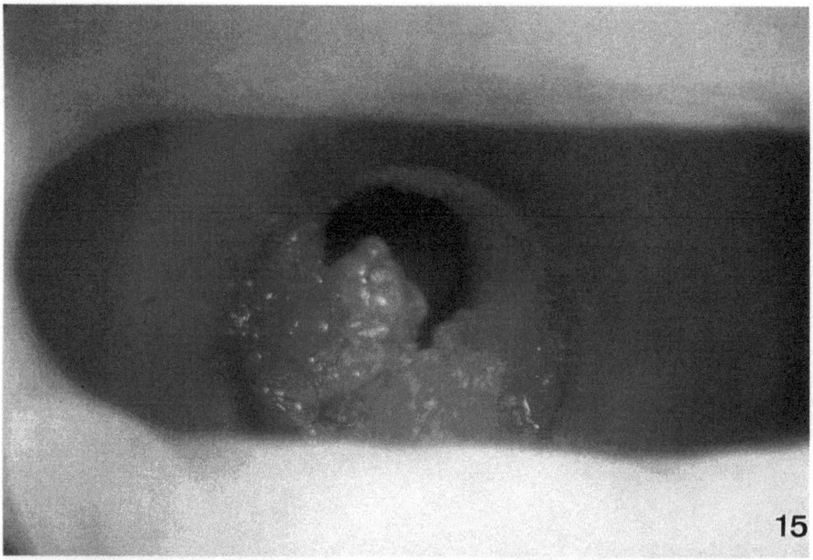

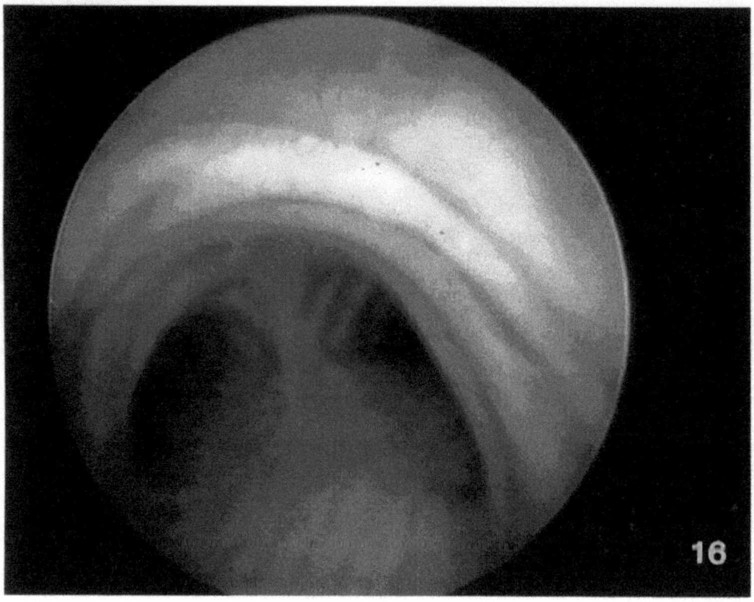

15. Larynxpapillomatose bei einem 3-jährigen Kind vor Abtragung
16. Blick zu Carina nach einstündiger SHFJV zur Abtragung von Larynspapillomen; keine Verschleppung von Gewebeteilen oder Blut

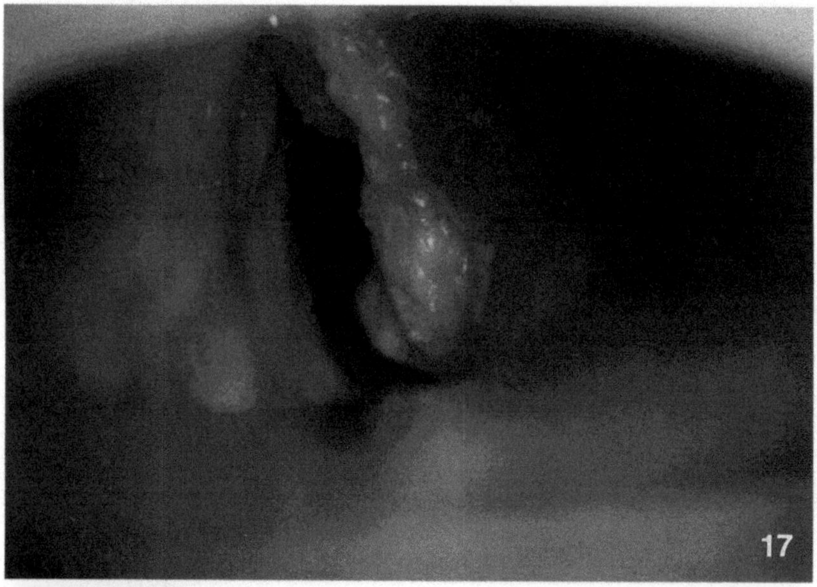

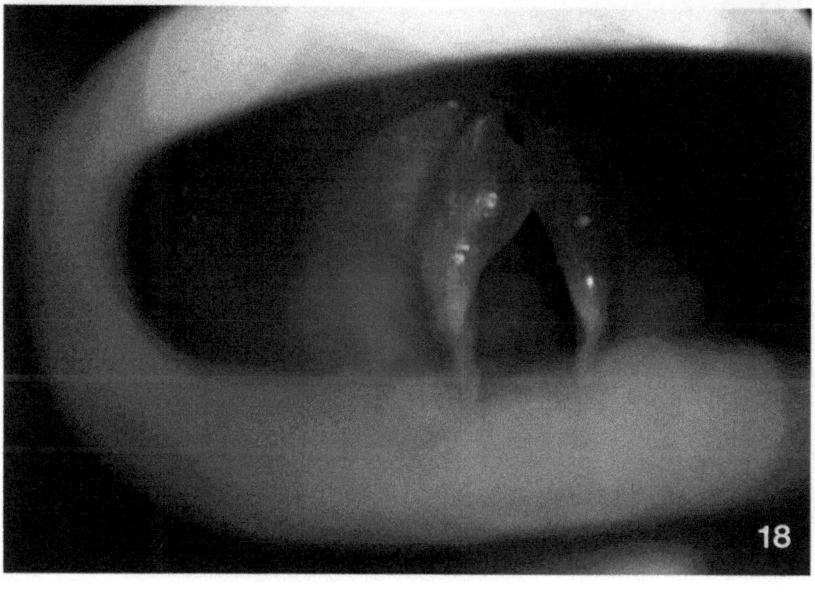

17. Stimmbandtumor
18. Reinckeödem vor Abtragung

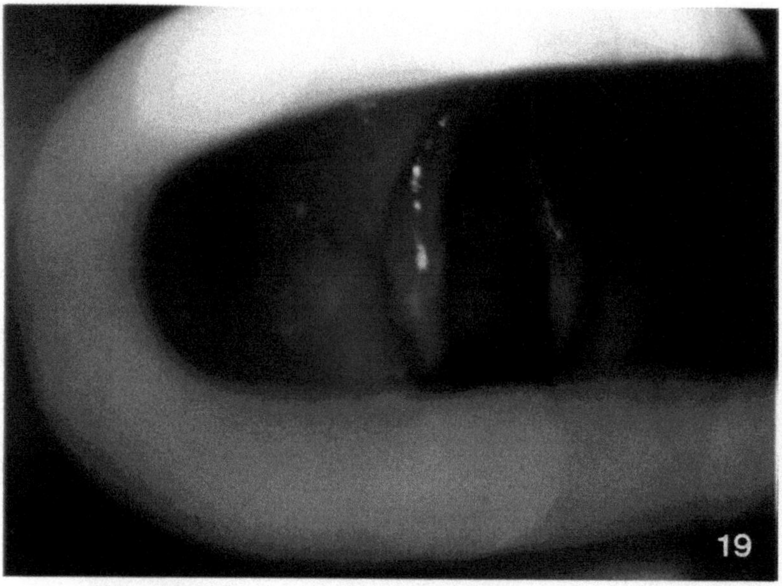

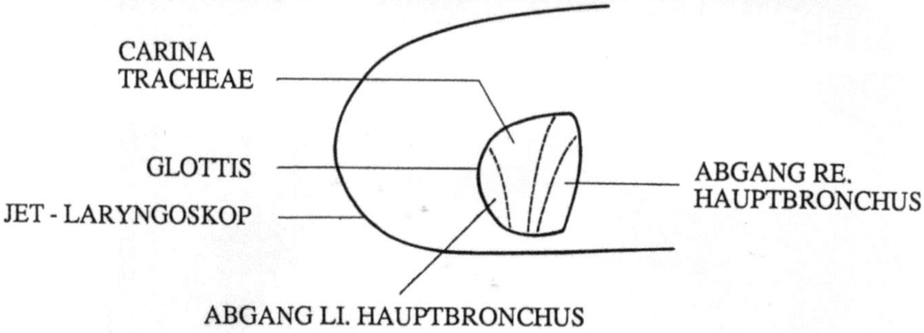

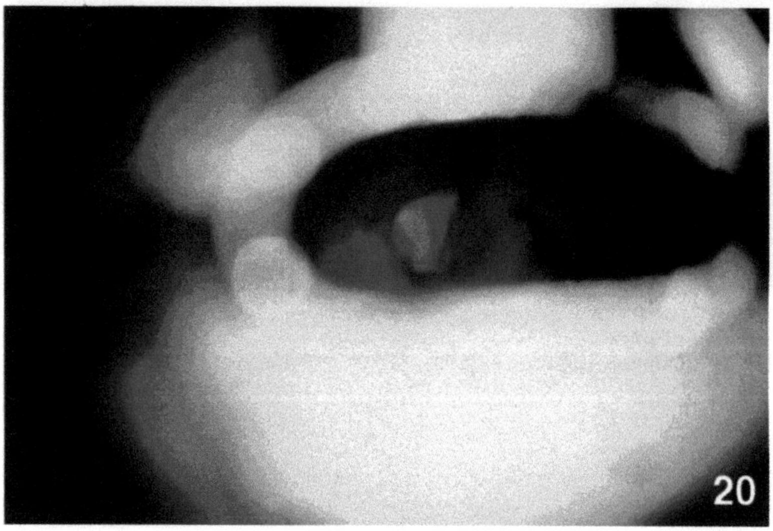

19. Larynx der selben Patientin nach operativer Sanierung
20. Sicht zur Carina durch das Jet-Laryngoskop

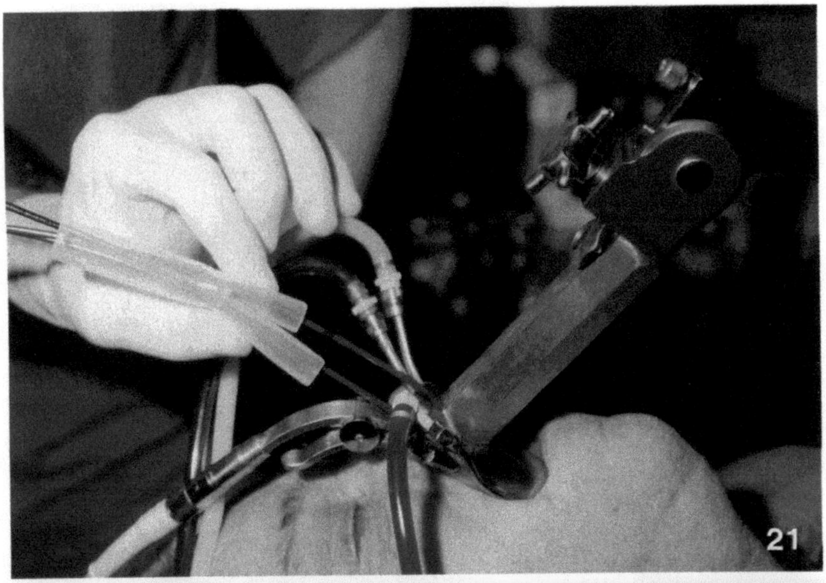

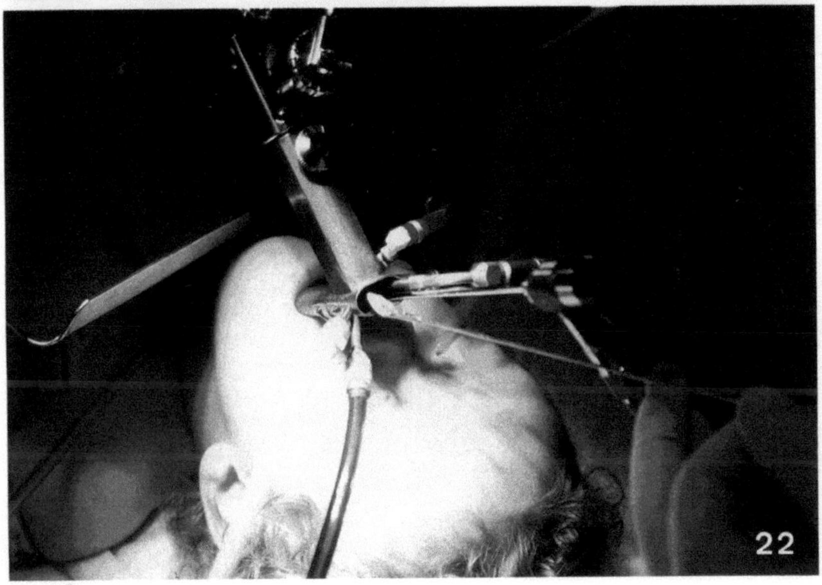

21. Jet-Laryngoskop in situ; je ein Führungskatheter in jedem Hauptbronchus, Silikonstent vor der Placierung
22. Extraktion eines intratracheal gelegenen Fremdkörpers unter tubusloser, superponierter Jet-Ventilation

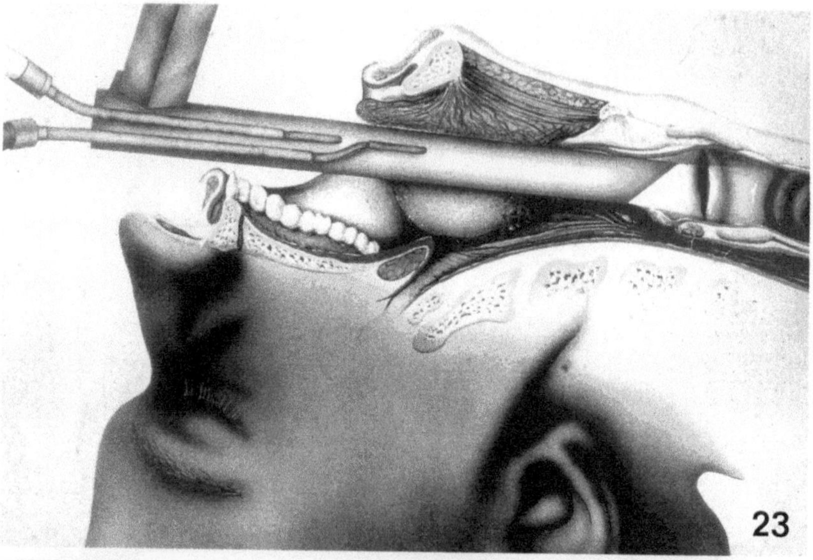

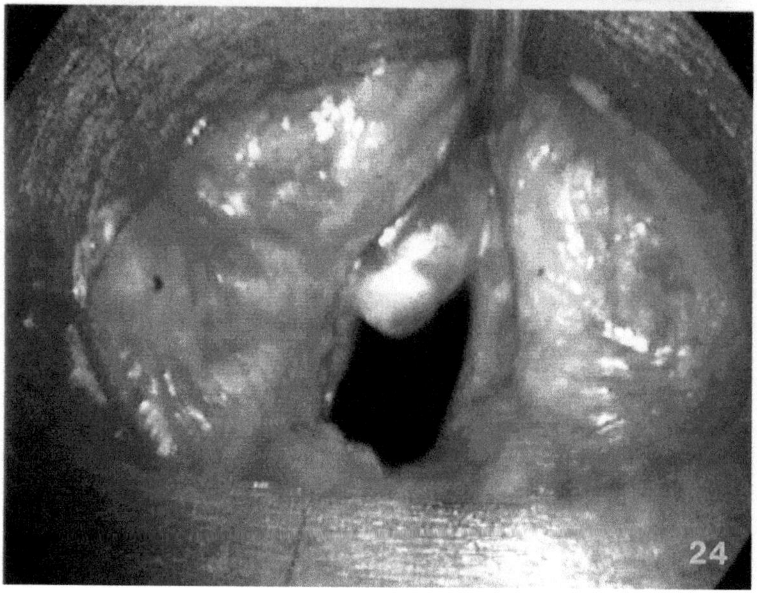

23. Anatomische Zeichnung: Placierung des Jet-Laryngoskops
24. Larynxtumor (50% Stenose) bei massiv adipöser Patientin mit obstruktiver Lungenerkrankung. Nach Inspektion bei optimalen Sichtverhältnissen mußte die SHJV in diesem Fall für die Operation abgebrochen werden

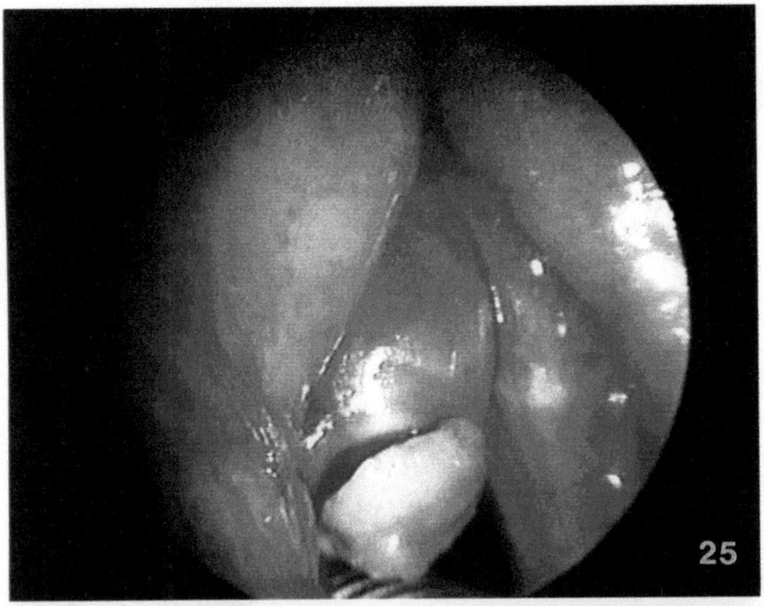

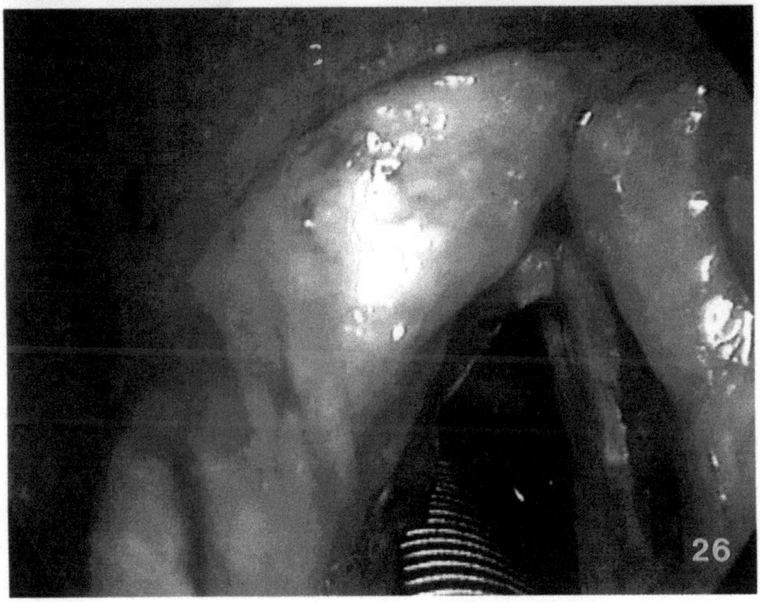

25. Larynx der selben Patientin nach Intubation mit einem laseresistenten Tubus
26. Zustand nach Abtragung des Tumors

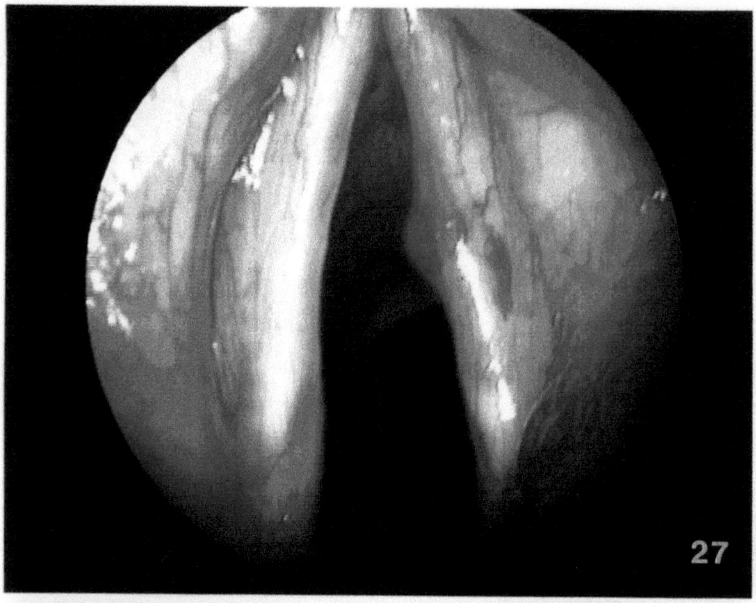

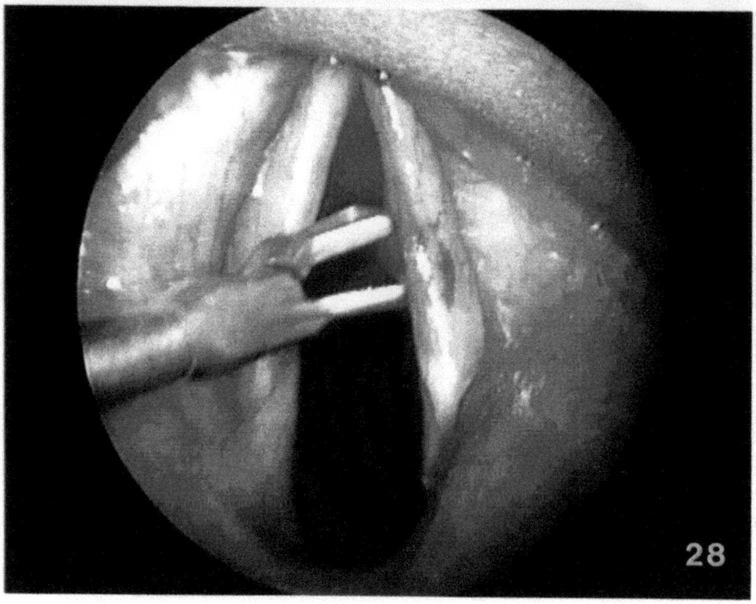

27. Hämorrhagischer Stimmbandpolyp
28. Mechanische Abtragung des Polypen mit Blick in die Trachea

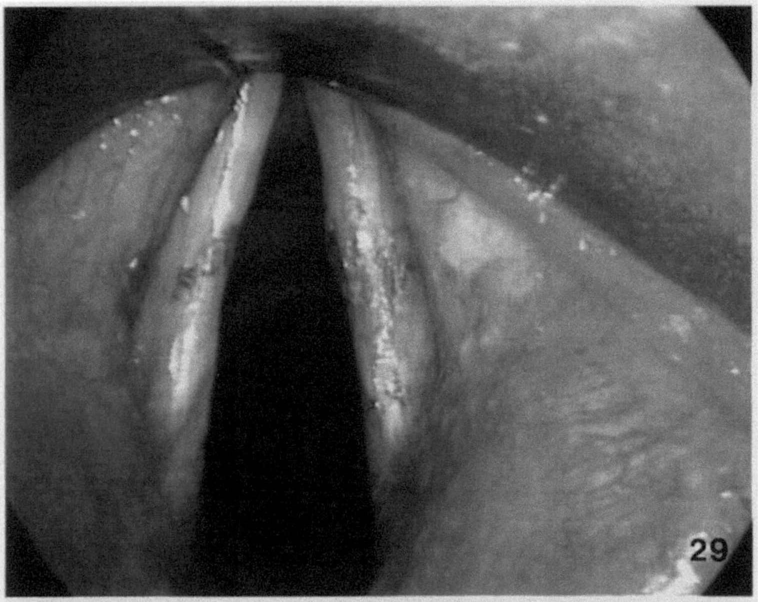

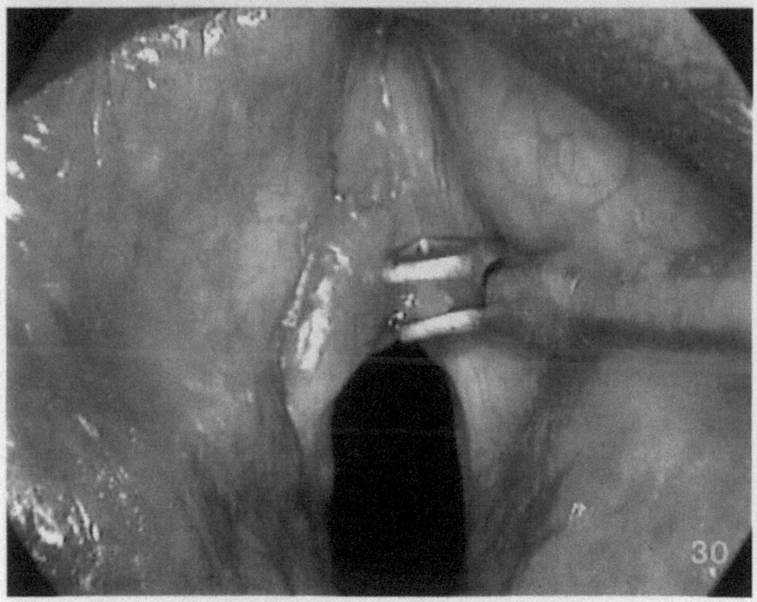

29. Zustand nach Abtragung
30. Phonochirurgische Sanierung eines Reinckeödems

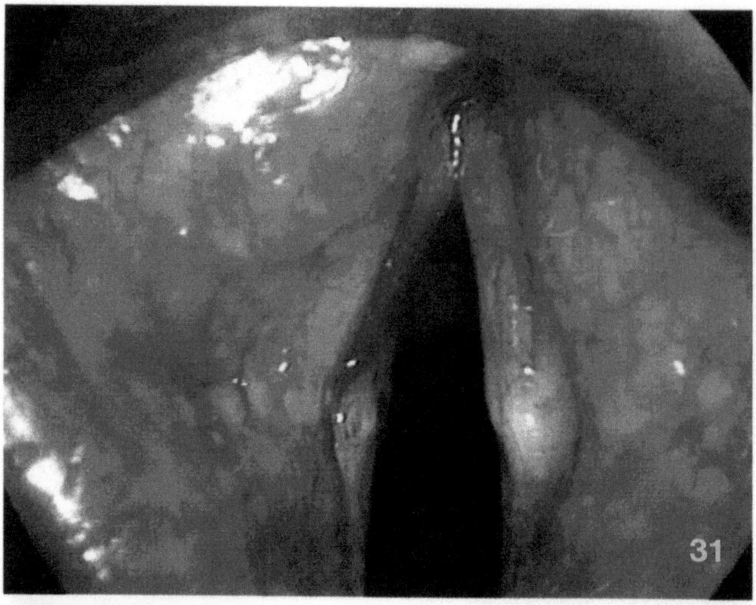

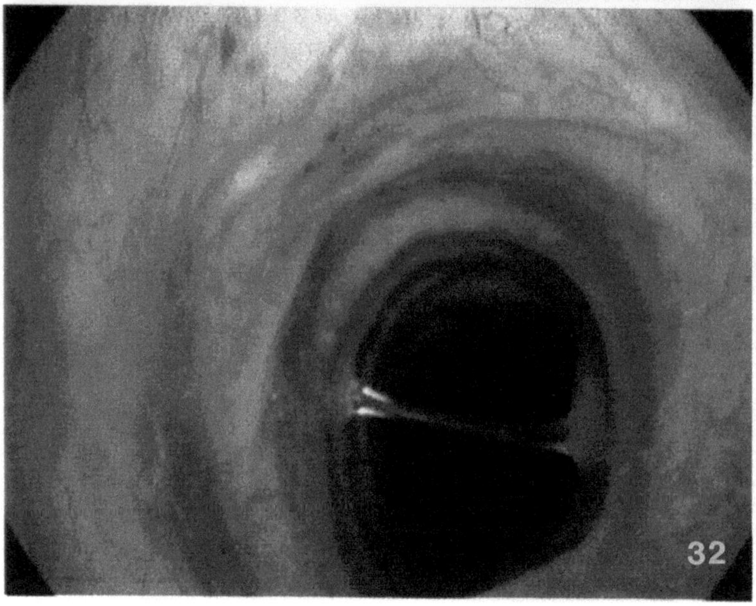

31. Zustand postoperativ
32. Blick in die Trachea durch ein Endoskop; der Schleimfaden wird durch die Beatmung nicht bewegt

G. Kleinberger, K. Lenz, R. Ritz, H.-P. Schuster, G. Simbruner, J. Slany (Hrsg.)

Beatmung

1993. 16 Abbildungen. VII, 145 Seiten.
Broschiert DM 49,–, öS 345,–
ISBN 3-211-82438-3
(Intensivmedizinisches Seminar, Band 5)

Die respiratorische Insuffizienz stellt eines der zentralen Probleme des Patienten auf der Intensivstation dar. Durch Verbesserung der Technik in der maschinellen Beatmung und in den augmentierenden Verfahren sowie in der medikamentösen Therapie ist es in den letzten Jahren gelungen, große Fortschritte in der Behandlung dieser Patienten zu erzielen. In diesem Band sind die wichtigsten Vorträge der 11. Wiener Intensivmedizinischen Tage, deren Hauptthema die Beatmung war, dargestellt. Neben der Pathophysiologie der Beatmung wird die Therapie bei den verschiedenen Ursachen der respiratorischen Insuffizienz abgehandelt. Es werden hierbei die verschiedenen Formen der Beatmung und die medikamentösen Therapien, wie die Applikation des Surfactant beim Frühgeborenen und beim Erwachsenen sowie die NO Therapie beim Patienten mit ARDS dargestellt. Weiters werden das Für und Wider der Hämofiltration als unterstützende Therapie und die extrakorporale CO_2 Elimination diskutiert. Insgesamt soll dieses Buch den aktuellen Stand der wichtigsten Therapiemöglichkeiten bei der respiratorischen Insuffizienz sowie praktisch relevante Information für den Intensivmediziner bieten.

Preisänderungen vorbehalten

G. Kleinberger, K. Lenz, R. Ritz, B. Schneeweiß, H. P. Schuster, W. Waldhäusl (Hrsg.)

Metabolismus

Stoffwechsel und Ernährung kritisch kranker Patienten

1994. 29 Abbildungen. VII, 149 Seiten.
Broschiert DM 49,–, öS 345,–
ISBN 3-211-82538-X
(Intensivmedizinisches Seminar, Band 7)

Der Intensivmediziner wird täglich mit Stoffwechsel- und Ernährungsproblemen seiner Patienten konfrontiert. Hauptthema der 12. Wiener Intensivmedizinischen Tage war daher der Metabolismus kritisch kranker Patienten. Der erste Teil beschäftigt sich mit dem Energiestoffwechsel des Intensivpatienten. Von einem der Begründer der Intensivmedizin, S. Bursztein aus Haifa, wird der Kalorienbedarf des kritisch Kranken dargestellt und die Frage beantwortet, ob der Patient hypo-, normo- oder hyperkalorisch ernährt werden soll. Weiters wird auf den Einfluß der Temperatur auf den Energieumsatz sowie auf Adaptionsmechanismen im Rahmen einer Hypoxie eingegangen. Abgeschlossen wird dieser Teil mit einem Übersichtsartikel über die Problematik der Abhängigkeit des Sauerstoffverbrauches vom Sauerstofftransport. Der zweite Teil behandelt den Einfluß der Sepsis auf den Stoffwechsel sowie die Therapie der Azidose bei Sepsis. Im dritten Teil wird schließlich der Hirnstoffwechsel bei Schädelhirntrauma sowie der Zellstoffwechsel bei ARDS dargestellt. Abgeschlossen wird das Buch mit Beiträgen über Stoffwechselprobleme des beatmeten Patienten einschließlich der Ernährung des Patienten mit respiratorischer Insuffizienz.

Preisänderungen vorbehalten

Springer-Verlag
und Umwelt

Als internationaler wissenschaftlicher Verlag sind wir uns unserer besonderen Verpflichtung der Umwelt gegenüber bewußt und beziehen umweltorientierte Grundsätze in Unternehmensentscheidungen mit ein.

Von unseren Geschäftspartnern (Druckereien, Papierfabriken, Verpackungsherstellern usw.) verlangen wir, daß sie sowohl beim Herstellungsprozeß selbst als auch beim Einsatz der zur Verwendung kommenden Materialien ökologische Gesichtspunkte berücksichtigen.

Das für dieses Buch verwendete Papier ist aus chlorfrei hergestelltem Zellstoff gefertigt und im pH-Wert neutral.

FSC
www.fsc.org
MIX
Papier aus verantwortungsvollen Quellen
Paper from responsible sources
FSC® C105338

If you have any concerns about our products,
you can contact us on
ProductSafety@springernature.com

In case Publisher is established outside the EU,
the EU authorized representative is:
Springer Nature Customer Service Center GmbH
Europaplatz 3, 69115 Heidelberg, Germany

Printed by Libri Plureos GmbH
in Hamburg, Germany